全国高等教育自学考试指定教材

儿科护理学（专）

［含：儿科护理学（专）自学考试大纲］

（2008年版）

全国高等教育自学考试指导委员会　组编

主　编　陈京立

编　者　（按姓氏笔画排序）

王丹华　王泽娟　刘　霞　李　杨

陈　华　陈京立　杨君华　张　欣

罗　云　倪　平　洪黛玲　高　峰

高海霞　梁　爽　蒋文慧

主　审　魏　珉

参　审　赵　京　徐润华

北京大学医学出版社

ERKE HULIXUE (ZHUAN)

图书在版编目（CIP）数据

儿科护理学：专/陈京立主编. —北京：北京大学医学出版社，2023.9

ISBN 978-7-5659-2981-6

Ⅰ.①儿… Ⅱ.①陈… Ⅲ.①儿科学-护理学-高等教育-自学考试-教材 Ⅳ.①R473.72

中国国家版本馆 CIP 数据核字（2023）第 171987 号

儿科护理学（专）（2008 年版）

主　　编：陈京立
出版发行：北京大学医学出版社
地　　址：（100191）北京市海淀区学院路 38 号　北京大学医学部院内
电　　话：发行部 010－82802230；图书邮购 010－82802495
网　　址：http：//www.pumpress.com.cn
E - mail：booksale@bjmu.edu.cn
印　　刷：北京信彩瑞禾印刷厂
经　　销：新华书店
责任编辑：刘陶陶　　**责任校对**：靳新强　　**责任印制**：李　啸
开　　本：787 mm×1092 mm　1/16　　**印张**：19.75　　**字数**：487 千字
版　　次：2023 年 9 月第 1 版　2023 年 9 月第 1 次印刷
书　　号：ISBN 978-7-5659-2981-6
定　　价：39.00 元

组 编 前 言

21世纪是一个变幻莫测的世纪，是一个催人奋进的时代。科学技术飞速发展，知识更替日新月异。希望、困惑、机遇、挑战，随时随地都有可能出现在每一个社会成员的生活之中。抓住机遇，寻求发展，迎接挑战，适应变化的制胜法宝就是学习——依靠自己学习，终身学习。

作为我国高等教育组成部分的自学考试，其职责就是在高等教育这个水平上倡导自学、鼓励自学，为每一个自学者铺就成才之路。组织编写供读者学习的教材就是履行这个职责的重要环节。毫无疑问，这种教材应当适合自学者增强创新意识、培养实践能力、形成自学能力，也有利于学习者学以致用，解决实际工作中所遇到的问题。具有如此特点的书，我们虽然沿用了“教材”这个概念，但它与那种仅供教师讲、学生听，教师不讲、学生不懂，以“教”为中心的教科书相比，已经在内容安排、形式体例、行文风格等方面都大不相同了。希望读者对此有所了解，以便从一开始就树立起依靠自己学习的坚定信念，不断探索适合自己的学习方法，充分利用已有的知识基础和实际工作经验，最大限度地发挥自己的潜能，达到学习的目标。

祝每一位读者自学成功。

本教材由全国考委医药学类专业委员会遴选作者、安排编写、组织审稿，保证了医药学类自考教材的质量。

欢迎读者提出意见和建议。

全国高等教育自学考试指导委员会

2008年4月

目　　录

儿科护理学（专）

附　儿科护理学（专）自学考试大纲

第一章　绪　论

儿科护理学是研究儿童正常的生长发育规律、促进健康及防病治病的专科护理学。它包括预防保健、儿童心理、儿童教养和疾病治疗及护理等内容；以促进儿童身心健康、顺利平安的成长，使其成为21世纪接班人。

第一节　儿科护理学的范围和特点

一、儿科护理学的范围

1. 临床护理工作　承担着儿科一般临床护理工作和急、危、重症患儿的抢救及监护工作。

2. 儿童保健工作　儿童保健护士在家庭、托幼机构、学校等地担负着传播育儿知识和疾病的防治工作；以防治儿童在体格、精神、心理发育中可能出现的问题；并适时地采取讲座、展览等方式有的放矢地普及健康保健知识。

3. 儿童及其家庭的健康教育工作　对儿童及其家庭的健康教育工作已成为儿科护理学中的有机组成部分，旨在针对儿童在家庭教养中的健康问题，给予咨询和指导，提高儿童的健康水平和家庭的生活质量。

二、儿科护理学的特点

小儿从生命的开始直至长大成人，整个阶段都处于一个生长发育的动态过程中，无论在机体、心理、医疗护理服务需求方面都具有其显著特点。

（一）儿童机体方面的特点

1. 解剖特点　小儿时期在外观上不断变化，如身长（高）、体重、头围、胸围等的增长。不同的器官生长速度不同，如头部领先生长，躯干、四肢在后；出生时头长占身长的1/4，长大成人后的头长占身长的1/8；所以婴儿的头部相对较重、较大，抱婴儿时，要注意保护其头部，冬季注意头部的保暖，夏季注意头部的散热。小儿的呼吸道软骨柔软、管腔狭窄、黏膜血管丰富，在上呼吸道感染时，易引起阻塞而发生呼吸困难，应注意预防。小儿特别是新生儿，皮肤表皮角化层较薄，表皮与真皮之间的基底层发育尚未完善，表皮容易脱落，皮肤易破损和感染。要保持小儿皮肤的清洁干燥，便溺后及时处理，对减少皮肤的刺激非常重要。

2. 生理生化特点　不同年龄的小儿有不同的生理、生化正常值，如心率、血压、呼吸频率、周围血象等均与成人不同。小儿的年龄越小，生长发育速度越快，基础代谢较成人旺盛。随着年龄的增长，各系统器官的功能也不断成熟完善。

3. 营养代谢特点　小儿的生长发育快，代谢旺盛，对营养物质特别是蛋白质、水和能量的需要比成人相对多，但小儿的胃肠消化功能又不成熟，易出现营养缺乏和消化功能紊乱。所以小儿的饮食既要富有营养，又要适合不同年龄小儿的饮食特点，如婴儿的食物应以软、烂、碎、色鲜、味美为原则，易于婴儿的消化和吸收。

4. 免疫特点　小儿的体液免疫及细胞免疫功能均不健全，防御能力差，对有些致病力低的细菌也有易感性，如新生儿白色葡萄球菌感染。新生儿期免疫球蛋白 M（IgM）量低，易患革兰阴性细菌感染。新生儿虽可从母体获得抗体免疫球蛋白（IgG），但 3～5 个月后逐渐消失，而其自身的 IgG 一般要到 6～7 岁时才达到成人水平。婴幼儿期分泌型免疫球蛋白 A（SIgA）缺乏，易患呼吸道及胃肠道感染。

（二）儿童心理社会方面的特点

小儿脑功能的不断完善是正常心理活动形成和发展的物质基础。儿童心理活动随年龄的增长发生着阶段性的变化，不同年龄阶段的心理特征不同。心理发育过程受到家庭、社会和教育的深刻影响，从不成熟到成熟。儿童护理工作者，应根据不同年龄阶段小儿的心理发育特征和心理需求，提供护理措施，并注意为小儿创造一个良好、轻松的生活环境，促进其心理的健康发展。

（三）儿科临床工作特点

1. 疾病特点　小儿的疾病种类与成人有很大区别，如小儿心血管系统疾病以先天性心脏病为多见，成人则常见动脉粥样硬化引起的冠状动脉心脏病；肿瘤中小儿多见急性白血病、神经母细胞瘤等，而成人则以肺癌、乳腺癌为多。婴幼儿中患先天性、遗传性疾病和感染性疾病者较成人多见。小儿患急性传染病或感染性疾病时，常表现为起病急、来势凶、缺乏局限能力，易发展为败血症。另外，小儿病情发展过程易反复、易波动、变化快，临床中应密切观察患儿的病情变化，及时发现问题、及时处理。

2. 诊治特点　在小儿疾病的临床诊断中，要重视其年龄因素和临床特点，如小儿患急性细菌性痢疾时，常起病急骤，高热、惊厥、休克等危重症状往往较腹泻、腹痛先出现，为诊断带来困难。由于大多数患儿不能自述病情，在临床诊断中，应详细向家长询问病史，严密观察病情，结合必要的辅助检查做出诊断。在临床护理实践工作中，护士观察到的患儿病情的细微变化，可以为医生确诊提供依据。

3. 预后和预防特点　小儿患病后若得到明确的诊断、及时有效的治疗和恰当的护理，加之小儿的修复和再生能力强，因此康复较快，后遗症也较成人少。但年幼、体弱、病情危重的病儿，病情变化急骤，应对其严密监护、积极救治，降低病死率。小儿有些疾病是可以预防的，由于开展计划免疫和加强传染病管理，已使麻疹、脊髓灰质炎、白喉、破伤风、伤寒、乙型脑炎等许多小儿传染病的发病率和死亡率大大降低。在儿童时期注意饮食营养供给均衡，积极参加体格锻炼，可防止小儿肥胖症；同时可对成年后出现的高血压、动脉粥样硬化引起的冠心病起到预防作用。

（四）儿童及其家庭护理特点

儿科护理工作应以儿童及其家庭为中心，重视儿童的生理、心理反应，关注儿童家庭成员的心理感受和服务需求，为儿童及其家庭提供促进和保持健康指导、疾病护理、营养及教养咨询和家庭支持等服务。

第二节 儿科护理工作的一般原则

一、儿科护理工作的目的和重要性

1. 使小儿获得良好的生长发育，健康快乐地成长。

2. 促进小儿身心健康的发展，减少各种危险因素对小儿身心的侵害，降低小儿身心疾病的发生。

3. 降低小儿疾病的发病率和死亡率，提高儿童健康水平。

二、儿科护理工作的原则

1. 以儿童及其家庭为中心　护士对待儿童及其家庭成员，无论种族、宗教、贫富均要一视同仁，付出爱心与热忱照顾他们。

2. 预防和减少儿童身体和心理上的伤害　对于患病儿童，特别是住院儿童，由于疾病本身带来的机体不适、离开父母和家庭造成的分离焦虑，会在不同年龄的患儿中产生不同的心理反应。护士有责任帮助他们适应住院环境，鼓励他们诉说或发泄内心感受，减轻患病带来的心理压力和身体损害。

3. 促进儿童身心的生长和发展　儿童的年龄是影响儿科护理工作的主要因素。儿科护理工作者应重视不同年龄阶段儿童的生理、心理特征和个体差异，注意提供促进儿童身体、心理、社会平衡发展的休养环境，运用游戏、讲故事、角色扮演的方法，同时鼓励家人、亲戚、同学探视，降低由于疾病对儿童身心发展带来的负面影响。

4. 遵守法律和伦理道德规范　儿科护理工作者应自觉遵守法律和伦理道德规范，尊重儿童的人格，保障儿童的权力，促进儿童在生理、心理、道德、精神和社会等方面的健康成长。

第三节 儿科护士的专业角色和素质要求

一、儿科护士的专业角色

1. 照顾者　儿科护理人员必须与患儿的家人一起参与患儿的护理活动，确认患儿的服务需求和护理目标，提供个体化的整体护理措施，满足他们健康的需要。

2. 健康教育者　21 世纪的护理工作，旨在向个人、家庭、人群和社区提供卫生保健支持，是以增进健康、预防疾病和提高生命质量为主要目标的专业。健康教育将成为护士完成上述活动必不可少的内容。护士应帮助儿童及其家人认识到他们自身对健康负有责任，增强他们的健康意识，改变他们的不良行为；通过具体的计划传达医疗健康信息，注重反馈与评价，提高服务对象的学习兴趣。

3. 咨询者和支持者　护士承担的咨询角色，包括对儿童及其家庭成员的支持和健康教育，帮助他们掌握应付压力的方法，通过彼此交换思想和观念，达到解决问题的目的。儿科护理人员可通过多种方式对儿童及其家庭提供支持，如倾听患儿或其父母的内心感受，抚摸和陪伴患儿等，特别是抚摸和陪伴患儿，对他们是最有帮助的非语言沟通；也可通过鼓励等语言沟通方式达到支持的效果。

4. 合作者和协调者　护士是健康服务体系中的一员，必须与其他医务人员有效地分工合作，才能完成高质量的健康服务。

5. 研究者　儿科护理工作者，应在临床、教学、社区、家庭和学校的工作岗位上，不断总结经验，积极开展护理科研工作，为提高儿童护理工作水平，不断探索。

二、儿科护士的素质要求

1. 具有高尚的职业道德观念　由于小儿年龄和病理、生理上的特点，多数小儿不能主动或清楚地表达自己的不适。护士要有高度的责任感和严谨的工作态度，仔细、认真、严密地观察患儿的病情变化；以理解、友善、平和、忍耐和博爱的心态，为患儿提供帮助。儿科护理工作项目繁多，具有一定的复杂性，要求护理工作者操作准确、技术娴熟、具有慎独精神。儿科护士在工作中应做到言行一致、严于律己、遇事沉着冷静、善于思考，以良好的素质和职业道德服务于儿童。

2. 具有与儿童及其家庭成员有效沟通的能力　儿科护士与儿童及其家庭成员相互沟通思想、交流信息，可以帮助护士取得患儿及其家庭成员的信任，彼此建立良好的人际关系，共同商榷可能影响小儿健康的问题，识别健康问题发生发展的家庭和社会因素。护士有责任帮助儿童及其家人提出或采取具体措施，达到促进或维护健康的目的。护士在与儿童及其家庭成员沟通过程中应注意：①选择适当的时机；②传达正确的信息；③倾听儿童及其家人的内心感受。做到以上几点可提高沟通的技巧与能力。

3. 具有丰富的专业知识和技能　儿科护理工作是以儿童为中心优于以疾病为中心的过程。儿科护士的服务对象是“人”，而不是“病”，这就要求护士不仅应具备丰富的医疗、护理、营养、预防保健的知识，而且要掌握儿童心理学、儿童教育学以及一些基本的自然科学、社会科学、文学、艺术（绘画、音乐）等方面的知识。根据各年龄阶段小儿心理发展的特点和小儿的不同心理反应，为他们提供安全有效的个性化整体护理服务。

第四节　儿科护理学的发展趋势

一、儿童发病率与死亡率的变化

新中国成立后，党和政府十分重视儿童的健康，宪法和农业发展纲要都特别提出母亲和儿童受到国家的保护。全国大力开展城乡儿童保健工作，逐步建立了各级儿童保健机构，形成了健全的儿童保健体系。由于认真贯彻“预防为主”的卫生方针，大力开展爱国卫生运动和计划免疫工作，传染病的发病率大幅度下降，除天花已于1960年3月宣布消灭外，一些儿童常见传染病也显著减少。根据我国近10年发病率统计资料，将1990年与1980年相比较，几种主要小儿传染病的发病率（每10万人中）又进一步下降：麻疹由144.88降至7.59，百日咳由62.82降至1.67，白喉由1.00下降到0.04，脊髓灰质炎由0.76降至0.45，小儿结核病也减少很多。由于人民生活的不断改善和育儿知识的普及，维生素缺乏症和营养不良的发病率也明显降低，但肥胖儿童数量呈上升的趋势。在小儿常见病、多发病，如婴幼儿肺炎、腹泻的防治方面也取得了不少成果，病死率迅速下降。新中国成立初期大城市婴儿死亡率在150‰以上，农村高达200‰。1991年对81个监测市县调查表明，婴儿死亡率已降至50.2‰（新生儿死亡率为33.1‰）；沿海地区已降至27.4‰，大城市平均16.2‰，但农村仍达58.0‰，边远地区高达78.2‰。1991年全国5岁以下儿童死亡者约150万，93.3%死于农村；其前6位死因为肺炎、出生窒息、早产、腹泻、意外窒息和先天性心脏病；婴儿死因顺位与此相同，而1～5岁儿童死因中意外事故则占第1或2位。由此可见，今后儿童保健、医疗服务的重点仍在农村及边远地区，尤以围生期和新生儿期保健以及减少1～5岁儿童的意外伤害为重要。

1975年全国九省市对27万余名城乡正常儿童体重、身高（长）、坐高、头围、胸围等指标进行了检测，与建国前及建国初期相比较都有了明显提高。1985年普查又比1975年有了提高，体重平均增加2%～3%，身高增加2%左右。1995年与1985年相比，所有年龄组的体重、身高不论城、乡以及男、女，都有不同程度的增长。而且随年龄的增长，体重、身高的增长幅度也加大。随着发病率降低、营养及生活环境改善，我国儿童体格发育的各项指标不断提高。

二、儿科护理学的发展方向

医学模式已从原来的纯生物模式转变为生理—心理—社会—环境的模式，并从传统的纯治疗型模式转变为群体保健、预防和主动参与的模式。医学领域的巨大变革，对儿科护理工作产生了重要影响。儿童健康服务的重心将从对儿童疾病的护理转向以促进和保持全社会儿童健康的任务上来，以实现人人享有健康保健的目标。

儿科护士将成为儿童健康保健的主要力量，儿童护理工作领域也将从医院扩展到家庭、社区和学校，以满足全社会儿童对健康的需求。护士有责任教给儿童必要的自我保健知识和技能，改变儿童及家庭对健康的态度，并帮助他们实践健康的生活方式和行为。同时，随着社区保健服务体系的建立和完善，大量不需要复杂仪器和技术处理的患儿将在家庭和社区中得到治疗和护理。而住院患儿的病情往往危重和复杂，这就对护士的实践能力提出了更高的要求。因此护士必须掌握更多的知识和精密复杂仪器的使用，具备更强的处理紧急突发事件的能力，这种要求对护士来说不能不视为一种压力和挑战。护士必须通过各种途径获得新知识，丰富和武装自己，以适应新的形势对护士的要求。

第二章 生长发育

第一节 概述

生长发育又称为成长发展，是小儿机体的基本特点。生长是指小儿身体和各器官的长大，是细胞增生的结果，表示机体在量方面的增加；发育是指细胞、组织、器官功能的成熟和机体能力的演进，表示质方面的变化。两者紧密相关，不能截然分开。人的成长发展不仅是指体格的生长，还包括情感、人格、认知、道德水平等心理社会方面的发展。生长发育过程非常复杂，并受许多因素的影响。监测和促进儿童生长发育是儿科工作者最重要的工作之一。

一、小儿年龄阶段的划分及各期特点

小儿生长发育是连续不断的动态变化过程，但不同年龄阶段儿童在解剖、生理、病理及心理社会等方面的特点又有较大差别。为更确切地评估小儿的生长发育，并制定预防疾病和促进健康的措施，将小儿时期划分为以下七个阶段：

1. 胎儿期　从卵子和精子结合到小儿出生统称为胎儿期。最初2周为胚卵期，胎龄2～8周为胚胎期，8周后至出生为胎儿期。胎儿生长发育迅速，孕母的健康和疾病状态、营养、情绪、环境等对胎儿的健康影响极大，尤其在妊娠早期，胎儿的发育易受内外不良因素的影响，而致各种先天畸形。

2. 新生儿期　自出生后脐带结扎开始至生后28天内，称新生儿期。此期小儿脱离母体后经历着解剖生理的巨大变化，由于新生儿各器官和组织发育不成熟，调节功能差，此期发病率和死亡率是儿童期最高的。新生儿死亡原因中以先天畸形、早产、窒息、出血和感染等最常见。因此，加强保暖、喂养、预防感染等方面的护理工作，有助于新生儿适应环境变化、健康成长。

从孕期满28周至生后7天称为围产期。此期从胎儿晚期经分娩至新生儿早期，是生活环境变化巨大的时期，死亡率较高。妇产科和儿科工作者应共同做好围产期保健工作。

3. 婴儿期　从出生后到满1周岁之前为婴儿期。儿童出生后第一年生长发育非常迅速，需要摄入的热量和各种营养素特别高，同时婴儿的消化吸收功能尚不完善，若喂养不当，易发生营养素缺乏和消化功能紊乱等健康问题。此期小儿抗病能力较弱，易患感染性和传染性疾病，发病率和死亡率仍较高。医护人员应重视提倡母乳喂养，指导合理添加辅食，完成基础计划免疫，定期进行健康检查，开展预防疾病和意外伤害的健康教育。

4. 幼儿期　从1周岁后到满3周岁之前为幼儿期。此期生长发育速度较婴儿期减慢；小儿前囟闭合，乳牙出齐，能够控制大小便；行走和语言能力增强，与外界环境接触机会增多，自主性和独立性不断发展，但对危险事物的识别能力差，易发生意外伤害；免疫功能仍不健全，感染性和传染性疾病发病率仍较高。幼儿期应注意保证均衡的营养和饮食，培养良

好的生活习惯，预防疾病和意外。

5. 学龄前期　从3周岁后到入小学前（3～6岁）为学龄前期。体格生长发育进一步减慢，达到稳步增长。小儿活动范围扩大，智力发展快，自理能力增强；机体抵抗力逐渐增强，但仍易患小儿常见的传染病；免疫反应性疾病如急性肾炎、风湿病等发病率增高。此期应重视加强早期教育，培养独立生活能力和良好的道德品质，加强体格锻炼，增强体质。防止意外发生和防治传染病仍是保健重点。

6. 学龄期　从入小学起（6～7岁）至青春期（女11～12岁，男13～14岁）开始之前称学龄期。学龄儿童体格生长稳步增长，认知能力和心理社会方面的发展非常迅速，是增长知识、学习技能的重要时期。机体抵抗力已增强，急性传染病发病率逐渐减少。此期应重视为儿童安排合理的作息时间和营养，加强体格锻炼，培养良好的生活和卫生习惯，促进德、智、体、美、劳全面发展；加强学校卫生指导，预防龋齿、近视眼、脊柱侧弯等健康问题的发生。

7. 青春期　女孩从11～12岁开始到17～18岁，男孩从13～14岁开始到18～20岁称青春期（或少年期），是由儿童过渡到成年的时期。此期在性激素的作用下体格生长加速，第二性征出现，生殖器官逐步发育成熟。认知能力、心理社会和行为发展迅速。但由于神经内分泌调节尚不稳定，以及要面对更多的社会压力，青少年会出现一些新的健康问题，如心理行为问题、甲状腺肿、痛经、高血压、痤疮、贫血等。保健重点应包括保证充足的营养，形成健康的生活方式，加强青春期生理、性和心理卫生教育，培养良好的品德。

二、生长发育的规律

小儿的生长发育遵循一定的规律。

（一）生长发育的连续性和阶段性

在整个小儿时期，生长发育在不断进行中，是一个连续的过程，但又并非等速进行，具有阶段性。每一个阶段的发育均依赖于前一阶段并以此为基础。一般体格生长，年龄越小，增长越快，生后6个月内生长最快，以后开始逐渐减慢，周岁后基本稳步增长，至青春期又迅速加快。

（二）各系统器官发育的不平衡性

各系统的发育快慢不同，有先有后。神经系统发育领先，生殖系统发育较晚，淋巴系统则先快而后回缩，年幼时皮下脂肪发育较发达，肌肉组织的发育到学龄期才加速（图2－1）。

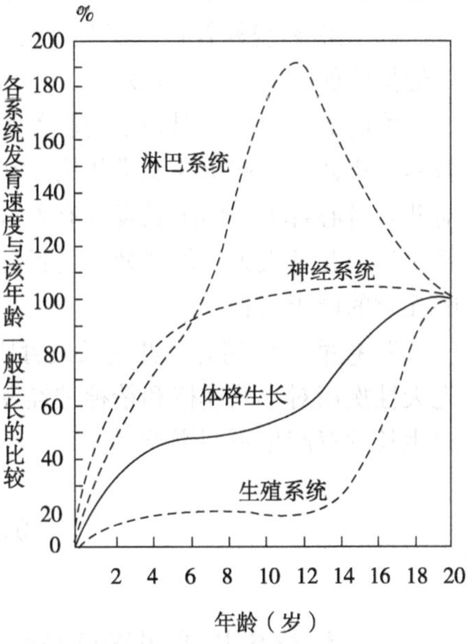

图2－1　生后主要系统的生长规律

（三）生长发育的顺序性

小儿各器官功能的生长发育都遵循一些预期的特定顺序。一般生长发育遵循的规律为：①由上到下或由头至尾：如婴儿先会抬头，后抬胸，再会坐、站立和行走；②由近到远：如婴儿首先学会控制肩和臂，再控制手的活动；③由粗到细：如婴儿先会用全手掌握持物品，再发展到能用手指端捏取；

④由简单到复杂，由低级到高级：如儿童先会画直线，进而能画圆、画人。

（四）生长发育的个体差异性

小儿生长发育虽按一般规律发展，但在一定范围内因受先天和后天各种因素影响而存在较大的个体差异。

三、影响生长发育的因素

遗传特性和环境影响是确定儿童生长发育进程的两个最基本因素。遗传决定机体发育的可能范围，环境则决定发育的速度及最终达到的程度。内在遗传因素与外界环境因素相互作用决定了每个儿童如何生长与发育。

1. 遗传因素　父母双方的遗传因素影响着小儿的生长发育，如影响其体格特征，以及性格、气质和学习方式等方面的特点。遗传性疾病无论是染色体畸变或代谢性缺陷对儿童生长发育均有显著影响。

2. 性别　性别也影响小儿的生长发育。一般女孩平均身高、体重较同龄男孩为小。女孩青春期开始较男孩约早二年，此时其身高、体重可超过男孩，但至青春期末，男孩体格生长最终超过女孩。因此，评价小儿生长发育时男女标准应分开。

3. 内分泌　内分泌腺分泌的各种激素对生长发育起重要调节作用，特别是生长激素、甲状腺素和性激素的作用尤为突出。

4. 营养　充足合理的营养是小儿生长发育的物质基础，是保证小儿健康成长极为重要的因素。年龄越小受营养因素的影响越大。

5. 孕母状况　胎儿宫内发育受孕母各方面的影响。妊娠早期感染风疹可导致胎儿先天性畸形；严重营养不良、高血压可致流产、早产和胎儿发育迟缓；接受某些药物、X 射线、环境毒物污染和精神创伤等可阻碍胎儿发育。

6. 生活环境和教育　安全和良好的居住环境、较好的卫生条件、充足的营养以及健康保健措施能促进小儿生长发育。反之，将有不良影响。

家庭的文化习俗对孩子的教养和护理方式有较大的影响。合理的生活制度、体格锻炼和教养对小儿成长起重要促进作用。和谐的家庭气氛、父母的爱抚以及良好的学校和社会环境对儿童身心各方面的生长发育有着深远影响。如果在生长发育的某一关键时期，如出生后的第一年，儿童失去父母的爱，包括父母死亡、长期住院与父母分离，或父母离异等将严重影响儿童的健康成长。

7. 疾病　疾病对小儿生长发育影响很大，急性病常使体重下降，慢性病还影响其身高，先天性疾病对小儿体格和精神神经发育均很不利。一些药物及治疗手段如放射治疗，也可能对生长发育产生不利影响。

第二节　体格发育

一、体格生长常用指标及测量方法

体格生长常用的指标有体重、身高（长）、坐高（顶臀长）、头围、胸围、上臂围和皮下脂肪厚度等。

（一）体重

1. 测量体重的意义：①为各器官、组织和体液的总重量，是代表体格生长，尤其是营养情况的最易获得的敏感指标。②临床给药、输液也常依据体重计算。

2. 出生体重值：平均出生体重为3kg。1995年我国九省市城区统计资料显示，男孩平均为3.3±0.4kg，女孩为3.2±0.4kg。

3. 出生后体重增长特点和推算公式：①生后一周内可有暂时性体重下降，生后3～4日达到最低点，约减少原来体重的3%～9%，常于生后7～10日恢复到出生体重，这一过程称为生理性体重下降。生后及早授乳，可减少体重下降的幅度。②小儿年龄越小，增长越快。前半年每月平均增加600～800g，是生长发育的第1高峰；后半年每月平均增加300～400g。3～5个月时体重是出生时的2倍（6kg），1周岁时增至3倍（9kg）。

小儿体重的推算公式如下：

1～6月：体重（kg）＝出生体重（kg）＋月龄×0.7（kg）

7～12月：体重（kg）＝出生体重（kg）＋6×0.7（kg）＋（月龄－6）×0.4（kg）

2～12岁：体重（kg）＝年龄×2（kg）＋8（kg）

2岁时体重4倍于出生体重（12kg）。2岁后到11、12岁前体重稳步增长，平均每年增长2kg。

12岁以后为青春发育阶段，是生长发育的第2次高峰。受内分泌影响，体重增长较快，不能按上式推算。女孩青春期比男孩早约2年，10～13岁时女孩体重可超过男孩，12～15岁后男孩体重又超过女孩。

4. 体重测量的注意事项：①体重测量应在晨起空腹时将尿排出后脱去衣裤、鞋袜后进行。平时于进食后2小时称量为宜。②不同阶段的小儿使用不同的工具：小婴儿用载重10～15kg盘式杠杆秤测量，准确读数至10g；儿童用载重50kg杠杆秤测量，准确读数至50g；7岁以上用载重100kg杠杆秤测量，准确读数不超过100g。③称前必须校正秤至零点。④称量时小儿不可接触其他物体或摇晃，计算体重时应尽量准确地减去衣物等重量。

（二）身长（高）

身长指从头顶至足底的全身长度。

1. 身长增长特点和推算公式：①身长的增长也是年龄越小增长越快，在婴儿期和青春期出现两个增长高峰。新生儿出生时平均为50cm，男孩稍高于女孩。6个月时达65cm，1周岁时75cm，2周岁时85cm。2岁以后平均每年增长5～7.5cm，2～12岁可按下列公式推算：身长（cm）＝年龄×7＋70（cm）。青春期出现身高增长的第2个加速期，12岁以后不能再按上式推算。②身长包括头部、脊柱和下肢的长度。这3部分的增长速度并不一致：头部发育较早，下肢较晚。因此各年龄段头、躯干、下肢所占身长的比例在生长进程中发生变化，如头占身高比例从婴幼儿的1/4减至成人的1/8。

2. 测量身长时的注意事项：①测量身长时，3岁以下小儿用量板卧位测身长。脱帽、鞋、袜及外衣，仰卧于量板中线上，头顶接触头板，测量者一手按直小儿膝部，使两下肢伸直紧贴底板，一手移动足板使其紧贴小儿足底，并与底板相互垂直，读刻度至0.1cm。②3岁以上可用身高计或固定于墙上的软尺进行测量。小儿脱鞋、帽，直立，两眼正视前方，足跟靠拢，足尖分开约60°角，足跟、臀部和两肩胛都接触立柱或墙壁。测量者移动身高计头顶板与小儿头顶接触，板呈水平位时读立柱上数字（cm），记录至0.1cm。

（三）坐高

坐高是指从头顶至坐骨结节的长度。3 岁以下取仰卧位测量，称顶臀长。

由于下肢增长速度随年龄增加而加快，坐高占身高的百分数随年龄增长而下降，由出生时的 67%降至 6 岁时的 55%。此百分数显示了上、下部比例的改变，比坐高绝对值更有意义。任何影响下肢生长的疾病，可使坐高与身高的比例停留在幼年的状态。

（四）头围

经眉弓上方、枕后结节绕头一周的长度为头围。

出生时平均为 34cm，6 个月时 44cm，1 岁时 46cm，2 岁时 48cm，5 岁时 50cm，15 岁时 54～58cm，接近成人。

头围反映脑和颅骨的发育程度，在两岁前测量最有价值。

测量者将软尺 0 点固定于头部一侧眉弓上缘，将软尺紧贴头皮绕枕骨结节最高点及另一侧眉弓上缘回至 0 点，记录读数至 0.1cm。

（五）胸围

沿乳头下缘水平绕胸一周的长度为胸围。

出生时平均为 32cm（较头围小 1～2cm）。1 岁时胸围与头围大致相等，1 岁以后胸围超过头围，其差数（cm）约等于其岁数减 1。

胸围反映胸廓、胸背肌肉、皮下脂肪及肺的发育程度。

测量时取卧位或立位。小儿两手自然平放或下垂，测量者将软尺 0 点固定于一侧乳头下缘（乳腺已发育的女孩，固定于胸骨中线第 4 肋间），将软尺紧贴皮肤，经两侧肩胛骨下缘回至 0 点，取平静呼、吸气时的中间读数，记录读数至 0.1cm。

（六）皮下脂肪

婴儿期脂肪组织较肌肉为多，1～7 岁皮下脂肪逐渐变薄。10 岁以后，特别是青春期，女孩的脂肪组织两倍于男孩。皮下脂肪的厚薄反映小儿营养状况的好坏。

可用小卡尺进行测量。测量者用拇指及食指将测量部位皮肤及皮下脂肪捏起，将钳板插入捏起的皮褶两边至底部并钳住，测量其厚度，读数至 0.5mm。常测量的部位有：①上臂二头肌部位，肩峰与鹰嘴连线中点水平腹侧，皮褶方向与上臂长轴平行；②背部，肩胛下角下稍外侧处，皮褶方向应自下向上中方向与脊柱成 45°角；③腹部，锁骨中线上平脐处，皮褶方向与躯干长轴平行。

（七）上臂围

沿肩峰与尺骨鹰嘴连线中点的水平线上绕上臂一周的长度，代表上臂、骨骼、肌肉、皮下脂肪和皮肤的发育水平。

常用以评估小儿营养状况。生后第一年内上臂围增长迅速，1～5 岁期间增长缓慢。在测量体重、身高不方便的地区，可以测量上臂围以普查 5 岁以下小儿的营养状况。评估标准：>13.5cm 为营养良好；12.5～13.5cm 为营养中等，<12.5cm 为营养不良。

二、骨骼和牙齿的发育

（一）颅骨的发育

颅骨随脑的发育而长大，可通过头围和囟门大小以及骨缝闭合情况来衡量颅骨的发育。前囟（图 2-2）出生时约 1.5～2cm（对边中点连线长度），至 1～1.5 岁闭合。后囟出生时很小或已闭合，最迟于生后6～8周闭合。颅骨缝约于3～4个月闭合。前囟早闭或过小见于小头畸形，晚闭或过大见于佝偻病、先天性甲状腺功能减退症或脑积水患儿。前囟饱满反映颅内压增高，而前囟凹陷见于脱水患儿或极度消瘦者。

（二）脊柱的发育

生后1岁以内增长最快。新生儿时脊柱仅轻微后凸，3个月能抬头时出现颈椎前凸，6个月会坐时呈胸椎后凸，1岁能行走时出现腰椎前凸。脊柱所形成的上述三个自然弯曲有利于身体平衡。6～7岁时这些弯曲为韧带装置所固定。

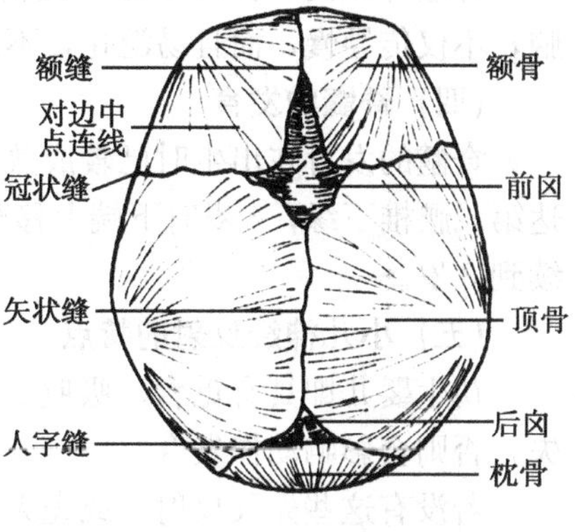

图2-2　小儿的囟门

（三）骨化中心的发育

长骨生长主要由于干骺端软骨骨化及骨骺骨化，扁骨生长则主要由于周围骨膜骨化。正常小儿骨化中心按年龄出现，通过X线检查身体各部的骨化中心出现时间、数目和干骺端融合时间，可判断骨龄。一般摄左手腕骨X线片，包括手及手腕8小骨和桡骨、尺骨远端的骨化中心，以测定骨龄。但是，正常骨化中心出现的年龄差异较大，在两个标准差上下均为正常。先天性甲状腺功能减退症患儿骨龄明显落后，先天性肾上腺皮质增生症患儿则骨龄发育过快。

（四）牙齿的发育

乳牙共20个，约自6个月起（4～10个月）开始萌出，2～2.5岁出齐。2岁以内乳牙数目约为月龄减4～6。6岁左右开始出恒牙，即第1磨牙长在第2乳磨牙之后。7～8岁开始，乳牙按萌出顺序逐个脱落换之以恒牙。恒牙一般20～30岁出齐，共32个。

出牙时个别小儿可出现低热、流涎、睡眠不安、烦躁等反应。较严重的营养不良、佝偻病、甲状腺功能减退症、21-三体综合征等患儿可有出牙较迟、牙釉质差等。医护人员应开展小儿口腔保健的健康教育，定期口腔检查，重视龋齿等口腔疾病的防治。

三、脑和脊髓的发育

（一）神经管的发育

在胚胎时期神经系统首先形成。胚胎第24～26日已形成闭合的神经管，若胚胎发育早期受到危害神经管闭合因素的影响，可导致无脑儿或其他神经管开放性缺陷所致的神经系统先天性畸形。

（二）脑的发育

胚胎时期和儿童早期脑的发育最为迅速。出生时脑重约370g，约占体重的1/9～1/8，7岁时已接近成人脑重约1500g。出生时大脑已有主要的沟回，但较浅，大脑皮质较薄，细胞分化较差；而中脑、脑桥、延髓、脊髓已发育较好，以保证生命中枢的功能。大脑皮质的神经细胞于胎儿第5个月开始增殖分化，出生时神经细胞数目已与成人相同，但树突与轴突少而短。3岁时神经细胞基本分化完成，8岁时接近成人。

小儿出生时的活动主要由皮质下系统调节，以后随脑实质的增长、成熟，转为由大脑皮质中枢调节，对皮质下中枢的抑制作用也渐明显。小儿大脑富有蛋白质，而脂类较少，生长时期脑对营养物质不足十分敏感，会影响大脑的功能，以致影响大脑的重量和形态。生长时期的脑组织耗氧量较大，基础代谢状态下，小儿脑耗氧占总耗氧量的50%，而成人仅为20%。

（三）神经纤维的发育

神经纤维到4岁时才完成髓鞘化。故婴儿时期由于髓鞘形成不完善，神经冲动传入大脑，不仅传导慢，而且易泛化，不易形成明显的兴奋灶。

（四）脊髓的发育

脊髓的发育在出生时已较成熟，脊髓的成长和运动功能的发育相平行。胎儿时脊髓下端达第二腰椎下缘，4岁时下端上移至第一腰椎，做腰穿时应注意。髓鞘的形成自上而下，延续到3岁。

（五）小儿神经反射的特点

初生婴儿即具有觅食、吸吮、握持、拥抱等无条件反射，这些反射会随年龄增长而消失，否则会影响动作发育。

若没有这些先天反射，或先天反射持续不消退表明神经系统异常。2岁以下小儿巴彬斯基等病理反射阳性可为生理现象。

四、生殖系统的发育

生殖系统到青春期开始加速发育。青春期按发育特点可分为三个阶段：①青春前期：女孩9～11岁，男孩11～13岁开始，延续2～3年，体格生长突然增快，出现第二性征；②青春成熟期：达到此期的年龄个体差异较大，一般持续3～4年，体格生长达高峰，第二性征全面出现，性器官成熟，出现月经或遗精；③青春后期：女孩17～21岁，男孩19～24岁，一般约为3～4年，生殖系统已发育成熟如成人，体格生长停止。

（一）女性生殖系统的发育

青春期前生殖器官发育缓慢，处于幼稚状态。卵巢在出生时已发育完善，但在8岁以前甚小，原始卵泡不成熟。

进入青春前期，受腺垂体（垂体前叶）促性腺激素的影响，生殖器官迅速发育。卵巢开始增大，但月经初潮时卵巢发育尚不成熟，此后逐渐出现发育程度不等的卵泡。子宫发育直线上升，子宫体明显增大，子宫内膜受卵巢激素的作用呈周期性变化，出现月经，初潮年龄一般为10～16岁。阴道变长变宽，黏膜角化，分泌物由碱性变为酸性。外阴逐渐成熟。第二性征出现：9～10岁乳房开始发育，骨盆变宽；10～11岁出现阴毛；13岁以后有较多的阴毛和腋毛。

（二）男性生殖系统的发育

男性生殖器官在青春期前发育很慢。睾丸在胎儿期形成后就可分泌雄性激素，出生时睾丸大多已降至阴囊，一般于1岁内都应降到阴囊，若睾丸未降至阴囊内则称为隐睾。

进入青春前期后，受内分泌影响，阴囊皮肤开始变薄、变红、颜色加深，睾丸长大，阴茎变粗、增长和阴茎头变大。精囊迅速增大，出现成熟精子，发生首次遗精，一般为14～16岁，比女孩平均月经初潮年龄晚2年。第二性征出现：12～13岁开始出现阴毛，喉结发育；14～15岁出现腋毛，声音变粗，部分男孩乳房发育；16岁后长出胡须，出现痤疮。

第三节　心理与社会的发展

一、感知觉的发展

（一）视觉（视感知）

（1）新生儿视觉不敏锐，能看到的距离为60cm，在15～20cm范围内视觉最清晰，喜欢看类似人脸的图形。

（2）2个月起可协调地注视物体，初步有头眼协调。

（3）3个月头眼协调较好，可追寻活动的物体或人。

（4）5～6个月可以注视远距离的物体，如街上的汽车、行人等。

（5）1.5～2岁两眼调节好，视力为0.5，6岁及以后视力才达1.0。视力是在外界刺激不断作用下反复练习才得以发展，成人应创造条件使小儿得到练习的机会。

（二）听觉（听感知）

（1）新生儿出生数天后，听力已相当良好。

（2）3个月出现定向反应即头转向声源。

（3）6个月可区别父母声音，唤其名有反应。

（4）8个月开始区别语言的意义，两眼迅速看向声源，听懂自己的名字。

（5）1～2岁能听懂简单的吩咐。

（6）3岁后能更为精细地区别不同声音。

（7）4岁听觉发展完善。

听觉的发展对小儿语言的发展有重要意义。

（三）嗅觉和味觉

（1）新生儿的嗅觉和味觉出生时已基本发育成熟，对不同味道如甜、酸、苦等反应不同，并能立即辨出与习惯滋味有异的食物。

（2）3～4月时能区别好闻和难闻的气味。

（3）4～5个月的婴儿对食物味道的微小改变很敏感，故应合理添加各类辅食，使之适应不同味道。

（四）皮肤感觉

皮肤感觉可分为触觉、痛觉、温度觉和深感觉。

（1）新生儿的触觉已很敏感，尤其以嘴唇、手掌、脚掌、前额和眼睑等部位最敏感。触觉是引起小儿某些反射的基础，护理时动作轻柔细致可使儿童形成积极的皮肤觉条件反射，产生愉快的情绪，促进身心发展。

（2）痛觉出生时已存在，疼痛可引起全身或局部的反应。

（3）温度觉也很灵敏，尤其对冷的反应，如出生时离开母体环境温度骤降就啼哭，对牛奶太冷或太热也能感觉到。

（4）2～3岁时小儿能通过皮肤觉与手眼协调一致的活动区分物体的大小、软硬和冷热等。5岁时能分辨体积相同重量不同的物体。

（五）知觉

知觉是人对事物的综合反映，与上述各感觉能力的发育密切相关。

（1）5～6个月时随动作能力的发展及手眼的协调动作，通过看、咬、摸、闻、敲击等活动逐步了解物体各方面的属性。其后，随着语言的发展，小儿的知觉开始在语言的调节下进行。

（2）小儿1岁末开始有空间和时间知觉；3岁能辨上下；4岁能辨前后；4～5岁开始有时间概念，如早晚、今天、明天和昨天等；5岁能辨自身的左右。

二、运动功能的发育

运动功能的发育是以脑的发育为前提的。妊娠后期出现的胎动为小儿最初的运动形式。新生儿期的运动多为无意识、不协调的。此后，尤其是第一年内随大脑的迅速发育，小儿运动功能日臻完善。运动的发育既依赖于小儿感知觉等的参与，又反过来影响其社会心理等功能的发展。

运动功能发育涉及骨骼肌的一切活动，可分为粗动作和细动作的发育。粗动作包括颈肌、四肢、腰肌等大肌肉的平衡性活动。细动作指手的精细捏弄动作。粗动作发育过程以月龄为特点可归纳为：“二抬三翻六会坐，七滚八爬周会走”，具体动作功能发育过程见表2-1。

表2-1　小儿动作、语言和适应性能力的发展过程

年龄	精细动作	语言	适应周围人物的能力与行为
新生儿	无规律，不协调动作，紧握拳	能哭叫	铃声使全身活动减少
2个月	直立位及俯卧位时能抬头	发出和谐的喉音	能微笑，有面部表情，眼随物转动
3个月	仰卧位变为侧卧位，用手摸东西	咿呀发音	头可随看到的物品或听到的声音转动180°，注意自己的手
4个月	扶着髋部时能坐，可以在俯卧位时用两手支持抬起胸部，手能握持玩具	笑出声	抓面前物体，自己弄手玩，见食物表示喜悦，较有意识的哭和笑
5个月	扶腋下能站得直，两手各握一玩具	能喃喃地发出单调音节	伸手取物，能辨别人声，望镜中人笑
6个月	能独坐一会儿，用手摇玩具	独坐玩玩具时，可发出单音节声音	能认识熟人和陌生人，自拉衣服，自握足玩
7个月	会翻身，自己独坐很久，将玩具从一手换入另一手	能发出“爸爸”“妈妈”等复音，但无意识	能听懂自己的名字，自握饼干吃
8个月	会爬，会自己坐起来，躺下去，会扶着栏杆站起来，会拍手	重复大人所发简单音节	注意观察大人的行动，开始认识物体，两手会传递玩具
9个月	试独站，会从抽屉中取出玩具	能懂几个较复杂的词句，如“再见”等	看见熟人会手伸出来要人抱，或与人合作游戏

续表

年龄	精细动作	语言	适应周围人物的能力与行为
10个月～11个月	能独站片刻，扶椅或推车能走几步，拇、食指对指拿东西	开始用单词，一个单词表示很多意义	能模仿成人的动作，招手“再见”，抱奶瓶自食
12个月	独走，弯腰拾东西，会将圆圈套在木棍上	能叫出物品名字，如灯、碗，指出自己的手、眼	对人和事物有喜憎之分，穿衣能合作，用杯喝水
15个月	走得好，能蹲着玩，能叠一块方木	能说出几个词和自己的名字	能表示同意不同意
18个月	能爬台阶，有目标地扔皮球	能认识和指出身体各部分	会表示大小便，懂命令，会自己进食
2岁	能双脚跳，手的动作更准确，会用勺子吃饭	会说2～3字构成的句子	能完成简单的动作，如拾起地上的物品，能表达喜、怒、怕等
3岁	能跑，会骑三轮车，会洗手、洗脸，脱穿简单衣服	能说短歌谣，数几个数	能认识画上的东西，认识男女，自称“我”，表现自尊心、同情心，怕羞
4岁	能爬梯子，会穿鞋	能唱歌	能画人像，初步思考问题，记忆力强，好发问
5岁	能单腿跳，会系鞋带	开始识字	能分辨颜色，数10个数，知物品用途及性能
6～7岁	参加简单劳动，如扫地，擦桌子、剪纸、泥塑、结绳等	能讲故事，开始写字	能数几十个数，可简单加减，喜独立自主，形成性格

三、语言的发展

语言是表达思维、观念等的心理过程，与智能有直接的联系。正常儿童天生具有发展语言技能的机制与潜能，但是必须提供适当的环境条件，例如与周围人群进行语言交往，其语言能力才能得以发展。通过语言符号，小儿能够获得更丰富的概念，提高解决问题的能力，同时，吸收社会文化中的信念、习俗及价值观，与他人进行有效的交流。语言对儿童社会性行为的发展有重要意义。小儿语言的发展与大脑、听觉器官及发音器官的功能完善有关。

小儿先学会说单词，后组成句子；先会用名词，而后用代名词、动词、形容词、介词等；先讲简单句，后使用复杂句。各年龄语言发展见表2-1。

护士应能评估儿童语言发展的状况，以确定可能存在的发育异常或迟缓。护理措施应着重于为儿童提供适于语言发展的环境，鼓励家长与儿童进行交流，向小儿提供多听、多说的机会。护士在为小儿提供照顾时，要使用他们能理解的词语，并允许小儿表达不愉快、悲伤痛苦等心情。

四、认知的发展

（一）注意力与记忆力的发展

注意可分为无意注意和有意注意。前者是没有预定目的，自然而然发生的；后者为自觉的有目的的，需付出努力地注意。新生儿已有非条件性的定向反射，如大声说话能引起新生儿停止活动。婴儿时期以无意注意为主。随年龄增长小儿的有意注意逐渐增多，但幼儿期和学龄前期小儿仍以无意注意为主，有意注意的稳定性差，易分散和转移。5～6 岁后才能较好地控制其注意力，但集中时间短，任何新异的刺激会引起学龄初期儿童的兴奋、注意力分散并随着情绪的变化而转移。11～12 岁后儿童注意力的集中性和稳定性提高，注意的范围也不断扩大。自婴儿起应及时培养注意力，加强注意的目的性，去除外界干扰，引起小儿兴趣。

记忆是一个复杂的心理活动过程，包括识记（大脑中形成暂时联系）、保持（大脑中留下痕迹）和回忆（大脑中痕迹恢复）。回忆又可分为再认和重现。再认是指以前感知的事物在眼前再次出现时能认识；重现是指以前感知的事物虽不在眼前，但可在脑中重复出现。5～6 个月的婴儿能再认母亲和其他亲近的人，1 岁以后开始能够重现。幼儿期再认的能力进一步增强，幼儿末期，能再认相隔几十天或几个月的事物。婴幼儿时期的记忆特点是时间短，内容少，对带有欢乐、愤怒、恐惧等情绪的事物容易记忆。小儿记忆的持久性与精确性随年龄而增长，学龄前期小儿对感兴趣的、能激起强烈情绪体验的事物较易记忆，并保持持久。学龄期儿童由于分析思维能力的发展以及学习任务的要求，有意记忆能力增强，记忆的内容拓宽，复杂性增加。

（二）思维的发展

思维是人脑的高级活动。婴幼儿的思维特点与客观物体及行动分不开。出生至 2 岁的小儿主要通过与其周围事物的感觉运动性接触，如吸吮、抓握、触摸、敲击等动作来认识客观世界。2 岁儿童开始使用语言等符号记忆和储存信息，但还不具备逻辑思维能力。2～4 岁小儿思维的特点是以自我为中心。4～7 岁小儿已掌握了较丰富的概念，但对事物的感知仍限于具体，尚不能演绎推理。此期小儿对因果关系的推理可能是不现实或错误的，例如，小儿会把自己生病住院与不听家长的命令相联系。学龄期儿童以具体形象思维（直觉思维）为主，如学护士阿姨给自己的娃娃打针等，尚不能进行演绎推理。青春期是人达到思维成熟的时期，青少年不仅思考具体的（现存的），也能思考抽象的（可能发生的）事物。逐渐学会综合、分析、比较等思维方法，思维更具有目的性。因此，青少年能够在解决问题之前，预先制订计划，运用科学的论据来思考不同的解决方法，并推断预期结果。

想象也是一种思维活动，受客观事物的影响，大脑中创造出以往未遇到过的或将来才能实现的事物形象。想象需要通过讲述、绘画、写作、唱歌等方法将其表达出来。婴幼儿时期想象处于萌芽状态，3 岁后想象内容增多，但仍是片段和零星的；学龄前期想象力有所发展，但以无意想象和再造想象为主；有意想象和创造性想象到学龄期才迅速发展。

护士只有了解儿童的思维方式才能设计出刺激和促进儿童发展的活动，以及适当、有意义的教育计划。根据儿童不同时期智力发展水平为病人提供治疗性的玩具、图书、画片或阅读材料，以向他们有效地解释治疗和护理过程，以及教授健康保健的方法。

五、情绪、情感的发展

（一）小儿的情绪、情感反应

情绪是人们从事某种活动时产生的兴奋心理状态，属原始、简单的感情，较短暂而外显。情感是人的需要是否得到满足时所产生的一种内心体验，属较高级、复杂的情绪，持续时间长而不甚外显。新生儿会对饥饿、不舒适、寒冷等表现出不安、哭脸及啼哭等消极情绪。2个月时积极情绪增多，尤其是看到母亲时，表现非常高兴。6个月后能辨认陌生人时，明显地表现出对母亲的依恋以及分离性焦虑情绪。婴儿与亲人间的这种依恋感情是小儿社会性发展的最早表现，它的建立有利于婴儿获得母亲的养育。没有建立良好依恋感情的婴儿，以后多不善于与人相处和不能很好地面对现实。9～12个月时依恋情绪达到高峰。2岁开始，小儿的情感表现日渐丰富和复杂，如喜、怒，初步的爱、憎等；也会有一些不良的情绪、情感反应，如见人怕羞、怕黑、嫉妒、爱发脾气等。婴幼儿情绪表现常为时间短暂，反应强烈，易变化，易冲动，外显而真实。随年龄增长情绪反应渐趋稳定。学龄前期小儿已能有意识地控制自己情感的外部表现，如故意不哭等。

成人在日常养育中对小儿的生理需要作出及时、适当的应答，提供合适的玩具，维持和谐的家庭气氛，提供适度的社交活动，以及避免精神紧张和创伤，可以培养儿童良好、稳定的情绪和情感，促进其心智发展和良好品德的形成。

（二）性格的发展

性格是重要的个性心理特征，是在长期生活环境中形成的，教育对性格的发展有一定影响。

1. 婴儿期　信任感是发展健全人格最初而且最重要的因素。人生第一年的发展任务是与照顾者（父母）建立起信任感，学习爱与被爱。此期小儿的各种需要得到满足时，其感受是愉快和良好的，对父母的基本信任感就得以建立和巩固。与此相反，如果经常感受到的是痛苦、危险和无人爱抚，就会产生不信任感，婴儿会把对外界的恐惧和怀疑情绪带入以后的发展阶段。护理此期小儿时，应注意及时满足婴儿的各种需求。除满足其食物和卫生等生理需要外，还应为婴儿提供安全感和抚爱，如经常抱起和抚摸婴儿，与之轻柔地交谈，并提供视觉刺激。在患儿经历痛苦的治疗或护理过程中，应尽量减轻疼痛。在过程结束后，应继续给予抚慰。对于长期住院的婴儿，应鼓励家长多参与护理活动。

2. 幼儿期　此期小儿开始学会控制大小便，并在运动能和智能发展的基础上扩大对周围环境的探索，具有一定的自主感。他们想要独立完成每一件事，父母应对孩子合理的自主行动给予支持，避免过分干预。如果父母替孩子做每一件事，而从不允许他们去做其想做的事，或对其独立行为缺乏耐心，进行嘲笑、否定和斥责，将会使儿童产生羞愧和疑虑。儿童将怀疑自己的能力，并将停止各种尝试和努力。同时，父母应注意用温和、适当的方式约束小儿以使其按社会能接受的方式行事，帮助他们学会适应社会规则。护理此期儿童时，应为小儿提供自己做决定的机会并对其能力加以赞赏，而不要评价其所做的决定是否正确。鼓励幼儿进行力所能及的自理活动，如进食、穿衣、如厕等。如果治疗或护理过程需要约束患儿时，应向其做出适当的解释，并给予抚慰，同时尽量缩短约束时间。

3. 学龄前期　此期小儿活动能力加强，有足够的语言能力。具有主动性，即儿童愿意发明或尝试一些新活动或新语言，而不是单纯地模仿其他孩子或父母的行为。这一时期儿童的心理社会发展取决于父母对孩子这些自创活动的反应。如果儿童被给予更多的自由和机会去创造和实践，儿童的自主感就可得以增强。同时，父母对孩子提出的各种问题予以耐心解答，而不是禁止他们有一些离奇的想法或游戏活动，也会增强其主动感。反之，如果成人总是指责孩子的活动是不好的，提出的问题是荒谬的，游戏是愚蠢的，或要求孩子完成他们力不能及的任务，都会使儿童产生内疚感。护理此期儿童时，只要对小儿有益的主动行为加以赞扬，就能帮助儿童顺利通过此阶段。对住院的患儿应提供创造新活动的机会，包括允许儿童使用无伤害性的玩具或医疗用品做游戏，如用听诊器、叩诊锤等给布娃娃检查身体，让他们画画以表达心情。接受儿童的合理要求，倾听他们的感受，并回答他们提出的问题。

4. 学龄期　此期是成长过程中的一个决定性阶段。儿童迫切地学习文化知识和各种技能，强烈追求如何将事情做得完美。如果在孩子完成任务或活动时给予奖励和赞扬，其勤奋感就会增长。父母、教师以及其他成人都有责任帮助儿童发掘其自身的勤奋潜力，学会与他人竞争以及合作。如果孩子的努力只被父母视为胡闹，工作成果不被赞赏，在课堂或操场上因失败而受到嘲笑和伤害，都会导致自卑感的产生。护理此期儿童时，护士应帮助患儿在住院期间继续完成学习任务，鼓励他们把业余爱好带到医院，帮助儿童适应医院的限制性环境。在治疗或护理过程前后可允许儿童帮助准备或整理用物，如静脉输液前，可让患儿帮助准备胶布，以使患儿有成就感。

5. 青春期　此期青少年在性激素的作用下身体和思维日趋成熟，他们不仅开始注意自己的仪表，还为将来在社会中自己所处的地位而思索。他们极为专注于别人对自己的看法，并与自我概念相比较。感情问题、伙伴问题、职业选择、道德评价和人生观等问题上若处理不当，易发生性格变化。故家长、老师和社会应在这些方面更多关心、爱护和正确引导青少年，帮助其建立良好的品质，为今后发展打下基础。护理青少年时，必须多创造机会让他们参与讨论所关心的问题，谈论感受。在他们做某些决定时给予支持和赞赏。注意帮助他们保持良好的自身形象，尊重他们的隐私，尽可能安排他们与同年龄组的病人在一起娱乐和沟通交流。

（三）意志的发展

意志为自觉主动克服困难以完成预期目标的心理过程。初生婴儿没有意志，随着语言、思维的发展，婴幼儿期开始出现有意行动或抑制自己即为意志发展的萌芽。随年龄渐长，语言、思维发展，社会交往越多，在成人教育的影响下，意志逐步形成和发展。积极的意志主要表现为自觉、坚持、果断和自制等能力，消极的意志则表现为依赖、顽固和冲动等品性。成人应通过日常生活、游戏和学习等方法培养孩子积极的意志，塑造儿童自制、责任感和独立性等优秀品质。

六、游戏能力的发展

游戏是儿童必不可少的活动。了解各期儿童游戏的发展特点，护士可以帮助小儿及其家庭选择适当的游戏促进其身心发展；同时，通过游戏的治疗性作用有效实施护理措施。

（一）各年龄阶段游戏的发展特点

1. 婴儿期　婴儿早期的游戏需要大人的陪伴和参与，后期逐渐变为单独性的游戏。

出生至2个月的婴儿喜欢注视照顾者的脸，听轻柔的声音，看颜色鲜明（红色或黑白色）移动的物体。3至6个月，婴儿喜欢注视和玩弄他们的小手，能够抓握小的玩具。7到9个月，由于活动能力和范围的增强与扩展，婴儿更喜欢去抓能够滚动的、颜色鲜艳的软球等玩具。10至12个月，婴儿会玩“躲猫猫”的游戏，能随意放掉手中物体，喜欢反复不停地扔东西让大人拾起。12个月时，他们喜欢将东西放入容器再取出，会行走后，喜欢能拖着走的玩具。

2. 幼儿期　游戏的形式转变为平行性游戏，即幼儿愿意在其他小朋友身旁玩类似的玩具，他们可能偶尔会交换或争夺玩具，但没有联合与合作活动。

12至15个月，走路是令幼儿愉快的游戏；他们仍以扔和捡东西，或放东西到袋中再取出为乐。18个月大的幼儿喜欢能推拉的玩具。2岁的儿童开始模仿成人的活动。玩水、沙土、橡皮泥，在纸上随意涂画，随音乐手舞足蹈，唱简单的歌谣，翻看故事书或看动画片等是幼儿喜欢的游戏。同时，幼儿喜欢奔跑、蹦跳等激烈、刺激的运动，但常会使其受伤。因此家长或护士应为他们安排适当的户外活动，以满足其剧烈活动的需求。

3. 学龄前期　儿童的游戏方式转变为联合性的游戏。他们共同参加同一个活动，开始交换意见并相互影响。但此期的游戏团体没有严谨的组织、明确的领袖和共同目标，每个小儿可以依照自己的意愿去表现。

学龄前儿童不需要太多的玩具，因为他们的想象力是一生中最丰富的。许多儿童有他们想象中的朋友，现实与幻想常被混淆。游戏的模仿性强，如玩“过家家”等。他们仍喜欢剧烈的活动。水、沙、黏土等也令其着迷。学龄前儿童绘画、搭积木、剪贴和做模型的复杂性、技巧性明显增加。

4. 学龄期　学龄儿童的游戏是合作性的游戏。他们有组织，每个人有明确的角色，共同讨论并制订计划，以完成某个目标，如制造某些东西，完成一项比赛，或表演生活中的情景。游戏规则严格，竞争性和合作性高度发展。

6至8岁儿童喜欢扮演一些他们所了解的不同职业的人员角色。9至12岁的儿童更活跃，喜欢团体游戏。学龄儿童开始收集他们认为不平常的东西，如石子、各种图片等；喜欢读较简单有趣的故事书。他们愿意参与厨房的工作。喜欢的户外活动有骑车、游泳、溜冰、踢足球、跳绳等。现代儿童还喜欢看电视、玩游戏机、弹奏乐器和绘画。

5. 青春期　青少年的兴趣因性别的不同而产生极大差异。女孩子对社交性活动发生兴趣。她们也学习烹饪、洗衣服、缝纫、手工艺等。男孩子则通常对运动中的竞争和求胜有兴趣，并表现出对小团体的忠诚精神，他们还喜欢机械和电器装置。青少年对父母的依赖性减少，而花更多的时间与朋友在一起。朋友对青少年来说意义十分重大，可以帮助他们建立自我认同感。他们还常常充满幻想，把自己想象为小说、电影或电视中的人物。

由以上儿童游戏的发展过程可以看出，婴儿期的游戏主要是通过抓握、抱持、爬行和走等来探索世界。1岁到七八岁则主要是运用玩具的阶段。学龄后期对玩具的兴趣减低，而喜欢运动和戏剧性的游戏。青春期则常运用想象。

玩具是儿童游戏的主要内容。选择玩具时要注意：①适应孩子的年龄及其生长发育的特殊需要；②注意玩具的安全性；③玩具应易洗、耐用、易抓握、大小和重量适宜、边缘平滑等。

（二）游戏的功能

游戏的价值与功能包括促进儿童的感觉运动发展、智力发展、社会化、创造性、自我认同和道德发展，并且具有重要的治疗性作用。

1. 感觉运动发展　所有年龄阶段的游戏都有感觉运动方面的活动，而婴儿期最多。孩子通过看、听、触摸、爬、走、跑、跳以及骑车、踢足球等活动，各感觉功能和肌肉控制能力得到促进，身体动作越来越复杂性，协调性越来越好。

2. 智力发展　通过游戏，儿童学习识别物品的颜色、形状、大小、质地及用途，学习数字的意义及用法，练习及增进语言技巧，了解空间、时间等抽象概念，获得解决问题的技巧。图书、电影、电视、音乐或收集等活动可扩展他们的知识范围并培养情趣。

3. 社会化　通过与其他儿童共同游戏，孩子学到如何建立社会关系以及解决有关的问题。他们从一个强烈自我为中心的婴幼儿学会如何关心他人，如何与他人共享物质或喜悦，他们还学会适应自己的社会角色以及良好的行为举止。

4. 创造性　游戏最能为儿童提供发挥创造性的机会。在游戏中儿童自由自在地想象，发明新的游戏方法，塑造新模型，绘制新图案，操作各种玩具试验自己的想法。如果他们的创造经常得到成人及伙伴的赞同，将有助于其将来创造力的发展。

5. 自我认同　婴幼儿通过游戏开始积极探索自己的身体，并把自己与外界分离开。儿童学习并认识自己是谁，以及在社会上所处的地位。在游戏中，他们能够测试自己的能力并逐渐调整自己的行为。

6. 道德价值观发展　虽然儿童在家庭及学校中学到如何区分“对”与“错”的行为，但是在游戏时与同龄人的互动对儿童道德发展影响极大。儿童在游戏中体会到同伴不会像成人那样容忍他们的“自私”和“暴力”行为，若想被接纳为团体的一员，他们必须遵守社会所接受的各种行为准则，如公平、诚实、自制、关心他人等等。

7. 治疗性价值　游戏对每一个年龄阶段均有治疗作用，它为儿童提供一个机会，让他们发泄外界环境所带来的紧张或压力。在医院环境中，游戏的作用更为突出。儿童通过游戏表达他们对陌生环境的恐惧，对离开父母及同伴的焦虑，对治疗及护理等疼痛经历的感受。护士利用儿童游戏的机会可以观察并评估他们的生长发育水平、对健康保健知识的了解，以及对住院的情绪反应等。同时，运用玩具、绘画、图书、音乐或戏剧性的游戏活动向其解释治疗和护理过程并进行健康教育。

第四节　儿童常见的心理行为异常

（一）吮拇指和咬指甲

吮手指是婴儿与生俱来的反应，它能带给孩子安全感和满足感。吮指和咬指甲多在安静、寂寞、饥饿、睡眠、身体疲倦而自寻安慰时出现，应随年龄增长而消失。有的小儿由于心理上得不到满足，或没有得到父母充分的爱而逐渐形成吮手指或咬指甲自娱的习惯。换牙以后仍然吮手指而且较频繁时，可能影响牙齿、牙龈和下颌的发育。家长应积极寻找原因，给孩子更多的爱和安全感，而不要采取打骂、讽刺、手指上涂抹苦药等惩罚方法，给儿童更大的压力，使之产生自卑心理。大多数吮指或咬指甲的小儿入学后受同学的影响会自然放弃不良习惯。

（二）遗尿

5 岁以后小儿仍发生不随意排尿即为遗尿，大多发生在夜间熟睡时。遗尿症可分为原发性和继发性两类。原发性遗尿症多由于控制排尿的能力迟滞所致，而无器质性病变；继发性遗尿症多由于全身性或泌尿系统疾病引起。其中原发性遗尿症占绝大多数。造成遗尿的心理原因很多，如家庭不和睦，排便训练过于严格，小儿精神紧张怕尿床，或家中又添小婴儿，大孩子怕失去父母的爱等。成人应耐心寻找原因，不给小儿太多的压力，让其树立自信心。晚饭或睡觉前应减少水分摄入，夜间按时叫醒小儿排尿。多数遗尿小儿可于 3～4 年内发作次数逐渐减少而自愈。

（三）玩生殖器

学龄前小儿有时玩弄外生殖器，其原因较复杂，应检查是否因外生殖器局部积污刺激、裤子太紧或骑车摩擦发痒而去抚摸。有些则是由于缺乏玩具和游戏，或睡眠习惯不良，醒后不肯起床而以此为慰藉。玩生殖器行为若处理不当，会造成儿童自恋、不愿意与他人接触、注意力不集中等问题。家长应查明原因，加以矫正。切忌对儿童责怪、体罚和讥讽，避免让其感到羞耻和恐惧。尽早穿满裆裤。应为小儿安排好合理的作息制度，提供充足的游戏机会。

（四）违拗

在幼儿期，小儿独立性和自我控制感发展，有时他们会表现出极端的反抗行为。家长会感到自己的权威受到威胁，而且担心孩子将来会不适应社会的要求。成人应了解这种行为是幼儿正常发展的表现。如果家长能够理解和尊重儿童，反抗阶段会很快度过；反之，家长越强迫儿童服从命令，对其责骂、惩罚，儿童越会表现出违拗行为。

（五）愤怒

几乎每个幼儿都有大发脾气的时候，他们赖在地上，踢腿，挥舞手臂，大声哭闹，还可能屏气直至缺氧昏倒，这在生理上是无害的。发脾气是成长中的正常现象，幼儿已经独立并且知道自己的需求，但是还不知道如何用语言或合适的方法表达其感受。发脾气常常是由于疲劳，如在睡觉前或长时间外出时发生。还可能由于家长对他们提出不切合实际的要求或反复批评孩子的某些行为。家长应分析小儿发脾气的原因，采取预防措施。对正在发脾气的小儿最好的处理方法是置之不理，但应避免其自我伤害。事后家长应安抚幼儿，不惩罚幼儿，但要告诉他们这种行为不可取。如果发脾气是由于成人拒绝小儿的要求而引起的，成人则应坚持原则。

（六）攻击性行为

在游戏时有些小儿会表现出攻击性行为，他们屡次咬、抓，或打伤别人。出现攻击性行为的原因较复杂，包括小儿遭受挫折，如受到父母的惩罚、讥讽和侮辱；模仿成人的行为，如生长在不和睦家庭的孩子会学习父母争吵和打架的行为；引起成人的注意，如好妒忌的小儿常通过伤害兄弟姊妹或小朋友以获得父母或幼儿园老师的关注。对待有攻击性行为的儿童不应用体罚的方式，成人在制止其行为后可带他（她）到安静的地方，让其自己反省，学习控制自己。家长应帮助孩子使用适当的社会能接收的方式发泄情绪，如玩一些费体力的游戏等，并帮助这些小儿获得团体的认同。

（七）破坏性行为

小儿常因好奇、取乐、显示自己的能力或精力旺盛无处发泄而无意中破坏东西，有的小儿则是由于无法控制自己的嫉妒、愤怒，或无助情绪而有意地采取破坏行为。家长应分析原因，对于孩子的好奇心不应加以抑制，对有意破坏的孩子应避免斥责和体罚，要给予更多的爱心和正确指导。

第五节　儿童生长发育的评估

（一）体格生长的监测和评估

体格生长的监测应包括测量所有用于评价发育和营养状况的指标，如身高、体重、头围、胸围、臂围、指距等。为客观和正确地评估儿童生长发育状况，必须选择一个正常儿童体格生长的标准参考值以适于作比较。现状标准是用一个国家或地区普查资料为参考指标作为该地区的小儿发育健康标准，例如，我国现有的参考数据是依据 1995 年全国九市调查资料制成。

常用的体格生长评估方法包括：

1. 均值离差法　以均值为基值，以标准差为离散距。一般认为，均值加减两个标准差（含 95.4%的总体）的范围内被检小儿为正常儿。

2. 百分位数法　以第 50 百分位为中位数，把资料分为第 3、25、50、75、97 百分位数 5 个等级，一般 3～97 百分位（含 95%的总体）范围内被检小儿为正常儿。

(二) 心理社会发展的监测

目前国内外采用的评估工具主要包括诊断性和筛查性两种。例如，丹佛发育筛查试验（DDST）主要用于 6 岁以下小儿的智能筛查，是一种应用广泛的非诊断性方法。DDST 共 105 个项目，分为应人能、细动作—应物能、语言能、粗动作等 4 个发育方面。最后评定结果为正常、可疑、异常、无法测定。初测结果为后 3 项者，2～3 周后复试，可疑或异常者应进一步作诊断性检查。诊断性的测定方法，如盖瑟尔（Gesell）发育量表，可测定儿童的发育商。

第三章　儿童保健

第一节　概　述

儿童保健是研究儿童生长发育规律和影响因素，采取有效的预防疾病和促进健康的措施，保证和促进小儿健康成长的一门综合性预防医学。儿童保健工作的基本任务是对不同年龄阶段的儿童及其家庭进行预防保健指导、计划免疫和健康监测，以达到增强儿童体质、促进儿童身心各方面正常生长发展，以及降低小儿发病率和死亡率的目标。

为促进广大儿童和妇女的健康，我国已基本建立健全了城乡各级妇幼卫生保健网，并完善了各种工作制度和预防保健制度。通过各级卫生保健人员的努力，我国的卫生工作方针得以逐级贯彻，我国儿童的健康水平不断提高。

第二节　小儿营养与喂养

一、小儿营养需要

合理的营养是促进儿童健康成长的重要物质基础，也是预防疾病和恢复健康必不可少的因素之一。小儿生长发育迅速，代谢旺盛，所需热能和各种营养素相对较成人多，而其消化系统功能尚未成熟，因此，根据年龄合理喂养十分重要。

（一）热能的需要

维持机体新陈代谢所需的热能主要从食物中的糖类（碳水化合物）、脂肪和蛋白质获得。小儿对热能的需要主要为以下五方面：

1. 基础代谢所需　婴幼儿时期基础代谢所需相对较高，约占总热能的50%～60%。1岁以内婴儿每日每公斤体重约需热能为230kJ（55kcal），7岁时需180kJ（44kcal），12～13岁时需105～126kJ（25～30kcal）。

2. 生长发育所需　此项热能所需为小儿所特有，与生长速度成正比，婴儿期和青春期所需热能大大增加。若热能供给不足，可致生长发育迟缓或停止。婴儿期每日每公斤体重生长发育所需热能为126～167kJ（30～40kcal），占总热能的25%～30%。

3. 食物的特殊动力作用　摄入和吸收利用食物时，使热能代谢增加，称为食物的特殊动力作用。蛋白质的食物特殊动力作用最高。婴儿期此项约占总热能的7%～8%，年长儿约为5%。

4. 活动所需　此项热能所需与身体大小，活动类型、强度和时间有关。哭闹、活动多的儿童比安静者所需热能多3～4倍。婴儿期每日每公斤体重约需62～84kJ（15～20kcal），12～13岁每日每公斤体重约需126kJ（30kcal）。

5. 排泄的消耗　每日摄入的食物有一部分未被消化吸收就被排出体外，正常婴幼儿此项损失不超过10%。

上述5项热能所需的总和为总热能。年龄越小所需总热能相对越大。正常小儿每日每公斤体重所需总热能为：1岁以内婴儿469kJ（110kcal），以后按每增3岁减去42kJ（10kcal）计算，1～3岁约为420kJ（100kcal），15岁时达成人需要量209～251kJ（50～60kcal）。在总热能中，各种供能营养物质的比例应合理，12%～15%来自蛋白质，25%～30%来自脂肪，50%～60%来自糖类（碳水化合物）。总热能长期供给不足，可致小儿发育迟缓和营养不良。供给过多，可发生肥胖症。因此均应避免。

（二）蛋白质

蛋白质是构成人体组织细胞的重要成分，用于新生和修补机体组织，同时也是热能的重要来源。婴幼儿期生长发育迅速，处于正氮平衡，所需蛋白质相对比年长儿和成人多。按每日每公斤体重计算，人乳喂养婴儿需要蛋白质2.0～2.5g，人工喂养婴儿约需3.5～4g，幼儿及学龄前儿童2.5～3g，学龄儿童2.0～2.5g，青春期增加，成人1.0g。蛋白质摄入不足时，可影响体格和智力的发育，以及导致免疫力下降、贫血和水肿。

儿童时期需要9种必需氨基酸：亮氨酸、异亮氨酸、色氨酸、赖氨酸、蛋氨酸、苯丙氨酸、苏氨酸、缬氨酸和组氨酸。乳类和蛋类具有最适合构成人体蛋白质的必需氨基酸配比。动物蛋白质优于植物蛋白质。大豆蛋白质富含赖氨酸。小儿不宜长期食用单一的谷类食物。

（三）脂肪

脂肪的主要功能是供给热能、脂溶性维生素和必需脂肪酸，是人体组织和细胞的重要成分，并具有保暖、保护脏器和关节等功能。婴幼儿每日每公斤体重需脂肪4～6g，6岁后2～3g。脂肪供给不足时可致消瘦、发育迟缓、营养不良和脂溶性维生素缺乏症。

（四）糖类（碳水化合物）

糖类（碳水化合物）可分为单糖、双糖（蔗糖、乳糖等）和多糖（淀粉等），婴儿食物中的糖类一般为乳糖、蔗糖和淀粉类。乳糖是乳类所含的糖，初生婴儿能够消化吸收。蔗糖可以发酵，每次用量不能太多。1岁以内婴儿每日每公斤体重约需12g，2岁以上10g。儿童食物中糖类（碳水化合物）比例过高，蛋白质供量过低时，可发生营养不良性水肿。

（五）维生素

脂溶性维生素包括维生素A、维生素D、维生素E、维生素K，水溶性维生素包括维生素B族和维生素C，大多数维生素不能在体内合成，须由食物供给。各种维生素的作用、需要量和食物来源见表3-1。

表 3-1　各种营养素及能量每日需要量

年(月)龄	能量 (MJ/kg)	水 (ml/kg)	蛋白质 (g/kg)	脂肪 (g/kg)	碳水化合物 (g/kg)	钙 (g)	磷 (g)	铁 (mg)	铜 (mg)	锌 (mg)	镁 (mg)	碘 (μg)	维生素 A (μgRE)	B_1 (mg)	B_2 (mg)	烟草酸 (mg)	B_6 (mg)	B_{12} (μg)	叶酸 (μg)	C (mg)	D (μg)	E (mgα-TE)
新生儿	0.50～0.54	80～150	2.6～4.0	7	10	0.5		10	0.6	3	60	35	400	0.3	0.4	5	0.3	0.3	50	35	10	3
1月～	0.45～0.50	130～160	3.5	6	12	0.5	0.24	15	0.6	3	60	35	420	0.5	0.6	8	0.3	0.3	50	35	10	3
6月～	0.42～0.45	120～150	3.5	4	12	0.5	0.4	15	0.6	5	70	45	400	0.7	0.8	9	0.4	0.3	50	35	10	4
1岁～	0.38～0.42	110～130	3	3.5	12	0.8	0.8	15	1.0	10	150	60	400	0.7	0.8	9	0.6	1.0	100	40	10	6
4岁～	0.34～0.38	90～100	2.5	3	15.5	0.8	0.8	10	1.5	10	200	80	500	0.9	1.1	13	0.9	1.5	200	40	10	7
7岁～	0.29～0.34	70～90	2.2	2.5	15	0.8	0.8	10	1.5	10	250	110	700	1.0	1.2	16	1.2	2.0	300	40	10	7
10岁～	0.25～0.29	60～85	1.8	2.5	13	1.1	1.1	14	1.5	15	350	130	1000	1.0	1.4	18	1.6	3.0	400	50	10	10
13岁～	0.21～0.25	50～65	1.7	2.5	10	1.2	1.2	18	2.0	15	400	130	800	1.5	1.8	20	1.6	3.0	400	50	10	10
15岁～	0.17～0.21	45～55	1.4	2.5	10	1.1	1.1	18	2.0	15	350	150	800	1.5	1.5	20	2.0	3.0	400	50	10	10
成人	0.17～0.19	40～50	1.0	2.5	—	0.8	0.8	14	2.0	15	350	140	800	1.5	1.4	18	2.0	3.0	400	50	10	10

注:①人乳喂养者蛋白质量每日仅需 1.7～2.5g/kg,牛奶喂养 3.5g/kg,植物蛋白喂养 4g/kg

②其他矿物质:钾 1～2g/d,钠 1～2g/d,氯 2～3g/d

③维生素 A 0.3μg RE(视黄醇当量)=1IU(国际单位)

维生素 D_3 1μg=40IU(国际单位)

能量 1kcal=4.184kJ=0.0042MJ

④主要营养素之间的比例:

年龄	按供给当量计算			按供热能计算		
	蛋白质	脂肪	糖类(碳水化合物)	蛋白质	脂肪	糖类(碳水化合物)
婴儿:人乳	1	3	6			
人工、混合	1	2	4	15%	35%	50%
1～4岁	1	1.2	4	12%～15%	30%～50%	50%～60%
4岁以上	1	1.1	6	10%	30%	60%

（六）矿物质

矿物质对调节机体各种代谢过程和生理活动起重要作用。婴幼儿最易缺乏钙和铁。腹泻或呕吐时易损失钠、钾和氯，发生酸中毒和碱中毒。碘摄入不足时可导致甲状腺肿和地方性克汀病。应注意供给充足的矿物质。

（七）水

水是维持生命的重要物质。水的需要量与年龄、体重、食物成分和量、代谢高低、体温及肾浓缩功能等有关。年龄越小需水量相对越大。婴幼儿每日每公斤体重需水量约 100～155ml，3～7 岁 90～110ml，10 岁 70～85ml，14 岁 50～60ml。由于婴幼儿肾功能发育尚未成熟，易发生脱水、水肿、水中毒和循环衰竭。

二、婴儿喂养

（一）母乳喂养

母乳是婴儿的最佳天然食品，母乳喂养对婴儿和母亲都具有很多好处，应大力提倡母乳喂养。

1. 母乳的成分和特点　母乳的成分随产后不同时期而有所改变。

初乳是产后 5～7 天内的乳汁，量少，稠而略带黄色，含有较多的球蛋白、微量元素和免疫物质。

过渡乳是产后 7 天至满月的乳汁，量增多，含脂肪最高，蛋白质及矿物质逐渐减少。成熟乳为 2～9 个月的乳汁，成分见表 3-2。

晚乳指 10 个月以后的乳汁，蛋白质、脂肪、矿物质等都逐渐减少。

表 3-2　人乳与牛乳成分的比较

成　分	人　乳	牛　乳
能量	290kJ（70kcal）	290kJ（70kcal）
pH 值	8.97	6.57
蛋白质（g/100g）	0.9	3.3
酪蛋白	0.4	2.7
乳白蛋白	0.4	0.4
乳球蛋白	0.2	0.2
脂肪（g/100g）	3.8	3.8
不饱和脂肪酸（%）	8.0	2.0
乳糖（g/100g）	7.0	4.8
矿物质（mg/100g）	200	800
钙	34	117
磷	15	92
铁	0.05	0.05
维生素		
A（IU/L）	1898	1025
D（IU/L）	22	14

2. 母乳喂养的优点

（1）营养丰富，各种营养物质的比例适当，易于消化吸收。①白蛋白多而酪蛋白少（酪蛋白在母乳中为35%，牛乳中为80%），在胃内形成较细的凝块，容易消化吸收。②不饱和脂肪酸含量高，供给必需脂肪酸，有较多的脂肪酶，并易于消化吸收。③乳糖含量多，促进肠道乳酸杆菌生长，减少大肠杆菌和其他病菌感染的机会。④母乳中钙、磷比例适宜（2∶1），易于吸收。⑤含微量元素如锌、铜、碘较多，铁含量虽与牛乳相同，但吸收率却高于牛乳，可减少贫血的发病率。⑥因乳中含较多的消化酶如淀粉酶、脂乳酶等，有助于消化。

（2）具有增进婴儿免疫力的作用。初乳中含有较多SIgA，有抗感染和抗过敏的作用。此外母乳中还有IgG和IgM抗体，以及含量较多的乳铁蛋白、转铁蛋白、溶菌酶和其他酶类、补体等，这些因子在预防小儿肠道和全身感染中有一定作用。

（3）母乳缓冲力小，有利于消化。在胃内停留时间较牛乳短。初乳有轻泄作用，帮助胎粪排出。

（4）母乳含优质蛋白质、必需氨基酸、乳糖以及牛磺酸等生长因子，有利于婴儿神经系统的发育。

（5）母乳温度及泌乳速度适宜，几乎为无菌食品，喂哺方法简便，又十分经济。

（6）母乳喂养有利于增加母子感情交流、促进婴儿成长发育，以及密切观察婴儿的健康状况，以便随时进行护理。

（7）产后哺乳有助于子宫收缩和母亲恢复。

3. 母乳喂养的护理

（1）喂哺时间：①正常足月新生儿出生半小时内就应开始吸吮母亲乳头，可防止新生儿发生低血糖，并促进母乳分泌；②虽然最初几日母乳分泌量较少，但应坚持喂母乳，不可过早添加牛奶或乳制品；③应提倡母婴同室，以利于按需哺乳。第一、二个月婴儿可按其需要随时喂哺，此后逐渐延长喂奶间隔，2～3小时1次至3～4小时1次，每天共6～7次，4～5个月后可减至每天5次；④每次喂奶时间约15～20分钟。

（2）喂哺方法：喂奶前给婴儿更换尿布，母亲洗手，用温开水清洁乳头。喂奶时母亲采取舒适的姿势。抱起婴儿，帮助其将乳头和大部分乳晕含入口中，保持呼吸通畅。每次喂哺应先吸空一侧乳房，再吸另一侧，下次则从未吸空的一侧开始，以使双侧乳房轮流吸空。哺乳完毕后将婴儿抱起，头靠母亲肩部，轻拍其背，以帮助排出吸奶时吞入胃内的气体。

（3）母乳喂养注意事项：①母亲应在妊娠期树立起母乳喂养的信心，并做好乳房和乳头护理；②哺乳期间每日补充足够的热量、蛋白质和水，以及维生素和矿物质，睡眠充足，心情愉快，生活有规律，注意个人卫生，不随便服用药物；③母亲患急、慢性传染病及活动性肺结核等消耗性疾病、重症心脏和肾脏疾病、糖尿病、癌症，或慢性病需长期应用药物治疗者应暂停母乳喂养；④注意防治乳房、乳头疾病，若发生乳头皲裂，应暂停直接授乳；可用手或吸奶器将乳汁吸出消毒后喂哺，并在乳头上涂保护性软膏，防止感染；每次喂奶后要将乳汁吸空，以防乳腺炎；患乳腺炎时应暂停患侧授乳；⑤母亲不要躺着喂奶，也不要让婴儿含着奶头睡觉，防止发生窒息、呕吐。

4. 断奶　断奶是一个逐渐的过程。随着婴儿的成长，母乳已不能满足其生长发育所需；而其消化吸收功能的逐渐成熟，乳牙的萌出，有利于固体食物的摄入。8～12个月是断奶的适当时期，应自婴儿5个月始逐渐添加辅助食品，切忌骤然断奶。应在气温适宜的季节如秋季或春季开始断奶。断奶时婴儿可能出现焦躁不安、易怒、失眠，或大声啼哭等表现，家长应特别给予关心和爱抚。断奶后应当注意供给营养合理的婴幼儿食品，促进其生长发育，防止发生营养不良。

（二）混合喂养

母乳不足需要添加牛奶、配方奶和其他代乳品喂养婴儿称为混合喂养。可在每次哺乳后补授，或者在1日内有数次完全为牛奶、配方奶或代乳品喂养。补授法较好，可刺激乳房，维持乳汁持续分泌。若母亲外出工作，应坚持早、晚母乳喂养。

（三）人工喂养

母亲因各种原因不能母乳喂养婴儿时，可选用牛、羊乳和其他代乳品喂养婴儿，称为人工喂养。应鼓励母亲不要轻易放弃母乳喂养，特别强调让新生儿吃到初乳，并坚持母乳喂养至少4个月。人工喂养有一些缺点，但如能选用优质乳品和代乳品，合理调配，供量充足，注意消毒，也能满足小儿生长发育的需要。否则人工喂养容易引起营养不良和消化功能紊乱。

1. 牛奶的成分和特点　①牛奶蛋白质含量比人乳高，但1/5为白蛋白，4/5为酪蛋白，在胃内形成较大乳凝块，不易消化。人乳中含有大量酶、免疫球蛋白、乳铁蛋白等活性物质，牛奶含量则较少。②牛奶所含饱和脂肪酸较多，而不饱和脂肪酸较少，脂肪球大，不利于消化吸收。③牛奶所含乳糖低，配制时须加5%～8%糖。④牛奶中矿物质成分比较高，不利于新生儿、早产儿及肾功能较差的婴儿。⑤钙、磷比例不合适，不利于婴儿钙的吸收。⑥牛奶含铁量虽与人乳接近，但吸收率仅为人乳的1/5。

2. 配制乳液的方法

（1）牛奶需要量：一般按每日热能需要计算，婴儿平均每日需要460.2kJ（110kcal）/kg的热能。100ml牛奶供能290kJ（66kcal）。

（2）糖需要量：每100ml牛奶中须加5～8g糖（一般为蔗糖），每克糖供热能16.8kJ（4kcal）。因此，100ml含8%糖的牛奶约供热能约420kJ（100kcal），其中，8g糖供能约130kJ（32kcal）。

（3）水分需要量：婴儿每日需水分150ml/kg，其中，大部分由牛奶中的水分供给，也可在牛奶中加水或喂奶间歇喂水，以补充水分不足。

（4）按体重配制乳液计算法：

婴儿体重：X（kg）

每日需要总热能（110kcal/kg）：110X（460XkJ）

每100ml牛奶加5%糖供给热能：66＋（5×4）＝86kcal（360kJ）

每日需牛奶总量（Y）：100∶86＝Y∶110X

$Y=100\times110X\div86\approx120^{+}X$（ml）

每日需要水分总量：150X（ml）

乳液以外应补充水分：（150－120）X＝30X（ml）

例：按照上述公式计算，5个月婴儿，体重6kg，每日应供给牛奶720ml，加糖36g，另加水180ml。

3. 常用牛奶制品

（1）婴儿配方奶粉：将全脂奶粉脱去大量酪蛋白、脂肪、矿物盐，加入乳清蛋白，以植物油代替牛乳脂肪，并加乳糖、维生素和矿物质，使其成分接近人乳，以适合于年幼婴儿喂养。

（2）全脂奶粉：将鲜牛奶浓缩制成干粉，即为全脂奶粉。奶粉中的酪蛋白匀细、柔软，较新鲜牛奶易消化。配制乳液时，奶粉与水的比例按重量计算为1∶8（30g奶粉加240g水），按体积为1∶4（即1平汤勺奶粉加4平汤勺水）。

4. 其他乳类及代乳品

（1）豆浆：用大豆制成，大豆中含有大量大豆蛋白和维生素B。豆浆营养价值较牛、羊乳稍低，但合理配制也能满足幼儿营养需要。

（2）豆制代乳粉：以豆浆粉为主要成分，加入其他营养素，配制成合理的代乳粉或乳糕，既经济又便利。

（3）米、面制品：以米、面为主制成的乳儿糕、糕干粉等，糖类（碳水化合物）含量高而蛋白质、脂肪含量过少，只适于作为辅助食品，不能代替乳类。如适当加入豆粉、蛋粉、鱼蛋白粉、奶粉及植物油，可提高其营养价值。

甜炼乳、麦乳精及未经科学鉴定的代乳粉等因含糖量太高，不宜作为婴儿主食，长期食用可致营养不良。

5. 人工喂养的护理

（1）乳液浓度和量应按小儿年龄和体重计算，并根据食欲调整。

（2）配制乳液过程中，所有用具、食具应消毒灭菌，乳液应低温保存。喂哺后，一切食具要洗净、煮沸消毒。

（3）奶头软硬合适，奶孔大小以奶瓶盛水后倒置，水滴连续滴出为宜，过小易使婴儿疲劳，过大易引起呛奶。

（4）乳液温度适宜，常用测温方法是将乳汁滴于手背或手腕内侧，以不烫手为宜。

（5）一般应抱起婴儿喂奶。特殊情况下，需卧位哺乳时，应将床头抬高，婴儿头朝一侧。喂奶时奶瓶倾斜应使乳汁始终充满乳头，以免使婴儿吸入空气。喂哺后，竖抱小儿，拍背驱气。不可用枕头或其他用物支垫、悬吊奶瓶喂哺，避免发生意外。

（6）每日喂哺次数和间隔时间与母乳喂养相近，出生1～2个月每日喂哺7～8次，2～3个月每日6～7次，3个月起每日5～6次，晚上休息时间喂养间隔延长。正常婴儿每次喂哺时间约10分钟，患病婴儿或低出生体重儿需耐心喂哺，时间稍长。

（四）婴儿辅助食品的添加

随着婴儿不断成长发育，消化吸收功能逐渐成熟，单纯乳类喂养已不能满足其营养需要。因此，不论母乳喂养、配方奶喂养和部分母乳喂养婴儿，都应注意添加辅助食品（表3-3）。

表 3-3 添加辅食顺序

月龄	添加辅食
1～2 个月	维生素 A、维生素 D 制剂
3～4 个月	菜汤、水果汁
5～6 个月	米汤、米糊、稀粥、蛋黄、鱼泥、菜泥、豆腐
7～9 个月	粥、烂面、碎菜、蛋、鱼、肝泥、肉末、饼干、馒头片、窝头、熟土豆、芋头等
10～12 个月	粥、软饭、拌面、豆制品、碎菜、碎肉、带馅食品等

1. 辅食和营养素添加的步骤　母乳喂养者出生 2 周后开始服用浓缩鱼肝油（含维生素 A、维生素 D）或其他维生素 D 制剂，以预防佝偻病。维生素 D 预防量为每日 400IU 左右。

3～4 个月，添加新鲜果汁。

4～6 个月，由于婴儿唾液淀粉酶分泌渐增多，可添加米糊、面糊、蛋黄以补充热能并训练其口腔及吞咽功能。大米制品较少引起过敏，可作为首选辅食。婴儿肝脏内储存的铁在五六个月逐渐用尽，应添加煮熟的鸡蛋黄以补充铁质。5 个月开始试喂果泥、菜泥、鱼泥、嫩豆腐等。菜泥可选用小白菜、油菜、西红柿、胡萝卜和土豆等，菠菜和苋菜因含大量草酸，不宜选用。

6 个月后，可将碎菜调入烂粥或面片中喂哺婴儿。

7～8 个月，将新鲜瘦肉、鱼、鸡、肝等做成细末，以供给优质蛋白。同时，婴儿可食全蛋羹、豆腐、豆浆、饼干、馒头片、碎菜等。

8～10 个月，上述辅食可逐渐代替 1～2 次乳制食品，每日 5～6 餐。

2. 辅食添加的原则

(1) 按照婴儿月龄顺序添加辅食，同时注意个体差异性。

(2) 每次只能添加一种食品，待婴儿习惯后再加另一种，不能同时添加多种辅食。

(3) 从少到多，使婴儿逐渐适应，如喂蛋黄从少量开始，逐渐增至 1 个；其他食品从 1 小勺开始，3～5 天后若反应良好，大便正常，再增加量。

(4) 从稀到稠，如从稀粥到软饭。

(5) 从细到粗，如从菜泥到碎菜。

(6) 婴儿腹泻或患病时应暂停辅食添加，同时避免在炎热季节添加新辅食，以免消化不良。

(7) 婴儿辅食应特别制作，尤其对 6～12 个月的小儿需计算每日供给的热量和营养素，以满足断奶期的营养需求。我国儿童一般以谷类为主，应注意添加优质蛋白食品，以及富含维生素和矿物质的食物。婴儿辅食制作时必须切碎、煮烂，不要加调味品，必要时可加极少量盐。

三、1 岁以上儿童膳食

（一）幼儿的饮食

幼儿生长发育仍相当快，应注意供给足够的能量和优质蛋白。每日所需总热能为 377～418kJ（90～100kcal）/kg。每日 3 次正餐加 2 顿点心，给予 1～2 杯牛奶或豆浆，以及鱼、肉、蛋、豆制品、蔬菜、水果等各种食物。食物应细、软、烂、碎。

由于幼儿期生长速度较婴儿期减缓，需要量随之下降。18 个月左右可能出现生理性厌食，幼儿明显表现出对食物缺乏兴趣和偏食。保健人员应帮助家长掌握合理的喂养方法和技巧。例如：幼儿自主性增加，应鼓励孩子自己进食的行为，并为其提供小块的可以用手拿的食物。就餐前 15 分钟叫回幼儿，使其做好心理和生理上的就餐准备。进食时不要惩罚儿童。成人自己要注意不挑食、不偏食，为儿童树立好榜样。食物的种类和制作方法需经常变换，以增进食欲。在孩子碗中不要一次放入大量的食物，有效的办法是先放少量食物，吃完后再添加，使其没有受家长强迫进食的感觉。幼儿还喜欢各种食物分开，先吃完一种再吃另一种。幼儿就餐时比较注重仪式，喜欢用固定的碗、杯和汤匙等，并喜欢按固定时间进食。此时期要注意培养良好的就餐习惯，如口中有食物时不讲话，不挑食，不将喜欢吃的菜拿到自己面前等。

（二）学龄前期儿童的饮食

学龄前儿童的饮食接近于成人，每日三餐，可有加餐。每日总热能 335kJ（80kcal）/kg。食品制作要多样化，并做到粗、细、荤、素食品搭配。小儿食欲受活动和情绪的影响较大，进食前应让小儿休息几分钟，进餐时保持愉快、宽松的气氛，使用小儿喜欢的餐具和舒适的桌椅等。成人应为儿童树立健康饮食习惯和良好进餐礼仪的榜样。学龄前儿童喜欢参与食物的制作和餐桌的布置，家长可利用此机会进行营养知识、食品卫生和防止烫伤等健康教育。

（三）学龄儿童的饮食

为满足儿童体格生长、心理和智力发展、紧张学习和体力活动等需求，学龄期膳食要营养充分而均衡。每日需要总热能为 7～9MJ（1600～2200kcal）/kg。蛋白质的供给应以动物蛋白为主。重视早餐和课间加餐。由于此期儿童独立性更强，家长在安排饮食时，可让儿童参与制定菜谱和准备食物等工作，以增加食欲，并促进勤奋品质和责任感的发展。学龄儿童的饮食习惯和方式受大众传媒、同伴和家人的影响较大，在学校有必要开设营养教育课程。

（四）青少年饮食

青春期生长发育突飞猛进，热能需要量增加，每日总热能为 8.4～12.6MJ（2000～3000kcal）/kg，男孩多于女孩。此外应增加蛋白质、维生素及矿物质（如铁、钙、碘等）等营养素的摄入。青少年的食欲通常十分旺盛，但由于缺乏营养知识，以及受大众传媒的鼓动和同伴间的相互影响，他们喜欢吃一些营养成分不均衡的流行快餐食品。另一个不良的饮食习惯是不吃早餐，以致造成营养不足。当少女开始关心自己的外貌和身材时，她们会对正常范围内的体重增加和脂肪增长担心，形成偏食的习惯，危及健康。家长、学校和保健人员均有责任指导青少年选择营养适当的食物和保持良好的饮食习惯。

第三节　各年龄期儿童健康保健特点

一、新生儿期的保健

(一) 新生儿的特点

新生儿脱离母体后需要经历一系列重要的调整和复杂变化，才能适应新环境，维持其生存和健康发展。由于新生儿各器官和组织发育不成熟，调节功能差，此期发病率和死亡率是儿童期最高的。1岁内的婴儿死亡中有2/3死于出生后28天内，尤以第一周最高，占新生儿死亡数的70%。新生儿死亡率和婴儿死亡率是评价妇幼卫生工作的一个重要指标，也是衡量一个国家经济、文化和卫生状况的重要指标之一。新生儿期保健应与围生期护理紧密衔接，建立孕期和新生儿期家庭访视制度（胎儿期保健工作详见产科护理学有关章节）。

(二) 新生儿的保健

家庭访视

(1) 妊娠末期访视内容：在孕妇妊娠末期，应至少做一次家庭访视，评估孕妇的健康状况、胎儿的发育和家庭生活环境等情况；了解家庭成员构成，以及他们为即将出生的婴儿所做的思想与物质准备工作。同时，评估家庭对小儿发育和育儿知识的了解程度，向孕妇进行关于新生儿喂养、护理和预防疾病等方面的健康教育，使新生儿在出生后就能获得适当的照顾。

(2) 新生儿家庭访视时间：新生儿自医院回家后，保健人员要及时进行家庭访视，并建立新生儿健康管理卡和预防接种卡。①由于新生儿7天内死亡率最高，一般应在新生儿出院后24小时内访视，不得超过72小时。②对健康和吸吮力强的婴儿每周访视1次，满月后每两周访视1次，至2个月为止。③出生体重不足2500g的早产儿或小样儿出院后更应提早家庭访视。④出生体重低于2000g或体温在35℃以下，有健康问题和吸吮力弱者，应每日访视1次，体温上升至36℃及吸吮力增强后，每周访视1～2次，满月后每周访视1次，一般至体重增长到3000g或满2个月为止。同时，要根据小儿和家庭的需求随时访视。

(3) 访视内容和健康指导：访视内容包括：①了解新生儿出生情况；②观察小儿面色、呼吸、哭声、吸吮力和大小便等情况；③测量身长、体重和体温，检查皮肤、黏膜和脐部；④检查有无先天畸形，如先天性心脏病、唇裂或腭裂等；⑤根据小儿及其家庭具体情况给予预防保健指导；⑥宣传计划生育的意义；⑦及时发现病婴，早期诊断，早期治疗。

在访视时，要特别就以下几方面进行健康指导：

(1) 喂养：评估母亲乳汁分泌及乳头、乳房的保护情况。宣传母乳喂养的优点、方法和技巧，鼓励和支持母亲坚持母乳喂养。如确系无母乳或母乳不足者，则指导采取正确的人工喂养方法。

(2) 保暖：新生儿房间应阳光充足，温度和湿度适宜。北方寒冷季节要特别注意保暖，预防寒冷损伤综合征的发生。低体重儿的体温调节功能比较差，对外界环境适应力低，体温常在36℃以下，更要注意保暖。访视时应指导家长正确使用热水袋或代用品保温，防止烫伤。

(3) 日常护理：指导家长为婴儿沐浴。介绍正确的眼睛、口腔黏膜、鼻腔、外耳道、臀部和脐部的护理方法。指导家长观察小儿的精神状态、面色、体温和大小便情况，了解新生儿的生活方式，如睡眠的时间。低体重儿的护理要注意事先做好准备工作，集中进行各项护理，尽量少暴露婴儿皮肤；动作要轻柔、敏捷，避免婴儿疲劳。出生体重在2000g以下的婴儿不予洗澡，只用消毒的植物油清洁皮肤皱褶处。

(4) 预防疾病和意外：保持室内空气清新，婴儿的用具要专用，食具每次用后消毒。衣服、被褥和尿布要柔软，并保持干燥和清洁。母亲在哺乳和护理前应用肥皂洗手。家人患感冒时必须戴口罩才能接触婴儿，特别是低体重儿。尽量减少亲友探视，避免交叉感染。接种卡介苗和乙肝疫苗。新生儿出生两周后应口服维生素D，预防佝偻病发生。注意防止新生儿窒息，如婴儿包被蒙头过严，哺乳姿势不恰当，乳房堵塞婴儿口、鼻等均可导致窒息。

(5) 促进亲子间的情感连结：虽然母亲在腹中孕育自己的孩子达40周之久，但大多数妇女分娩后第一次接触自己的孩子时，仍会对婴儿感到很陌生。亲子间的情感连结是婴儿心理社会发展的重要基础，也是小儿获得母亲养育，得以生存的基础。同时，在访视时应及时向家长介绍有关婴儿喂养、睡眠和哭闹等方面的知识，让他们对可能改变的生活方式做好思想准备，并根据婴儿的需要调节家庭成员的生活作息时间。

因此，护士在访视时应注意评估亲子间的这种情感连结是否存在问题，让他们表达内心的体验和感受，给这些家长以心理支持；鼓励家长拥抱和抚摸婴儿，对婴儿说话和唱歌等，促进父母与婴儿间的互动；帮助家长建立信心，使婴儿得以健康成长（关于新生儿与低体重儿的具体护理方法见新生儿有关章节）。

二、婴儿期保健

（一）婴儿期的特点

婴儿出生后第一年生长发育非常迅速。此期小儿从母体获得的免疫力逐渐消失，而后天的免疫力尚未产生，易患肺炎等感染性疾病；消化系统功能尚不完善，易患营养消化紊乱等方面的疾病；此期小儿的发病率和死亡率仍较高。

（二）婴儿期保健

婴儿期保健重点为：①提倡母乳喂养，合理添加辅食，指导断奶；②定期做健康检查和体格测量；③预防疾病，防止意外；④完成基础计划免疫，促进生长发育。

1. 喂养　6个月以内婴儿宜采用母乳喂养。并指导家长及时添加辅食和断奶。

2. 日常护理

(1) 清洁卫生：每日早晚应给小儿部分擦洗，条件适宜者每日沐浴。小儿头部前囟处易形成鳞状污垢或痂皮，可涂植物油，24小时后用肥皂和温水洗净。给婴儿洗澡还为其提供了嬉戏和运动的机会，家长也可利用这一时间观察小儿的健康状况，更多地抚摸婴儿，并与之交谈、沟通。

(2) 衣着：婴儿衣着应简单、宽松，以利穿脱和四肢活动。衣服和尿布须用柔软、吸水性强的棉布。注意按季节增减衣服和被褥，以婴儿两足暖和为适当。

(3) 睡眠：婴儿睡眠方式个体差异较大。随年龄增长睡眠时间逐渐减少，且两次睡眠的间隔延长。小儿的睡眠环境不需要过分安静，光线可稍暗。婴儿睡前应避免过度兴奋，保持身体清洁、被褥干爽和舒适。通常侧卧是最安全和舒适的方式，但要注意经常更换两侧，以免面部或头部变形。

（4）牙齿：4～10个月乳牙萌出时，婴儿会有一些不舒服的表现，如吸手指、咬东西、低热，严重的会表现烦躁不安、无法入睡和拒食等。由于婴儿会将所有能拿到的东西放入口中，家长应注意检查婴儿周围的物品是否能吃或安全。

（5）户外活动：家长应每日带婴儿进行户外活动，呼吸新鲜空气和晒太阳，以增强体质和预防佝偻病；开始每天3～5分钟，以后逐渐延长。在炎热的夏季，户外活动时间以上午10点以前和下午3点以后为佳，以防婴儿被阳光灼伤。家长还应为婴儿提供活动的空间和机会，如让婴儿洗澡时练习踢腿，俯卧时抬头，鼓励爬行和行走，做被动体操。通过游戏为婴儿提供视觉、触觉、听觉等刺激。

（6）大小便训练：指导家长对婴儿进行大小便训练。婴儿3个月以后可以把尿，会坐后可以练习大小便坐盆，每次约3～5分钟。小儿坐盆时不要分散其注意力。1岁时训练白天不兜尿布，逐渐训练晚上也不用尿布。小儿应穿易脱的裤子，以利培养排便习惯。

3. 防止意外　婴儿最常见的死因之一是意外事故，包括异物吸入、窒息、中毒、烧伤和烫伤等。①婴儿可能吸入的异物如玩具上的小零件、纽扣和坚果等。②可能造成婴儿窒息的原因包括包被过严、各种绳子或带子绕颈、溺水等，因此绝不可将婴儿单独留在澡盆中。③注意防止灼伤和烫伤，让婴儿远离火源、热源和电源。④应把婴儿放在安全的地方，防止跌倒或坠床。⑤妥善放置药品或有毒物品，防止婴儿中毒。

4. 预防疾病和促进健康　指导家长按时完成计划免疫，预防急性传染病的发生。增强儿童体质，避免交叉感染，减低感染性疾病的发病率。定期为婴儿做健康检查和体格测量，进行生长发育监测，以便及早发现问题。预防佝偻病、营养不良、肥胖症和营养性缺铁性贫血等疾病的发生，如发现及时加以矫治。婴儿期常见的健康问题还包括婴儿腹泻、腹痛、过敏、湿疹、尿布疹和脂溢性皮炎等，保健人员应根据具体情况给予健康指导。

三、幼儿期的保健

（一）幼儿期的特点

幼儿期儿童行走和语言能力增强，与外界环境接触机会增多，自主性和独立性不断发展。感染性和传染性疾病的发病率仍较高，如喂养不当仍易患营养消化紊乱等疾病。对危险事物的识别力差，易发生意外伤害。在发展过程中还会出现一些心理社会问题。

（二）幼儿期的保健

幼儿期保健重点为：①保证均衡的营养；②合理安排小儿生活和培养良好生活习惯；③预防疾病和意外；④进行生长发育系统监测；⑤完成计划免疫。

1. 营养（见第二节）

2. 日常护理　幼儿的自理能力不断增强，在日常照顾中应注意既要促进孩子的独立性也要保证安全和卫生。

（1）衣着：幼儿衣着应宽松、保暖、轻便以利于小儿活动；颜色应鲜艳，因为儿童喜欢明亮的颜色，而且可使小儿易被司机看到，预防交通事故的发生。幼儿末期，大多数孩子已能自己穿脱衣服，所以衣着应简便易于穿脱。鞋子要合脚、舒适，鞋底为平软的厚底，以便保护双脚。

（2）睡眠：幼儿的睡眠时间随年龄的增长而减少。幼儿睡前常需有人陪伴，或带一个喜欢的玩具上床，以获得安全感。就寝前不要给孩子阅读紧张的故事书或做剧烈的游戏。

(3) 口腔保健：幼儿期应开始口腔的保健。早期可用软布轻轻清洁幼儿牙齿表面，逐渐改用软毛牙刷。3 岁时应能在父母的监督下自己刷牙。为保护牙齿应少吃易致龋齿的食物，如糖果等。有些幼儿习惯于含着奶瓶、喝着牛奶或果汁入睡，这会对牙齿造成极大危害，应去除这一习惯。保健人员还应指导家长带幼儿定期做口腔检查。

(4) 大小便训练：大小便训练是幼儿期的主要工作之一。18～24 个月时，幼儿开始能够自主控制肛门和尿道括约肌，而且认知的发展使他们能够理解应在什么时间和地方排泄。大便训练常较小便训练先完成，因为它较有规律性，而且小儿对排大便的感觉更强烈。夜间的排尿训练则到 4～5 岁才能完成。在大小便训练过程中，家长应注意多采用赞赏和鼓励的方法，训练失败时不要表示失望或责备。已经形成排泄习惯的幼儿在环境突然变化时会出现退化反应行为，当小儿情绪安定后，排泄习惯会恢复。

3. 预防疾病和意外　继续加强预防接种和防病工作。定期为幼儿做健康检查，进行生长发育系统监测。指导家长防止意外发生，如幼儿在户外玩耍时应加以监督，过马路时要有成人带领，当孩子接近水源时要密切看护；远离热源和电源；所有可能引起中毒的物品都应锁在柜中；所有门窗、阳台、床都应牢固、有栏杆；选择安全的游戏场所，防止跌落；水缸和井要加盖。

4. 教养　①指导家长适时培养幼儿良好的卫生和生活习惯。鼓励和帮助小儿自己洗手、进食，3 岁左右学习穿脱衣服、系鞋带、整理自己的用物等。②注意品德教育，如学习与他人分享、互助友爱、尊敬长辈、使用礼貌用语等。对小儿的努力和成功应及时奖励，对尝试性行为和失败要有耐心，多给予鼓励，避免要求过高。由于小儿模仿力极强，成人要给儿童树立好榜样。家人对小儿教育的态度和要求应一致。要平等对待每个孩子。当孩子破坏了家长一再强调的某些规则时，如安全注意事项，须给予适当的惩罚，但不是体罚，在惩罚时应保持小儿的自尊。

5. 防止常见的心理行为问题　包括违拗、发脾气和破坏性行为等，家长应针对原因采取有效措施。

四、学龄前期的保健

(一) 学龄前期小儿特点

学龄前期小儿活动范围扩大，智力发展快，自理能力增强，机体抵抗力逐渐增强，但仍易患某些传染病。保健重点为：①继续生长发育监测；②加强早期教育，培养独立生活能力和良好的道德品质；③加强体格锻炼，增强体质；④防治传染病，防止意外发生。

(二) 学龄前期的保健

1. 营养（见第二节）

2. 日常活动

(1) 自理能力：学龄前儿童已有自我照顾的能力，他们在学习自己进食、洗脸、刷牙等自理行为时，虽然动作缓慢、不协调，常需他人帮助，但应给予鼓励，使他们能更独立。

(2) 体格锻炼：学龄前儿童十分活跃，他们从日常游戏和活动中可以得到较多锻炼。保健人员还应指导家长在小儿体格锻炼时充分利用空气、日光和水，开展三浴锻炼（见第五节）。

3. 预防疾病和意外　每年对小儿进行一次健康检查和体格测量，继续生长发育监测，预防接种可在此期加强一次。学龄前儿童发生意外常由于活动范围扩大及其喜欢模仿成人的活动。此期小儿喜欢在街上追逐打闹、骑车、玩球等，因此车祸发生增加。他们可能学成人吃药而引起中毒，学母亲做饭而切伤手指或烫伤。家长应从学龄前儿童开始用适当的语言向小儿解释如何防止意外伤害，保证安全。

4. 教养　①学龄前儿童独立意识很强，日常生活中他们对吃什么食物、去哪里、做什么或穿什么样的衣服都有自己的选择或见解，这往往引起父母与孩子之间的争执。家长对孩子的指导不应采取简单、粗暴的惩罚方式，而应在较缓和的气氛下让孩子改善行为，例如：在指出孩子的缺点后让其自己反思几分钟，会取得较好效果。②儿童教育应结合愉快的游戏，让他们的智力和体能得到发展，并且学习遵守纪律、互助友爱、团结协作、热爱劳动等好品质。为儿童安排学习手工制作、绘画、弹奏乐器、唱歌和跳舞，参观动物园、植物园和博物馆等，培养他们多方面的兴趣，陶冶情操。

5. 常见的行为偏移　包括吮拇指和咬指甲、遗尿、攻击性行为、破坏性行为等，家长应针对原因采取有效措施。

五、学龄期的保健

（一）学龄儿童的特点

学龄儿童的认知和心理社会发展非常迅速，同伴、学校和社会环境对其影响较大。机体抵抗力已增强，急性传染病发病率明显减少。保健重点为：①加强体格锻炼；②培养良好的生活习惯和卫生习惯；③培养良好的品格；④加强学校卫生指导。促进德、智、体全面发展。

（二）学龄期的保健

1. 营养（见第二节）

2. 日常活动　学龄儿童基本已能生活自理。学龄儿童每天需要有户外活动、体格锻炼的机会，如做体操、参加团体游戏或比赛等，还可进行空气浴、日光浴、温水浴或游泳等活动。

3. 预防疾病和意外

（1）预防疾病：继续按时进行预防接种和健康检查，预防传染性疾病。为学龄儿童提供良好的学习环境，包括适当的光线、合适的桌椅等。培养儿童正确的坐、立、行走和读书、写字的姿势，预防脊柱异常弯曲等畸形的发生。开展做眼保健操的活动，预防近视眼。监督儿童正确清洁牙齿，限制吃含糖量高的零食，定期为儿童做口腔检查，预防龋齿。养成良好的卫生习惯，饭前便后洗手，生吃蔬菜瓜果要洗净，预防肠道寄生虫病。

（2）防止意外事故：学龄期常发生的意外伤害包括车祸、溺水，以及在活动时发生擦伤、割伤、挫伤、扭伤或骨折等。保健人员应对儿童、家长和教师进行预防疾病和意外伤害的健康教育。

4. 教养　加强品德教育，培养良好的性情和品格，陶冶高尚情操。

5. 防治常见的心理行为问题　学校恐惧症/对学校不适应是此期常见问题，指学龄儿童恐惧或拒绝上学。儿童在上学时经常表现出焦虑不安，易惊恐，以及出现恶心、呕吐、腹泻、头痛或腹痛等症状。当儿童被允许留在家中、放学、过周末或放假时，症状就会缓解或消失。学校恐惧症原因较多，例如不愿意与父母分离，上学时产生分离性焦虑，不喜欢学校的环境，害怕某位老师，与同伴关系紧张，或害怕考试等。家长一定要查明原因，采取相应措施。同时，需要学校和医护人员的相互配合，帮助孩子适应学校生活。重要的一点是对这样的儿童不能姑息，让孩子留在家中的时间越久，就越难使其重返学校。

六、青春期的保健

（一）青春期的特点

青春期是由儿童过渡到成年的时期。此期体格生长迅速，认知、心理社会和行为发展日趋成熟。但由于神经内分泌调节尚不稳定，以及要面对更多的社会压力，他们会遇到许多新问题。

（二）青春期保健

保健重点是：①保证充足的营养；②形成健康的生活方式；③加强青春期生理、心理卫生和性教育；④培养良好的品德。

1. 营养（见第二节）

2. 日常活动　良好的个人卫生、充足的睡眠，以及体格锻炼对青少年的健康成长十分重要。青少年已具备自理能力，但应加强少女的经期卫生指导，包括保持生活规律，避免受凉、剧烈运动及重体力劳动，注意会阴部卫生，避免坐浴等。青少年需要充足的睡眠和休息以满足此期迅速成长的需求，但是，许多人晚上睡得很晚，早晨又很难起床，因此，家长和其他成人应起到榜样和监督的作用。利用多种方法大力宣传吸烟、酗酒、吸毒及滥用药物的危害作用，强调青少年要开始对自己的生活方式和健康负有责任，帮助其养成不吸烟、不酗酒的良好生活方式。

3. 预防疾病和意外　继续防治儿童期的急性传染病及沙眼、龋齿、近视眼、寄生虫病和脊柱弯曲等疾患。由于青春期神经内分泌调节不稳定，痤疮、结核病、甲状腺肿、高血压、月经病等成为此期特殊的健康问题，需要积极预防。意外创伤和事故是男性青少年的重要问题。他们体力充沛，反应灵敏，但好冒险，易冲动，常过高估计自己的能力，因此易发生意外，包括运动创伤、车祸、溺水，以及打架斗殴造成的意外伤害。此期应继续进行安全教育工作。

4. 性教育　由于巨大的生理、心理变化，青少年经常对性和异性关系感到困惑和矛盾。他们所获得的性知识往往不完全，甚至不正确。性教育内容应包括介绍生殖器官的结构与功能、第二性征、月经和遗精等知识。对于青春期的自慰行为如手淫等应给予正确引导，避免夸大其对健康的危害，减少恐惧、苦恼和追悔的心理冲突和压力。青少年还应获得有关与异性正确交往、妊娠以及性传播疾病的知识。防止少女怀孕、性传播疾病蔓延等社会问题的增加。

5. 防治常见的心理行为问题　青春期自杀发生率有增高趋势，原因较复杂。在日常生活中成人要用适当的方法多与青少年交谈，让其表达内心的真实感受，帮助他们树立乐观的生活观念。更为关键的是提高他们解决问题的能力和学习使用应对压力和危机的方法。必要时应进行心理治疗。

说明：集体儿童的保健

1. 托幼所、幼儿园的保健原则

（1）合理的生活作息制度：合理的生活制度可保证小儿有充足的睡眠、按时进餐和游戏，为教育工作创造条件。托幼机构应按小儿年龄和生理、心理特点分班，并根据各年龄阶段的不同需求安排饮食和进餐次数、活动的时间和内容，以及睡眠的时间与次数，保证小儿精神愉快，身体健康。

（2）饮食管理：6个月以内小儿提倡母乳喂养。母乳不足的，补授牛奶或代乳品。按时添加辅食。炊事人员应体格检查合格，并需经过培训，按各年龄组小儿营养需求和配餐原则调配饮食，制定每周食谱，定期计算营养量。注意食品卫生和烹调方法。同时，培养小儿按时进食、不偏食、不挑食等良好习惯。

（3）合理教养：教育工作应从小儿生理、心理特点出发，个别教养和集体教养相结合。为儿童提供适当的玩具、教具和运动设施，寓教于乐。

（4）健全防病制度：①定期体检制：入园（所）前应进行全面的健康检查。每个小儿均须建立健康卡，以后每年至少体检1次。工作人员也要做入园（所）前体检和定期体检。②晨（午）、晚间检查制：日托小儿每晨来园（所）时应做简单检查及询问，以便及早发现疾病。对传染性疾病要立即采取隔离等措施，全托者午睡后或晚间再查1次。③隔离制度：成立简易隔离治疗室，对传染病患儿进行隔离，并对接触易感儿采取检疫措施，工作人员患病应离园休养。④清洁卫生消毒制度：经常进行卫生大扫除，常晒洗被褥，开窗通风，对水源、食物有卫生监督，食具、茶杯、毛巾、便具有清洁消毒制度，每人一巾一杯，流水洗手、洗脸等。⑤安全制度：电器、煤气、煤炉、门窗、楼梯、阳台等有防护措施。妥善保管药物，防止意外事故。

（5）体格锻炼：婴儿可进行被动体操锻炼，幼儿做简单的主动操，学龄前儿童可开展游戏、体操、舞蹈等丰富多彩的活动。在锻炼时注意利用空气、日光和水，条件允许可进行空气浴、日光浴和水浴。

2. 学校卫生指导

（1）培养良好的生活和卫生习惯：包括注意饮食卫生，培养良好的饮食习惯；注意口腔卫生，预防龋齿的发生；培养良好的睡眠习惯；按时参加户外活动；不吸烟、不饮酒等。

（2）培养正确的坐、立、走等姿势。

（3）小学应设课间加餐，以保证体格、智力的发育。

（4）保护视力，预防近视眼。

（5）按时预防接种，定期体格检查，预防常见传染病。

（6）安排适合的体育锻炼与劳动。

第四节　体格锻炼

体格锻炼是促进儿童健康成长、增强体质的重要措施，同时可锻炼儿童的意志，促进德、智、体全面发展。体格锻炼应从小开始，根据儿童年龄、体质和环境等特点，选择合适的锻炼方式，由简单到复杂，循序渐进。锻炼前做好准备工作，锻炼过程中注意观察反应，避免过度劳累和发生意外。体格锻炼是家庭和集体儿童保健的重要内容。

小儿体格锻炼的形式多种多样，如户外活动、婴儿抚触和三浴锻炼等，这些都能对小儿机体产生重要的影响。而且各种锻炼形式之间能互相补充，彼此加强。因此在锻炼时，可同时采用2～3种形式。常用的锻炼方法如下：

（一）户外活动

一年四季均可进行。可增强小儿体温调节机能及对外界气温变化的适应能力，同时可促进小儿生长和预防佝偻病。①婴儿出生后要尽早进行户外活动，到人少处吸新鲜空气；②户外活动时间由开始每日 1～2 次，每次 10～15 分钟，逐渐延长至 1～2 小时；③年长儿除恶劣天气外，应多在户外玩耍；④外出时要衣着适宜，避免过多。经常少穿也是一种锻炼，应从小养成习惯。

（二）婴儿抚触

接触可以刺激皮肤，有益于循环、呼吸、消化、肢体肌肉的放松与活动。皮肤抚触不仅给婴儿以愉快的刺激，同时也是父母与婴儿之间最好的交流方式之一。抚触可以从新生儿开始，一般在婴儿洗澡后进行。抚触时，房间温度要适宜，可用少量的润肤霜使皮肤润滑。每日 1～2 次，每次 5～10 分钟在婴儿面部、胸部、腹部、背部及四肢有规律的轻揉。抚触力度应逐渐增加，以婴儿舒适、合作为宜。

（三）三浴锻炼

1. 空气浴　①地点：先在室内进行，室温不低于 20℃，逐渐减少衣服至只穿短裤，习惯后可移至户外。②时间：饭后 1～1.5 小时进行较好，每日 1～2 次，每次由开始时 2～3 分钟，加至 2～3 小时（夏季）。③温度：一般 3 岁以下及体弱儿的空气浴气温不低于 15℃，3～7 岁不低于 12℃，学龄儿可降至 12～10℃。④前期准备：小儿脱衣后先用干毛巾擦全身皮肤至微红以做准备。⑤注意观察：空气浴时要随时观察小儿反应。

2. 日光浴　气温在 22℃以上，无大风时进行。以早餐后 1～1.5 小时最佳。小儿应躺在树荫或凉棚下，头戴白帽，眼戴遮阳镜。先晒背部，再晒身体两侧，最后晒胸腹部。开始时每侧晒半分钟，以后逐渐增加，但每次日光浴不超过 30 分钟。

3. 温水浴　小儿可从擦浴开始，从手臂、脚、腿做向心性擦抹，至皮肤微红为止。水温从 32～33℃开始，婴儿可降至 26℃，幼儿至 24℃。3 岁以上小儿可淋浴，水不可直冲头部，每次 20～30 秒。水温从 35～36℃开始，幼儿可降至 26～28℃，年长儿至 24～26℃。动作迅速，随即用干毛巾擦身至皮肤微红。

小儿适应淋浴、日光浴、空气浴后才可开始游泳。学龄前儿童游泳时应有成人带领。

第五节　传染病管理和计划免疫

一、传染病的管理

小儿时期是传染病的高发时期，各种急性传染病的发生对儿童的身体健康均会造成严重危害。但是，大多数传染病是可以预防的。护理人员应积极做好传染病的管理和护理工作。

（一）建立健全疫情报告和登记制度

根据中华人民共和国传染病防治法及其实施细则，将传染病分为甲、乙、丙三类，共 35 种。按照规定填写传染病卡片，进行疫情报告。

1. 甲类　为强制管理传染病，包括鼠疫、霍乱。要求发现后立即上报，城市不超过 6 小时，农村不超过 12 小时。

2. 乙类　为严格管理传染病，包括病毒性肝炎、细菌性和阿米巴痢疾、伤寒和副伤寒、艾滋病、淋病、梅毒、脊髓灰质炎、麻疹、百日咳、白喉、流行性脑脊髓膜炎、猩红热、流行性出血热、狂犬病、钩端螺旋体病、布氏菌病、炭疽、斑疹伤寒、流行性乙型脑炎、黑热病、疟疾、登革热。要求发生后12小时内上报。

3. 丙类　为监测管理传染病，包括肺结核、血吸虫病、丝虫病、包虫病、麻风病、流行性感冒、流行性腮腺炎、风疹、新生儿破伤风、感染性腹泻病（除霍乱、痢疾、伤寒和副伤寒以外的）、急性出血性结膜炎。

（二）有效控制传染病的流行

1. 控制传染源　对患者必须做到早诊断、早治疗、早隔离，并按传染病报告制度向卫生防疫机构报告。发现传染病患儿及时家访，指导家长采取消毒、隔离方法，预防交叉感染，控制传染病的流行。对接触者及时采取预防措施。

2. 切断传染途径　严格执行消毒隔离制度，防止交叉感染。同时，针对各类传染病的传播途径分别采取有效措施。呼吸道传染病如麻疹、水痘、腮腺炎、百日咳、白喉、猩红热、风疹、流脑等，应通过空气消毒、通风和戴口罩等措施预防飞沫传播。消化道传染病如痢疾、伤寒等，应对粪便、污水等进行特殊处理，防止传播。平时注意培养儿童良好的卫生习惯，饭前、便后要洗手，生吃瓜果要洗净，防止病从口入。虫媒传播性传染病如流行性乙型脑炎等，应通过大力开展爱国卫生运动，杀灭老鼠、蚊子、苍蝇、虱子等媒介，以达到切断传播途径的目的。同时，儿科传染病门诊应与普通门诊分开，并设立预检处。传染病门诊应设有消化道及各种呼吸道传染病的诊疗室，防止院内交叉感染及传染病散播。

3. 保护易感人群　儿童计划免疫对传染病的预防起关键作用，通过预防接种提高人群的主动或被动特异性免疫力。改善儿童营养状况，锻炼身体，增强身体素质也是提高机体免疫力的有效措施。

二、获得性免疫方式及制剂

预防接种即有针对性地将生物制品接种到人体中，提高易感者的特异免疫力。预防接种又称人工免疫，是预防、控制和消灭相应传染病发生的关键措施。

（一）主动免疫

指给易感者接种特异性抗原，以刺激机体产生特异性抗体，从而产生主动免疫力。这是预防接种的主要内容。主动免疫制剂在接种后经过一定期限才能产生抗体，抗体持续的时间较久，一般为1～5年。在完成基础免疫后，还要适时地进行加强免疫，巩固免疫效果。

主动免疫常用制剂包括：

1. 菌苗　用细菌菌体制成，包括死菌苗和活菌苗。①死菌苗：此类菌苗较稳定、安全，须在冷暗处保存。由于死菌苗进入体内不能生长繁殖，产生免疫力不高，维持时间较短，因此，接种量大，且需多次重复注射，如霍乱、百日咳、伤寒菌菌苗等。②活菌苗：此类菌苗有效期短，须冷藏保存。活菌苗接种到人体后，可生长繁殖，但不引起疾病，产生免疫力持久且效果好，因此，接种量小，次数少，如卡介苗、鼠疫、布氏杆菌菌苗等。

2. 疫苗　用病毒或立克次氏体接种于动物、鸡胚或组织培养，经处理后形成，包括灭活疫苗，如乙型脑炎和狂犬病疫苗等，以及减毒活疫苗，如脊髓灰质炎和麻疹疫苗等。活疫苗的优点与活菌苗相似，但活疫苗不可在注射丙种球蛋白或胎盘球蛋白的3周内应用，以免疫作用受抑制。

3. 类毒素　将细菌所产生的外毒素加入甲醛，变成无毒性而仍有免疫性的制剂，如破伤风和白喉类毒素等。

（二）被动免疫

未接受主动免疫的易感者在接触传染病后，可给予相应的抗体，使其立即获得免疫力，称之为被动免疫。被动免疫时，抗体留在机体中的时间短暂，一般约3周，故只能作为暂时预防和用于治疗。例如，给未注射麻疹疫苗的麻疹易感儿注射丙种球蛋白，以预防麻疹；深部创伤时注射破伤风抗毒素，以预防破伤风。

被动免疫制剂统称免疫血清，包括抗毒素、抗菌血清和抗病毒血清，以及丙种球蛋白。此类制剂来自于动物血清，对人体是一种异性蛋白，注射后容易引起过敏反应或血清病，特别是重复使用时，更应慎重。

三、计划免疫

儿童计划免疫（简称计划免疫）是指科学地规划和严格实施对所有婴幼儿进行的基础免疫（即全程足量的初种）及随后适时的加强免疫（即复种），以确保儿童获得可靠的免疫。我国明确规定：中华人民共和国境内的任何人均应按照有关规定接受预防接种。对儿童实施预防接种制度，使接种对象和接种项目能够准确、及时，避免发生错种、漏种和重种。保健人员应全面掌握管段内儿童免疫情况。儿童计划免疫程序参见表3-4。

表3-4　小儿各种预防接种实施程序

预防病名	结核病	脊髓灰质炎	麻疹	百日咳 白喉 破伤风	乙型肝炎
免疫原	卡介苗（减毒活结核菌混悬液）	脊髓灰质炎减毒活疫苗糖丸	麻疹减毒活疫苗	为百日咳菌液、白喉类毒素、破伤风类毒素的混合制剂	乙肝疫苗
接种方法	皮下注射	口服	皮下注射	皮下注射	肌内注射
接种部位	左臂三角肌上缘		上臂外侧	上臂外侧	上臂三角肌
初种次数	1	3（间隔1个月）	1	3（间隔4～6周）	3
每次剂量	0.1ml	每次1丸三型混合糖丸疫苗	0.2ml	0.2～0.5ml	5μg
初种年龄	新生儿出生12h后，或难产儿出生48h后	2个月以上： 第一次2个月 第二次3个月 第三次4个月	8个月以上易感儿	3个月以上小儿： 第一次3个月 第二次4个月 第三次5个月	第一次出生时 第二次1个月 第三次6个月
复种		4岁时加强口服三型混合糖丸疫苗	6岁时加强一次	1.5～2岁、6岁各加强一次，用吸附白破二联类毒素	周岁时复查免疫成功者：3～5年加强 免疫失败者：重复基础免疫

续表

预防病名	结核病	脊髓灰质炎	麻疹	百日咳 白喉 破伤风	乙型肝炎
反应情况	接种后2～3周局部有小溃疡，应保护创口不受感染。个别腋下或锁骨上淋巴结肿大或化脓时的处理：肿大用热敷；化脓用无菌注射器抽出脓液；溃破涂5%异烟肼软膏或20% PAS软膏	一般无特殊反应，有的可有低热或腹泻	部分婴儿接种后9～12天，有发热及卡他症状，一般持续2～3天，也有个别婴儿出现散在皮疹或麻疹黏膜斑	一般无反应，个别轻度发热，局部红肿、疼痛、发痒处理：多饮开水，有硬块时可逐渐吸收	一般无反应，个别局部轻度红肿、疼痛，很快消退
注意点	2个月以上小儿接种前应做结核菌素试验（1∶2000），阴性才能接种	冷开水送服或含服，服后1小时内禁用热开水	接种前1个月，接种后2周避免用胎盘球蛋白、丙种球蛋白制剂	掌握间隔期，避免无效注射	

四、预防接种的注意事项

（一）接种的准备工作

接种场所应光线明亮，空气流通，冬季室内应温暖。接种用品及急救用品要摆放有序。严格遵守消毒制度，要做到每人用一副注射器、一个针头，以免交叉感染。

（二）受种者的准备

做好解释、宣传工作，消除紧张、恐惧心理，争取家长和儿童的合作。注射部位的局部皮肤应清洁，防止感染。接种最好在儿童饭后进行，以免晕针。

（三）严格掌握禁忌证

接种前认真询问病史及传染病接触史，必要时先做体格检查。

1. 一般禁忌证　急性传染病，包括有急性传染病接触史而未过检疫期者，活动性肺结核、风湿病、较重的心脏病、高血压、肝肾疾病，哮喘、荨麻疹等过敏史者，严重的湿疹或化脓性皮肤病者，有癫痫或惊厥史的小儿，慢性疾病急性发作者，以及孕妇及哺乳期妇女等。

2. 特殊禁忌证　有过敏史者慎用动物血清制品；体温高于37.5℃，或一周内每日腹泻4次以上的儿童，严禁服用脊髓灰质炎活疫苗糖丸；正在接受免疫抑制剂治疗，如放射治疗，糖皮质激素、抗代谢药物和细胞毒药物均能降低对疫苗的免疫反应，应尽量推迟常规的预防接种；近1个月内注射过丙种球蛋白者，不能接种活疫苗。各种制品的特殊禁忌证应严格按照使用说明执行。

（四）操作要点

1. 严格查对　仔细核对儿童姓名和年龄；严格按照规定的接种剂量接种；注意预防接种的次数，按使用说明完成全程和加强免疫；按各种制品要求的间隔时间接种，一般接种活疫苗后需隔 4 周，接种死疫苗后需隔 2 周，再接种其他活或死疫苗。

2. 生物制品的准备　检查制品标签，包括名称、批号、有效期及生产单位，并做好登记；检查安瓿有无裂痕，药液有无发霉、异物、凝块、变色或冻结等；按照规定方法稀释、溶解、摇匀后使用；严格无菌操作；抽吸后如有剩余药液，须用无菌干纱布覆盖安瓿口；在空气中放置不能超过 2 小时；接种后剩余药液应废弃，活菌苗应烧毁。

3. 局部消毒　用 2%碘酊及 75%乙醇消毒皮肤，待干后注射；接种活疫苗、活菌苗时，只用 75%乙醇消毒，因活疫苗、活菌苗易被碘酊杀死，影响接种效果。

（五）预防接种的反应及处理

1. 一般反应

（1）局部反应：接种后 24 小时左右局部会出现红、肿、热、痛，有时伴有淋巴结肿大。红肿直径在 2.5cm 以下为弱反应，2.6～5cm 为中等反应，5cm 以上为强反应。局部反应持续 2～3 天不等。接种活菌（疫）苗后局部反应出现晚，持续时间长。个别儿童接种麻疹疫苗后 5～7 天出现皮疹等反应。

（2）全身反应：于接种后 5～6 小时体温升高，持续 1～2 天，但接种活疫苗须经过一定潜伏期才有体温上升。体温 37.5℃左右为弱反应，37.5～38.5℃为中等反应，38.6℃以上为强反应。此外，还伴有头晕、恶心、呕吐、腹痛、腹泻、全身不适等反应。

局部反应时，可用干净毛巾热敷；全身反应可对症处理，注意休息，多饮水。如红肿继续扩大，高热持续不退，应到医院诊治。

2. 异常反应　只有少数人发生，反应较重。

（1）过敏性休克：于注射后数分钟或 0.5～2 小时内出现烦躁不安、面色苍白、口周青紫、四肢湿冷、呼吸困难、脉细速、恶心、呕吐、惊厥、大小便失禁以至昏迷。如不及时抢救，可在短期内有生命危险。此时应使患儿平卧，头稍低，注意保暖，并立即皮下或静脉注射 1∶1000 肾上腺素 0.5～1ml，必要时可重复注射，有条件时给氧气吸入，病情稍稳定后，应尽快转至医院抢救。

（2）晕针：儿童常由于空腹、疲劳、室内闷热、紧张或恐惧等原因，在接种时或几分钟内出现头晕、心慌、面色苍白、出冷汗、手足冰凉、心搏加快等症状，重者知觉丧失、呼吸减慢。晕针是由于各种刺激引起反射性周围血管扩张所致的一过性脑缺血。此时应立即使患儿平卧，头稍低，保持安静，饮少量热开水或糖水，短时间内即可恢复正常。数分钟后不恢复正常者，可针刺人中穴，也可皮下注射 1∶1000 肾上腺素，每次 0.01～0.03ml/kg。

（3）过敏性皮疹：以荨麻疹最为多见，一般于接种后几小时至几天内出现，经服用抗组织胺药物后即可痊愈。

（4）免疫系统有原发性严重缺陷或继发性免疫防御功能遭受破坏（如放射病）者，接种活菌（疫）苗后可扩散为全身感染。

五、儿种主要生物制品的特点

（一）麻疹减毒活疫苗

我国自 1966 年大规模应用麻疹疫苗以来，控制了麻疹大流行，降低了发病率。液体或干燥疫苗均未加防腐剂，且耐热性差，因此，抽吸后放置时间不可超过半小时。疫苗为橘红色透明液体或干燥制剂，如发现颜色变黄（有杂菌生长）、变紫（安瓿有裂痕），出现混浊或絮状物，则不能使用。婴儿初种麻疹疫苗不可过早，因其体内尚有母体抗体残留。

（二）脊髓灰质炎减毒活疫苗糖丸

1960 年以来，我国易感儿童大规模服用该疫苗后，脊髓灰质炎发病率显著降低。脊髓灰质炎病毒有Ⅰ、Ⅱ、Ⅲ型，故活疫苗也有 3 个型。1986 年我国根据世界卫生组织规定服用Ⅰ、Ⅱ、Ⅲ型混合疫苗糖丸。因为疫苗为活疫苗，在保存、运输及使用过程中须冷藏保管，服用时应用凉开水送服，以防疫苗失活，影响免疫效果。

（三）百白破混合制剂

属多联多价疫苗，主要供婴幼儿预防百日咳、白喉及破伤风作基础免疫之用。学龄儿童的加强免疫不再使用百白破，而使用白破二联类毒素或其单价制品。破伤风类毒素和白喉类毒素为吸附制剂，即在制品中加入磷酸铝或氢氧化铝等吸附剂，使其吸收慢，刺激时间长，免疫效果好。在使用前要充分摇匀。

（四）卡介苗

为无毒牛型结核菌悬液、不加防腐剂的活疫苗，用于预防结核病。小儿出生 12 小时后即可接种卡介苗。2 个月以上小儿及成人接种前应做结核菌素试验，即 1∶2000 旧结核菌素，0.1 ml 皮内注射；阴性反应者可接种卡介苗，阳性反应者表示已获得免疫力，不需再接种。

（五）乙型肝炎疫苗

为预防乙型肝炎病毒感染的一种自动免疫生物制品。接种程序按“0、1、6”顺序皮下注射，即第一针在新生儿出生后 24 小时内注射，第二、三针分别在小儿 1 足月和 6 足月时注射。乙型肝炎疫苗还可用于阻断母婴传播。接种疫苗者 HBV 标志必须阴性，如 HBV 标志阳性，表明已有过 HBV 感染，接种意义不大。

（六）流行性乙型脑炎

流行地区 10 岁以下儿童为本疫苗接种主要对象。疫苗为红色透明液体，内含甲醛，注射后可引起疼痛。故注射前，在疫苗内加入亚硫酸氢钠，以中和甲醛，减少疼痛。

各种疫苗接种时的方法、剂量、时间、注意事项，以及接种后可能出现的反应和处理方法详见表 3－4。

第四章　住院儿童的护理

第一节　住院儿童的心理反应和护理

一、儿童及其家庭对住院的反应

患病和住院对儿童及其家庭来说是一种“危机”。由于其日常的生活环境、健康状态和作息均发生改变，而且儿童应激能力十分有限，因此，尤其是幼小的儿童特别容易受到这一“危机”的危害。

（一）不同年龄阶段儿童对疾病和住院的理解

儿童对自己的身体与健康、疾病的联系等知识了解十分有限，对疾病的认识主要基于其认知发展水平以及以往的经历。

1. 婴儿　婴儿 6 个月后可以认识其主要照顾者；当与父母分离，和陌生人接触时会感到焦虑。因此患病住院对儿童是一个创伤性的经历，尤其当父母不能陪伴患儿时，会使他们产生分离性焦虑。

2. 幼儿和学龄前儿童　小儿知道身体各部位的名称，但不知道其功能；开始了解和知道疾病，但不知道患病的原因。他们常会把两个不相关的事物赋予因果关系，认为外界事物、某些神奇的力量或自己的不良行为是引起疾病的原因。例如，小儿会说：“疾病是由魔术变出来的”，或回答：“因为早上没有听妈妈的话，忘了吃鸡蛋，所以下午手指被扎破了，流了好多血”。此期儿童会十分害怕自己的身体残缺不全和发生改变，仍然怕与父母分离和被抛弃。

3. 学龄儿童　此期儿童对身体各部分功能的了解开始成熟，并且知道一些患病的真实原因，但尚不能用特别的术语表达。由于学龄儿童已有了较好的时间概念，知道父母会定期来看望他们，因此，住院与父母分别时分离性焦虑程度降低。

4. 青少年　他们更加了解疾病或受伤的生理和心理因素，知道疾病与某些器官功能不良有关，认识到心理或态度可影响健康状态或疾病的发生。他们对疾病的发生和治疗有一定的见解及自我控制能力。青少年更关注患病或受伤对其身体形象的影响以及隐私等问题。与同伴分离给他们带来痛苦和不安。

（二）儿童对住院的反应

1. 分离性焦虑　自婴儿中期至学龄前期的儿童，特别是 6 个月至 2 岁半的婴幼儿，住院所带来的应激或压力主要来自于与父母的分离，从而产生分离性焦虑。分离性焦虑可分为三个阶段。

（1）反抗阶段：儿童对与父母的分离表现出侵略性、攻击性的反应。较大婴儿的行为包括：哭闹，连续呼喊妈妈，抓住父母不放，拒绝与陌生人接触。幼儿的行为有：用语言攻击陌生人（“你讨厌，你走开!”），对陌生人进行身体攻击（脚踢、口咬、手打），企图逃跑去找父母等。这些反抗行为可持续几小时至几天，哭叫直至精疲力竭，拒绝任何人的关怀，悲痛难以被抚慰，若陌生人如护士接近会使反抗加剧。

（2）绝望阶段：儿童感到没有找到父母的希望，停止哭泣，但明显表现出抑郁、悲伤、沮丧、无活力。儿童的活动减少，对周围的一切如环境、食物、游戏不感兴趣，不与他人沟通，并表现出退化行为，如吸吮自己的拇指或咬指甲、尿床、拒绝用杯子或碗而用奶瓶等。这些行为持续的时间对不同儿童来说可有所不同。儿童的身体状况可由于拒绝进水、进食或不活动等行为而受到影响。

（3）超然或否认阶段：若长期与父母分离，儿童表面上会表现出最终适应了这种分离，对周围的一切开始有较大的兴趣，表现得很愉快，与陌生人接触，与其他人一起游戏，而且形成新的人际关系。但是，值得注意的是，这种行为只是一种无可奈何接受或忍受与父母分离的结果，而不是获得满足的表现。儿童把对父母的感情全部压抑下来，以建立新的，但很浅显的关系来应对失落和痛苦情绪。他们变得更以自我为中心，而且将重要的情感依附于物质上；父母来探视和离开时，表现满不在乎，这种情况并非在情绪上不存在问题，而更需要精神上的支持与抚慰。一旦达到超然或否认阶段，将对儿童产生难以扭转的、极其不利、甚至永久性的影响。大多数情况下，因住院而导致的分离不会造成如此严重的结果。

住院儿童较少出现超然或否认的行为，但反抗行为却非常常见，这是儿童与亲人分离时的正常反应，也表示了小儿与亲人有密切的关系。以往医护人员和家长对儿童分离性焦虑各阶段的意义了解不很清楚，可能误认为反抗是儿童不适应的表现，绝望是儿童开始适应，超然则是儿童适应良好的表现。因此，医院往往限制父母探望、陪伴儿童的时间，“以利于”儿童更好地适应住院。家长面对儿童的哭闹和反抗也十分痛苦，可能认为减少探视次数会对儿童适应新环境“有益”。护理人员应正确认识儿童分离性焦虑各阶段的表现及其对住院患儿的影响，从而采取有效措施降低焦虑的程度，避免对儿童造成伤害。同时，学龄儿童和青少年也需要父母的指导和与父母在一起的安全感。

2. 控制感丧失　住院常导致儿童身体被束缚、日常生活规律被打乱、被强迫性地依赖于他人等，从而使儿童感到失去了对自己的控制感。同时，各种积极的感官刺激减少，而医院的各种声音、颜色、气味、身体侵入性刺激等过多，使患儿感到压抑。

幼儿期和学龄前期是发展自主性和主动性的时期。他们通过运动、游戏、人际互动和沟通、日常活动等方式获得自主和主动感。他们的思维特点是以自我为中心，自己是万能的。患病住院则使日常稳定熟悉的环境发生改变，饮食、睡眠、排泄、游戏等日常生活规律被打乱，因而阻碍其正常发展，导致出现退化性行为。严格的住院制度，不同的照顾方式和生活环境，以及治疗护理过程中被束缚，使患儿被迫依赖于他人，从而感到不能控制自己的世界，感到受到威胁。患儿开始的反应可能是反抗，但长期会导致自主感、主动性丧失，依赖性增强，与人交往能力减低，退缩，以及羞愧、负罪和恐惧感。

学龄期儿童努力寻求其勤勉感和独立性，但作为病人的儿童如被强迫上床休息、使用便盆、使用轮椅或拐杖、按食谱进食等，使其感到失去对自己的控制和自身的力量，从而产生挫折感、抑郁、敌意。

青春期是发展独立性、自我肯定和角色认同的时期，而疾病和住院常限制其身体的活动能力，以及与同伴交往的机会，从而造成青少年依赖性增加和归属感丧失，他们常有挫折感并表现出拒绝、不合作、退缩、气愤等行为。医护人员将其视为“难以处理”的病人。

3. 身体伤害与疼痛反应　几乎所有儿童都对身体的损伤产生恐惧，如他们害怕被截肢、身体被侵入、躯体外形被改变、无行动能力以及死亡等。不同年龄阶段儿童对疼痛的反应有所不同，护理人员应清楚了解和评估这些反应，并采取相应措施避免和减轻疼痛，减少对儿童的伤害。

（1）婴儿：研究表明，新生儿能够感觉疼痛，并且长时间、强的疼痛刺激会对小儿今后的成长发展产生影响。6 个月以前的婴儿对疼痛刺激的反应表现为大声哭泣，身体僵直或扭动的全身性动作，也可使受刺激的部位有局部的反射性退缩，面部有疼痛的表情：皱眉、紧闭双眼、嘴巴张开呈方形等。6 个月以后的婴儿疼痛时除哭泣外，更多表现为身体局部的退缩，以及身体的抵抗动作，如在受到疼痛刺激后推开刺激物，面部出现愤怒的表情，眼睛睁开。

（2）幼儿和学龄前儿童：小儿在疼痛刺激开始前就企图推开刺激物。疼痛时大声哭、尖叫，用语言表达“不要”，挥动四肢反抗，不合作，有时需要某种身体束缚。同时，祈求结束治疗过程，要求感情上的支持，如抱住父母、护理人员等。儿童对持续性的疼痛会表示不安和易激惹。许多小儿在预感将有疼痛经历时就会表现出以上行为。

（3）学龄儿童：此期小儿也可有以上所述的行为。同时，他们会用语言拖延治疗护理过程的开始，如“等一会儿，我还没有准备好”。疼痛时会表现出肌肉僵直，如握紧拳头、咬紧牙关、收缩肢体、闭眼、皱眉等。

（4）青少年：疼痛时较少有语言上的反抗和肢体的动作，但可用语言表达疼痛的程度，以及肌肉紧张和对自己身体的控制。

由于疼痛是一种严重不舒适的主观感受，在评估儿童疼痛程度时存在较大困难。护士应根据患儿的年龄和认知水平选择适当的疼痛评估工具。评估婴儿的疼痛时应注意从面部表情、哭的声音、身体动作、兴奋性、吸吮活动和对周围人的反应等多方面进行测评。较大儿童和青少年可用以下介绍的几种工具对疼痛进行评估：

①面部表情疼痛测量图：3 岁以上的儿童可应用此测量图评估疼痛程度。图 4－1 是 6 个代表从“不疼”到“很疼”的不同疼痛程度的卡通面孔，儿童可从中选择一个面孔来代表自己的疼痛感受。

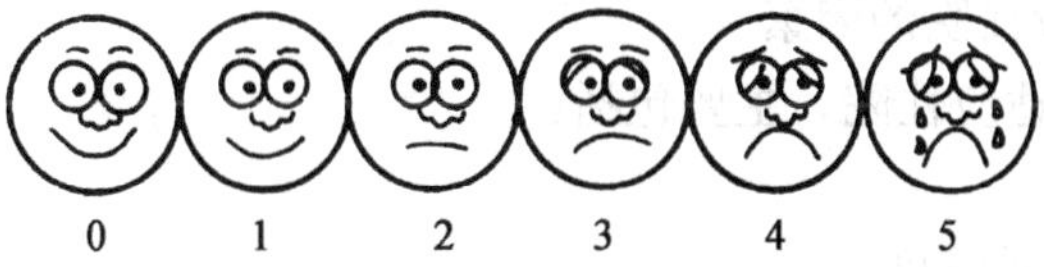

图 4－1　面部表情疼痛测量图

②数字式疼痛评估工具：此工具较常用，且应用简单，较大儿童和青少年可使用此工具进行疼痛的评估。在示意图中，坐标的一端“0”表示没有疼痛，另一端“10”表示极度疼痛。被测者可选择其中一个能代表其疼痛感受的数字表示其疼痛程度。数字式疼痛评估工具简示如下：

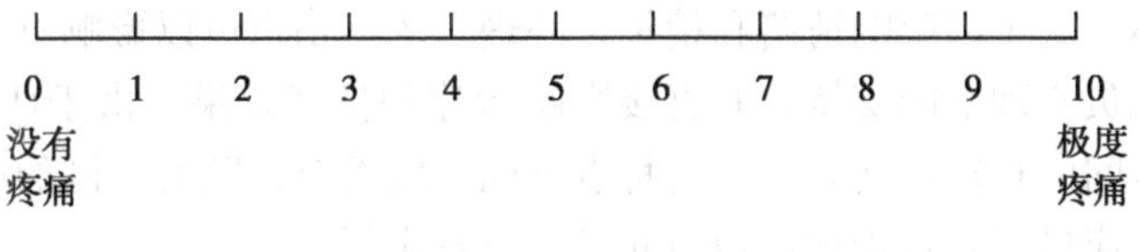

图 4－2　数字式疼痛评估工具示意图

③描述式疼痛评估工具：在描述式疼痛评估的坐标中共分 6 个等级，每个等级下均有相应的描述疼痛的文字，其中一端表示“没有疼痛”，另一端表示“无法忍受的疼痛”。被测者可选择其中之一表示其疼痛程度。此工具用于测量较大儿童和青少年的疼痛。描述式疼痛评估工具简示如下：

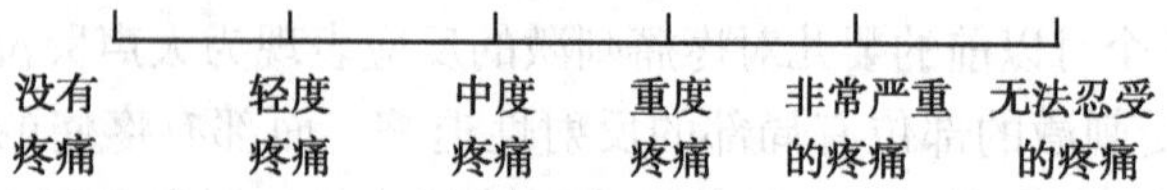

图 4－3　描述式疼痛评估工具示意图

此外，护士还可根据儿童的认知水平，用游戏等方法测评疼痛的程度，如用不同颜色、不同数字的扑克牌代表疼痛的不同程度等。

（三）家庭对儿童住院的反应

家长对儿童患病住院的最初反应往往是否认，不相信自己的孩子会出现如此严重的健康问题。继而他们会感到内疚，认为是由于自己的过失而使小儿生病，尤其是由于照顾不周而引起的摔伤、烫伤，或对小儿疾病开始时的症状注意不够而治疗不及时。或由于平时工作较忙，使他们因对孩子照顾不够等怀有很深的歉意。发生原因不明的畸形或遗传性疾病时，更使母亲感到不安和内疚。若儿童病情较重，家长会产生恐惧、焦虑、抑郁和挫折感；他们对小儿疾病的预后顾虑重重，对小儿所经历的痛苦无比担心，对他们能否胜任照顾者的角色表示怀疑；同时，担忧住院的高额花费。小儿患病住院往往导致其正常的家庭秩序和角色发生紊乱。若患儿有同胞手足，家长对其他子女的照顾必然受到影响，因此，同胞手足对患儿住院的反应可能有嫉妒、愤怒、不安和负罪感（可认为是由于自己的过错导致其生病住院）。护士应理解家庭的各种反应，并为其提供有关的知识和信息，帮助他们更好地应对和处理这些危机。

二、住院儿童的心理护理

（一）影响儿童适应住院的因素

许多因素影响儿童适应住院，主要包括：

1. 成长发展阶段。
2. 所患疾病及其严重程度。
3. 以往患病、与父母分离或住院的经历。
4. 应对应激事件的技巧。
5. 其他可利用的支持系统或资源。

（二）住院儿童心理护理的一般原则

儿童处于生长发育的过程中，患病和住院可造成儿童身心创伤。疾病给儿童带来身体上的痛苦，医院陌生的环境使儿童产生恐惧和疑虑，尤其与父母分离，更使儿童产生焦虑。人是一个整体，躯体疾病可以影响情绪和精神，心理上的创伤也可以影响身体。心理护理可给予儿童及其家庭成员心理上的支持，并直接影响治疗和护理效果。由于住院儿童年龄不同，病情不同，住院时间的长短不同，个人的特点不同，因而对住院有不同的心理反应。护士应根据不同的心理反应进行心理护理，使患儿身心早日康复。

对住院儿童进行心理护理，必须首先了解患儿在心理方面及社会方面的需要，从而采取相应的护理措施，以协助患儿满足其各种需要。

1. 住院儿童心理和社会方面的需要

（1）生长发育的需要：儿童在住院期间，其动作能力、语言能力、认知能力、社会适应能力等各方面的发展不应停滞甚至倒退，而应得到良好促进和发展。

（2）住院期间特殊的心理要求：儿童在住院时，因疾病和环境改变而产生许多新问题和特殊需要：①与家庭分离，离开父母及熟悉的人，离开熟悉的环境，儿童需要应对由此而产生的分离性焦虑；②改变在家庭中的生活习惯，需要适应医院的新环境；③因患病住院导致丧失自我照顾能力和自我控制感，儿童需要重新获得自主感；④需要应对疾病带来的痛苦和创伤；⑤需要应对手术及各种治疗、护理过程所带来的疼痛及恐惧；⑥需要克服对死亡的恐惧。

2. 主要护理措施

（1）促进了解：向患儿父母及保育人员询问患儿的心理及有关情况，如患儿是否了解住院的原因，患儿的生活习惯和性格，喜欢什么玩具，用什么言词或方式表达需要和要求，喜欢别人怎样称呼等，以利于根据患儿的特点进行身心护理。同时，使家长体会到医护人员对患儿的关心、负责，增强其信任感，以解除父母的疑虑，密切护患关系。

根据患儿的年龄及理解力，用简单易懂的言词或其他方式，向患儿介绍医院的情况和生活制度，熟悉医院环境，介绍有关的医护人员，并把其介绍给同室的其他患儿，使患儿对新环境有所了解，减少焦虑。

（2）减少分离：近几年，医院的规章制度已发生较大变化，很多医院同意家长用尽可能多的时间陪伴患儿。这对 5 岁以下儿童更好适应住院有很大帮助，使分离性焦虑的程度得以减轻。

（3）减缓控制感的丧失：努力取得患儿的合作，减少对肢体的束缚，增加患儿自由活动的时间和空间。同时，安排好治疗和护理的日程，尽量维持儿童日常生活作息，如吃饭、穿衣、睡眠和游戏等。鼓励儿童的独立性，支持他们做自己可以完成的活动，促进其控制感。

（4）预防、减轻身体伤害和疼痛：关心和爱护患儿，做好各项护理工作，用儿童可以理解的语言、图画或游戏等解释各种治疗和护理操作过程，使其感到有安全感。对患儿的疼痛反应要及时评估，并给予有效的处置，包括非药物性和药物性方法。由于婴幼儿语言表达能力有限，部分年长儿也不能完全正确诉说其感受。因此，对患儿要经常巡视观察，不仅要观察病情变化，而且要观察患儿的姿态、面部表情及动作等方面的变化。

（5）固定护士照顾患儿：尽可能让固定的护士照顾患儿，以增加亲密感，为患儿提供全面的、连续的身心护理，满足患儿的需要。

（三）不同年龄阶段住院儿童的心理护理

1. 婴儿：不同年龄阶段婴儿对住院的反应有所不同。

（1）6 个月以前婴儿住院，如能满足其生理的需要，一般比较平静，较少哭闹。但是，此时是婴儿和母亲开始建立信任感的时期，若患儿住院，此过程就会被迫中断。此外，婴儿还需要外界各种有益的刺激和身体的运动，以发展感觉和动作能力。此阶段住院，婴儿在感觉、动作的发育上也将受到一定的影响。

主要护理措施为：①尽量做到有固定的护士对患儿进行连续的全面护理，使患儿与护士能够建立起信任感；②给患儿以身体上的接触，如搂抱、抚摸等；③提供有益的环境刺激，如轻声的说话、轻柔的音乐等。减少不良的环境刺激，如各种仪器和器具的声响、大声的吵闹、强烈的光线等；④让家长陪伴患儿及参与护理过程，促进母子的情感联结，有利于小儿的身心发展。

（2）6个月以后婴儿：此期婴儿对母亲的依恋越来越强，住院时主要表现为分离性焦虑。

主要护理措施为：①护士首次接触患儿时，不要突然从父母怀抱中把他（她）强迫抱走，而应在家长在场的情况下，先与其父母交谈，使患儿对护士有一个熟悉的过程，以减轻陌生感和恐惧心理；②护士要尽量固定、连续为患儿提供护理，以满足患儿感情上及其他方面的需要；③了解患儿住院前的习惯，并尽量保持一致。允许将婴儿喜爱的玩具和物品带到医院，给予其心理抚慰；④保持婴儿与父母的密切联系。

2. 幼儿　幼儿对母亲的依恋之情甚深。他们开始知道器官的名称，但不知其功能；惧怕打针、手术、影响身体的完整；对住院诊治疾病误认为是惩罚；怕被父母抛弃。同时，由于对医院环境不熟悉，以及生活习惯发生改变，使患儿感到没有安全感。由于幼儿的语言能力有限，住院后在语言沟通上有很大困难，使他们感到苦恼。两岁左右是开始认知世界的时期，住院后会使幼儿感到受束缚，阻碍其自主性的发展。幼儿住院的反应主要是分离性焦虑，可表现有退化行为。

主要护理措施为：

（1）设固定护士对幼儿进行连续、全面的护理，使其有安全感。初次接触患儿应在父母在场的情况下。

（2）尽量满足幼儿住院前的爱好及生活习惯，并耐心讲解医院的生活安排及周围环境，减少焦虑情绪。

（3）了解患儿的习惯用语和特殊表达方式，并可用非语言的沟通方式与患儿交流。为患儿讲熟悉的故事，玩熟悉的玩具和游戏会帮助患儿减轻陌生感。

（4）使患儿有机会发展其自主性，如可让其自己吃饭、穿衣；在一定情况下，允许其有自行选择的机会；若病情许可，不要过分限制其活动。当患儿身体某部位活动受限时，尽可能用其他方式代替，如限制了走路，可用童车、轮椅等代替，但应注意采取安全措施。

（5）当有皮肤破损时，应及时进行局部包扎，使其感到安全。

3. 学龄前儿童　此期儿童思维能力进一步提高，并努力发展自己的主动性。学龄前儿童住院主要存在的问题包括：分离性焦虑、惧怕陌生环境、怀疑被父母遗弃和受到惩罚、惧怕身体的完整性受到破坏。

学龄前儿童开始应用防卫机制，以应对住院这一危机。其防卫机制包括：

（1）退化：某些行为退化到婴幼儿时期的方式，如尿床、用奶瓶喝奶等。

（2）潜抑：不自觉地把自己不愿意做的、不愉快的事排除于意识之外。

（3）否认和退缩：有意识地把痛苦的情感置之度外，完全集中精力游戏，对其他毫不在意，或者存在痛苦而不承认有痛苦。

（4）投射：把自己的感情、动机、愿望转移到周围其他人身上，发泄自己、减轻焦虑。

（5）同一化：以攻击者自居，使自己感到征服了周围环境，从而减轻自己的焦虑。

（6）攻击：故意打人、骂人、破坏用具，以发泄自己的不满情绪。

（7）幻想：通过幻想进入非现实的、无威胁的境地，使自己暂时解脱现实存在的威胁。

（8）转移和升华：把情感转移到其他方面，如游戏、绘画等。

主要护理措施：①护理人员和护理方法要保持稳定，使患儿熟悉周围环境和有关人员；②用患儿易于理解的词语和方法解释手术、治疗或护理的简要过程，以减少疑虑。利用适当的时机和方法，说明住院的原因，使患儿确信住院不是惩罚；③为患儿提供适当的游戏、绘画、看电视、听故事等活动，使他们有机会表达情感，发泄恐惧和焦虑情绪。同时，还可进行健康教育；④鼓励患儿参加适当的自我照顾和护理工作，建立自信心和自尊心。

4. 学龄儿童　此期儿童开始勤奋学习，以求学业上的进步。同学和教师对其有较大影响。住院学龄儿童的反应与以前各阶段有很大不同，他们遇到的主要问题是：担心学业落后于别人，与学校和同学分离感到孤独，担心自己会变成残废或死亡，因怕羞对体格检查不能很好配合，不愿意回答个人卫生方面的问题，疑虑会受到惩罚，害怕陌生环境，怕医生，怕治疗和诊断等。

学龄儿童常采用的防卫机制包括：

（1）退化：学龄儿童前期很明显，后期仍有可能出现，而且退化可因父母焦虑的影响而加剧。

（2）隐瞒或否认：如隐瞒便秘，故意装出不痛苦、不惧怕等。

（3）潜抑：不自觉地将患病和住院带来的焦虑和恐惧排除于意识之外。

（4）强迫行为：明知不对但又毫无理由地重复出现这种行为，以获得满足感，如强迫性清洁等。强迫行为在学龄儿童后期较常见。

（5）升华：把情感转移到其他方面，如游戏、绘画、看书等。

主要护理措施：①保持护理人员的连续性，增强患儿的信任感和安全感；②建立必要的规章制度，保证患儿的安全，必要时也可有一些灵活性以减轻患儿的压力。创造条件使患儿有活动的机会，对行动困难的患儿，应设法使其感到轻松愉快；③进行体格检查及各种操作时，要注意保护患儿的隐私和自尊心；④通过绘画、图书等形式，简要地讲解医疗器械的功能、手术部位及手术过程、治疗的必要性，并向患儿解释其他部位不会受伤害。允许他们收集使用过的无害的医疗器具，以重温这些经历；⑤组织患儿看书、做作业、绘画、猜谜语及开展游戏活动；⑥鼓励患儿适当从事自我护理和个人卫生工作；⑦使患儿家长了解患儿对患病和住院的反应，以便家长对患儿进行帮助；⑧鼓励患儿与同伴和老师通讯，允许同伴来院探视。

5. 青少年　青春期是发展角色认同的时期，因受伤、患病住院所造成的任何与同伴不同之处均会使青少年感到悲哀。因此，帮助住院青少年保持与其同伴的联系十分重要。

主要护理措施：

（1）把住院青少年介绍给其他同龄患者，鼓励他们一起活动。

（2）在治疗和护理过程中保护病人隐私。当青少年患者在场时，不应提及其身体缺陷或与常人不同之处。

（3）鼓励完成力所能及的自我护理活动，并给予适当的选择权利，以增强独立性。

（4）条件允许的情况下，鼓励青少年参加体育运动或花费精力的活动，使其有发泄的机会。

（5）帮助青少年与陪伴、家人或老师保持联系，维持正常的社会交往，减少其自卑感和退缩行为。

三、慢性病儿童及其家庭成员的心理护理

近年来，患慢性疾病的儿童有相对增多的趋势。当儿童患慢性疾病时，儿童及其家庭需要去面对孩子的缺陷，去适应接纳一个不完美的儿童及其所带来的其他情况。

（一）慢性疾病对儿童及其家庭的影响

1. 情绪不稳定　因患儿处于长期疾病和治疗的压力之下，自我控制能力减低、情绪不能适当发泄，其情绪不如正常儿童稳定。

2. 自我意识增强　家长往往过度保护患儿，使其自认为是家庭的中心，对父母常提过分要求。

3. 行为幼稚化　自我照顾能力减低，依赖性增强。

4. 猜忌心增强　患儿对周围环境、事物较敏感，好猜忌。

5. 对社会生活的期望过高或退缩　慢性病使患儿的生活方式发生改变，他们感觉到自己与其他儿童的区别，从而影响他们的社会交往；他们或对社会生活期望过高，或对社会生活感到畏惧。

当家长确认儿童患慢性病的诊断时，他们的反应可表现为否认、愤怒、协商、抑郁、接受等几个阶段（详见本章有关章节）。家长在照顾儿童时可能会有过度保护或纵容的行为，也可能过分苛求孩子像正常儿童一样生活，这些均不利于儿童的发展。

（二）主要护理措施

1. 促进生长发展　使患儿的潜能得到最大的发展。对患儿的照顾尽可能“正常化”，即在病情允许的情况下，应安排患儿在社区或家庭中进行治疗和护理，并参加社区的活动和学校的学习等，以保持儿童与家人和其他人员的社会联系。

2. 帮助家长适应和接受患儿　鼓励他们表达内心的忧虑、恐惧，支持家庭成员之间相互沟通，鼓励家长与其他有相似经历的家庭取得联系，并相互交流感受和应对方法。

3. 家长应避免对患儿过度保护　以避免其依赖感、自我意识增强。也不要过分苛求患儿完成正常儿童的活动，以免造成患儿的自卑和退缩。

4. 为家长和年长患儿提供必要的知识，包括生活护理方面的知识、疾病的急性发作和并发症的预防、传染性疾病的消毒隔离知识，以及掌握一些简单、常用的化验检查、如糖尿病患儿血糖检查、肾病患儿尿蛋白检查等。这样可使家长更多地了解病情，更好地护理患儿，减少压力。

四、濒死儿童及其家庭的心理护理

（一）不同年龄阶段儿童对死亡的认识

儿童对死亡的认识与其认知水平的发展有密切联系。

1. 婴幼儿　并不理解死亡是什么，濒死儿童只会用哭闹表达他们的不舒适。

2. 学龄前儿童　对死亡逐渐有所认识，如从日常生活中看到鸟的死亡或其宠物的死亡。但他们认为死亡是暂时的，像睡觉一样，不知道死后不能复生。他们还会把死亡与自己的不良行为联系起来，认为死亡是一种惩罚。学龄前儿童最害怕与父母分别，因此，他们对死亡的恐惧是长眠不醒所带来的分离和孤独。只要能在父母身边，就感到一切安全。

3. 学龄儿童　通过个人经验，如看电影、电视上人物的死亡，逐步了解死亡的概念。9岁以上儿童知道死亡是生命的终结，是普遍存在的，不可避免的。并把死亡和痛苦、伤害等联系起来，开始惧怕死亡。有时他们会认为死亡与自己的不良行为有关而有罪恶感。

4. 青少年　对死亡的认识和成人相似。但他们很难接受生命的终止，特别是恐惧自己的愿望实现前就死去。

（二）家庭对儿童濒死的反应

濒死儿童父母的心理反应过程可分为五个阶段：

1. 否认、震惊　当父母知道自己的子女濒临死亡的消息时，首先的反应是“那不是我的孩子”，这时，他们对任何人的语言和解说均不能接受，认为这是不可能的事。家长会带着孩子四处求医，不但浪费了财力，而且忽视了对孩子的照顾。护士应帮助家长尽快度过这个时期。

2. 愤怒　当孩子濒死的事实无法否认时，父母的反应是“为什么发生在我的孩子身上”，“这不公平”。父母会将愤怒发泄到医生、护士及周围人的身上。同时也责怪自己没有很好照顾子女，感到内疚。此时，护士应更多地倾听家长的感受，并可组织有类似经历的家长相互交流，会对他们有所帮助。

3. 协议或磋商　此时家长对医护人员抱以过高期望，祈求医生、护士，有的祈求神灵，只要治愈孩子的绝症，家长愿意作出任何努力和牺牲。

4. 抑郁　此期父母真正意识到将要发生什么，从而对将要失去自己的爱子无比忧伤。他们往往独自回忆过去，不愿和任何人交谈。

5. 接受　最后，父母认识到“那是没有办法的事”，接受既成的事实。但是，很少有父母在孩子去世前能达到此阶段，往往在孩子死后几年父母才能接受这一现实。

以上五个阶段并不是直线式进行的；随着患儿病情的反复，父母的心理反应也在变化；而且每个阶段持续的时间也不相同。

临死前患儿的心理反应过程，也会经过否认、愤怒、协议、抑郁、接受等五个阶段，但患儿和父母的心理反应阶段不是同时发生的。患儿经历每个阶段的时间较短，也会因病情的变化而发生反复。年龄较小的儿童心理反应过程少于五个阶段。

（三）主要护理措施

应包括对患儿和家庭两个方面的护理。

（1）护理人员应尽可能固定，有益于给患儿以支持和安慰，也易于获得父母的信任。

（2）为濒死患儿提供全面的照顾以及最大限度地减轻其痛苦，尽可能使其生活和要求得到满足。

（3）鼓励父母多陪伴患儿，允许父母对患儿做其愿意做的、力所能及的护理工作；因为，父母感到能为濒死子女多做一些事情是一种心理安慰。护士应给父母提供护理患儿方面的指导。临死前儿童常希望得到身体上的接触，应鼓励父母搂抱、抚摸患儿。

（4）医护人员需充分认识家长各阶段的心理反应，根据不同阶段提供适当的护理服务。护士要控制自己的情感，真正理解、关心、同情患儿及家长。

（5）患儿死后，父母常需要在儿童身边停留一些时间，护士应尽量满足其要求。如果患儿死亡时父母不在现场，事后要求看望及介绍死亡过程，护士应理解和同情，并满足其要求。

（6）在医院应安排僻静的场所，让父母表达和发泄内心的悲痛，医护人员应适当给予劝解和抚慰。

第二节 住院儿童的一般护理

一、儿童及其家庭的评估

（一）与患儿及其家庭成员沟通的方法

年幼小儿多不能自述病史，须由家长或保育人员代述。收集健康资料时护士应态度和蔼，语言温和，理解家长因子女患病而引起的焦虑心情，并给予安慰。护士需首先自我介绍，然后鼓励父母详细叙述病情以及儿童以往的健康状况，耐心听取，不轻易打断，再根据需要给予必要的提示和引导，以获得详尽、确切的资料。在交谈时，不要对家长的某些观念、价值观抱有成见和进行评价、批评，从而妨碍双方信任感的建立；也应避免以暗示的语气引导家长提供护士所希望的材料，而使资料失去真实性。

与儿童进行沟通时，护士应注意避免突然接近患儿，以及避免目光持续接触儿童，使其感到有威胁感。交谈时可将娃娃等玩具作为媒介，帮助沟通。护士语言要清楚、明确，使用较简短的语句，语速稍慢。对儿童要诚实。年龄较大的患儿可补充叙述有关病情的细节，但应注意其记忆及表达的准确性。此外，当病情危急时可先重点询问现病史，边检查体格边询问，以便及时进行抢救。待病情稳定后再仔细了解全面病史。

（二）资料收集的特点

1. 一般情况　包括姓名、性别、年龄、出生年月日、种族、入院日期、病历申述者等项。年龄一项患儿越小越应询问确切，新生儿期要求记天数，婴儿要求记月数，1岁以后记几岁几个月。

2. 主诉　即促使家长带小儿来院就诊的主要原因（症状）及其经过。

3. 现病史　即此次患病的详细情况，包括发病时间、主要症状、病情发展、严重程度以及接受过何种处理等，还应包括其他系统和全身的伴随症状，以及同时存在的疾病，如营养缺乏疾病、贫血和佝偻病等。

4. 既往健康状况

（1）出生史：新生儿或小婴儿应重点询问，包括胎次、分娩情况、母亲怀孕经过及出生情况。

（2）喂养史：婴幼儿尤其是有营养缺乏症或消化功能紊乱者，应详细询问。包括喂奶的种类和方法、添加辅食情况、儿童进食方式。年长儿应注意询问有无偏食、吃零食等不良习惯。

（3）生长发育史：询问有关体格、运动、语言、认知和心理社会等方面的发育情况。

（4）既往健康史：包括预防接种史、患病史、住院史、用药史和过敏史等。

（5）日常活动：包括儿童日常生活作息、自理情况、排泄情况和有无特殊行为问题。

5. 家庭状况　主要了解家庭背景、健康史、家庭的氛围对儿童的影响，以及儿童患病住院对家庭的影响。

（三）家庭评估

家庭评估包括家庭结构评估和家庭功能评估，是儿童健康评估的重要组成部分，因为儿童与其家庭成员的关系是影响其身心健康的重要因素。

1. 家庭结构评估　家庭结构评估是指家庭的组成，以及影响儿童及其家庭成员身心健康的有关家庭的社会、文化、宗教和经济特点。其评估范围包括以下几个方面：

（1）家庭组成：狭义的家庭组成是指目前与儿童共同居住的家庭成员，广义的范围应包括整个家庭支持系统。评估中应涉及父母目前的婚姻状况，是否有分居、离异及死亡情况，同时应了解患儿对家庭危机事件的反应。

（2）家庭及社区环境：家庭环境应包括住房类型、房间布局、安全性、居住问题（虫害、卫生条件差等），以及新近的家庭变迁等。社区环境的资料应包括邻里关系、学校位置、上学交通状况、娱乐空间、环境中潜在危险因素等。

（3）家庭成员的职业及教育状况：父母的职业不仅是指其目前所从事的工作，而且也包括工作的强度、工作地离居住地的距离、工作满意度以及是否暴露于危险环境等。父母的教育状况是指教育经历、培训类型、所掌握的技能等。

（4）文化及宗教特色：有关家庭文化传统及宗教信仰方面的信息对制定护理计划十分重要，此方面的评估应注重家庭育儿观念、保健态度、饮食习惯等。

2. 家庭功能评估　家庭功能评估涉及的是家庭成员之间彼此的影响力以及相互关系的质量，它是决定家庭健康的重要因素。其内容包括以下几个方面：

（1）家庭成员的关系及角色：家庭成员的关系是指他们的亲密程度，特别是父母之间；家庭角色是指每个家庭成员在家庭中所处的地位及所承担的责任。

（2）家庭中的权威及决策方式：育儿中父母的权力分工对家庭健康是十分重要的，因此评估中应包括家庭问题如何决策以及谁具有决策权。

（3）家庭中的交流：评估问题应包括父母是否鼓励孩子与他们交流思想，孩子是否耐心倾听父母的意见，孩子是否愿意与父母探讨问题并分享感受。

（四）儿童体格检查的方法及注意事项

1. 注意事项

（1）为取得患儿合作，对婴幼儿在开始检查前应先与其交谈，或用玩具、听诊器等与之游戏，以解除恐惧心理及紧张情绪；或以表扬的语言鼓励患儿，使之勇于接受检查。

（2）根据患儿年龄采取适当的检查体位，婴幼儿可让家长抱坐着检查，或直抱小儿使其伏在家长肩上，从背后进行检查。

（3）检查中应减少不良刺激，手和用具要温暖，手法轻柔，动作快速。对于较大儿童应注意保护其隐私，不要过多地暴露其身体。

（4）应注意隔离保护，检查前应洗手，必要时戴口罩。避免暴露检查部位过久，以免着凉。注意预防意外，离开前要拉好床栏，检查有无用具遗留在患儿床上。

（5）检查顺序应视小儿病情、当时情绪而灵活掌握。易受哭闹影响的项目如测呼吸、脉搏、心脏听诊、腹部触诊等先检查，而皮肤、淋巴结、骨骼等项目不易受哭闹影响可随时检查。检查咽部、眼部时对小儿刺激较大，应放在最后检查。

2. 体格检查方法

（1）一般状况：最好在询问家长患儿病史时，趁小儿不注意时就开始观察，这样比较自然，所得资料比较可靠。观察小儿发育与营养状况、精神状态、脸部表情、对周围事物反应、面色、哭声、语言应答、活动能力、体位等，根据这些观察，可初步判断小儿的神志状况、发育、营养、病情轻重、亲子关系等。

（2）一般测量：除体温、呼吸、脉搏外，应测量身长、体重、头围、胸围等生长发育指标。

①体温：口表只适用于能配合的年长儿，37.5℃以下为正常；小婴儿可测腋温，将体温表置于腋窝处夹紧上臂至少5分钟，36～37℃为正常；肛温最准确，但对小儿刺激大，将肛表涂润滑剂后缓慢推入肛门约3～4cm，至少测3分钟，36.5～37.5℃为正常；用半导体体温计在颈动脉处试表半分钟即可显示体温，但太灵敏，波动太大。

②呼吸、脉搏：应在小儿安静时测量，年幼儿腹式呼吸为主，故可按小腹起伏计数。呼吸过快不易看清者可用听诊器听呼吸音计数，还可用少量棉花纤维粘贴近鼻孔边缘，观察棉花纤维扇动计数。除呼吸频率外，呼吸节律及深浅也应注意。年幼儿腕部脉搏不易扪及，可计数颈动脉或股动脉搏动。各年龄小儿呼吸、脉搏正常值见下表（表4-1）。

表4-1　各年龄小儿呼吸、脉搏次数（每分钟）

年龄	呼吸	脉搏	呼吸：脉搏
新生儿	40～45	120～140	1：3
1岁以下	30～40	110～130	1：3～4
2～3岁	25～30	100～120	1：3～4
4～7岁	20～25	80～100	1：4
8～14岁	18～20	70～90	1：4

③血压：不同年龄小儿所用血压计袖带宽度不一样，应为上臂长度的2/3，过宽者测出血压较实际低，太窄则测得值过高。年幼儿血压不易测准确。新生儿及小婴儿可用简易潮红法或多普勒超声诊断仪测定。不同年龄正常血压平均值可用公式推算：收缩压（mmHg）＝80＋（年龄×2），舒张压为收缩压的2/3。

（3）皮肤和皮下组织：最好在明亮的自然光线下观察皮肤有无苍白、潮红、黄疸、发绀、皮疹、瘀点、毛发异常等变化；用手触摸并感觉皮肤湿润度、弹性及皮下组织厚薄和充实度，有无脱水、水肿及其程度，必要时应测皮脂厚度。

（4）淋巴结：检查枕后、颈部、耳后、腋窝、腹股沟等处淋巴结大小、数目、质地、活动度及有无压痛等。

（5）头部

①头颅：注意头颅大小、形状；前囟大小和紧张度，是否隆起或凹陷；小婴儿需触摸顶部及枕部颅骨，看有无软化呈乒乓球样感觉，枕部有无枕秃，新生儿有无产瘤、血肿等。

②面部：观察有无特殊面容，眼距大小，双耳大小、形状等。

③眼、耳、鼻：注意眼睑有无红肿、下垂、闭合不全，结膜是否充血、有脓性分泌物，

角膜有无混浊、溃疡，瞳孔大小、对光反应。检查双耳外形、外耳道分泌物，有无局部红肿，提耳时有无疼痛等。观察鼻形状、鼻翼扇动、鼻分泌物性状、有无鼻塞等。

④嘴唇、口腔：嘴唇是否苍白、发绀、湿润、干燥、张口呼吸、口角糜烂，牙龈、颊黏膜有无充血、溃疡、鹅口疮，腮腺开口处有无红肿及分泌物。牙的数目及排列，龋齿数。

(6) 颈部：观察有无斜颈、短颈等畸形及活动情况，以及甲状腺有无肿大、气管位置、颈静脉充盈、搏动等。

(7) 胸部

①胸廓：外形有无异常，小儿要特别注意佝偻病引起的胸廓畸形，胸廓两侧是否对称，有无呼吸运动异常、心前区局部隆起等。

②肺：注意呼吸快慢深浅，有无节律异常、呼吸困难、“三凹症”表现等。听诊时，小儿常不配合，可趁啼哭后出现深吸气时进行听诊，肺炎时可听到细湿啰音。

③心：注意心前区是否有隆起、心尖冲动是否移位。心脏听诊时应注意心率、节律、心音强弱、杂音等。

(8) 腹部：新生儿要特别注意脐部有无炎症及分泌物，稍大后注意有无脐疝。婴幼儿有时肝边缘在肋下 1～2cm 处可扪及，属正常。小婴儿有时可触及脾脏，肝脾均质软，无压痛，6～7 岁后不应再摸到。

(9) 脊柱和四肢：观察有无畸形，如佝偻病时下肢呈现“O”形或“X”形腿，手镯、脚镯征，脊柱侧弯等。

(10) 会阴、肛门及外生殖器：肛门有无畸形、肛裂，女孩阴道有无分泌物、畸形，男孩有无包皮过长、阴囊鞘膜积液、隐睾及畸形、有无腹股沟疝等。

(11) 神经系统

①一般检查：包括神志、精神状态、面部表情、前囟饱满度、反应灵敏度、动作语言发育、有无异常行为、肢体动作能力等；

②脑膜刺激征：一般重点检查颈阻力、克氏征及布氏征、肌张力等；

③神经反射：新生儿检查某些生理反射是否存在，如吸吮反射、握持反射、拥抱反射等，2 岁以下婴幼儿巴氏征可呈阳性。

二、入院护理

(一) 护士在儿童入院时的职责

护士应理解儿童患病住院对患儿及其家庭的影响，在入院时为其提供必要的信息及情感上的支持。帮助儿童和家长做好入院的准备工作，包括用物的准备和精神的准备。对家长不要采取批评、指责的态度，以免给其带来更大的压力和对护士的不信任感。要言语温和、态度亲切和蔼、工作认真负责，以取得患儿与母亲的信任，使患儿获得安全感和感觉舒适。

(二) 入院护理常规

(1) 介绍病房情况，如病室环境、作息时间、探视制度以及工作人员如主管医生、主管护士、护士长等。将儿童及家长带至其病床边，并将其介绍给其他病人和家长。

(2) 收集患儿健康资料（详见本章有关内容）。

(3) 测量体温、脉搏、呼吸、血压等生命体征，测体重并进行全身体格检查（详见本章有关内容）。

(4) 若病情允许可进行清洁护理，给患儿沐浴或部分擦浴。洗浴时，观察全身情况，特别应注意有无皮疹，以发现传染性疾病。

(5) 在母亲离开时，对儿童进行心理护理，减轻分离性焦虑。对重症患儿，护士应根据病情协助进行治疗和抢救，待病情平稳后，再进行其他方面的护理。

三、住院期间的护理

住院期间为患儿提供的基础护理包括以下内容。

(一) 饮食

正在断奶的婴儿在住院期间应暂时停止断奶，继续喂哺母乳，待恢复健康后再断奶。能下地活动的患儿在护士的协助下可集体进餐，以促进食欲。奶瓶、奶头及餐具每次用后消毒。护士还应经常与营养室联系，反映患儿进食情况，以协助营养室不断调整配餐（特殊疾病患儿的营养与饮食见有关章节）。

(二) 休息与睡眠

活泼好动是小儿的性格特点，故除病情严重外，勿过分限制其活动。可根据情况为患儿制定生活日程，保证患儿的休息与睡眠。

(三) 清洁卫生

根据病情及季节不同，定期为患儿擦浴或沐浴。冬季每周至少一次，夏季每日至少一次。每日晨、晚间护理时可擦洗。饭前便后洗手。患儿的衣着及被褥经常更换，保持清洁。

(四) 预防交叉感染和意外事故

严格遵守消毒隔离制度，认真执行各种安全防范措施，保证患儿免遭伤害。

(五) 促进生长发育、满足教育需求

为患儿提供适当、有益的活动和游戏，减少不良刺激，如分离性焦虑、疼痛等，使其生长发育的潜能得到最大的发展。对学龄儿童应帮助其完成学业，并保持与同学和学校的联系。

(六) 治疗性的游戏

当游戏起到应对恐惧和忧虑的作用时称为治疗性的游戏。其作用是评估儿童对疾病的了解和认识，以及对儿童进行护理干预。常用的方法包括讲故事、绘画、听音乐、用玩偶游戏以及进行具有情节、戏剧性的游戏。治疗性的游戏可帮助护士接近患儿，并解释病因、治疗和护理过程、自我保健知识等，同时，使患儿表达恐惧、焦虑和幻想。护士应根据患儿年龄、病情选择适当的游戏与玩具。

(七) 住院患儿的健康教育

儿童健康教育是通过有计划、有组织、有系统的教育活动使儿童建立健康信念和健康行为，从而提高患儿的独立、合作能力，促进患儿战胜疾病、恢复健康。患儿由于年龄不同、生长发育的阶段不同、学习能力不同，对他们的教育方法和教育内容也不尽相同。护士应充分了解小儿各个时期不同的生长发育特点，针对不同疾病采取符合小儿心理特点的教育策略。

1. 儿童健康教育的原则

(1) 量力性原则：人的认识能力是受客观实践制约的，小儿的认识能力有限，因此，不能硬性地向他们灌输一些不能理解的知识或布置不能完成的任务，要量力而行。

（2）直观性原则：小儿容易认识和记忆生动形象的事物，因此，对小儿进行健康教育，不宜采取呆板的课堂教学形式，而应该通过直观的实物、图片、玩具进行启发诱导。

（3）启发性原则：小儿好奇心强，兴趣广泛，在健康教育中，要利用这一特点启发他们的思维，激发他们的学习兴趣。

（4）督导性原则：小儿的自控能力有限，行为波动性大，要求护士在实施小儿健康教育中，必须给予适当的督促、检查和指导。

2. 儿童健康教育方法

（1）直观形象法：充分利用各种信息媒介，如图片、计算机软件、图像和录像带、CD、VCD 等等，激发儿童学习的兴趣。

（2）游戏法：通过游戏的方法对小儿进行健康教育，可显著提高儿童的学习兴趣。游戏的种类很多，常运用的有角色游戏、表演游戏、体育游戏和音乐游戏等。任何一种游戏都有它自己的特点和作用，可根据教学内容的不同加以选择和运用。

（3）示范法：小儿模仿力很强，在实施健康教育中充分运用榜样示范作用，帮助儿童形象地理解和掌握健康知识和技能，培养良好的健康行为。同时指导家长一起教育小儿，共同为小儿树立榜样。

（4）提问法：应注意问题要具体明确，语言通俗易懂，便于小儿问答；要由浅至深，不要超过小儿的理解限度和知识范围。回答正确者及时表扬，激发其积极性；如回答错误，要注意纠正，并委婉地指出错误的地方，态度诚恳和蔼，以免挫伤其积极性和自尊心。

（5）练习法：就是让小儿对已学过的技能进行反复练习，加深其理解和掌握，培养小儿良好的健康行为。

3. 健康教育中应注意的问题

（1）教育应有计划性：健康教育计划应是书面计划，包括教育目标、教育方法、评价的方法及时间等。教育计划要求目标明确，方法和教材明确，更应注重落实，将其贯穿于日常治疗和护理工作中。

（2）教育时机应适当：健康教育应做到因时施教，因情施教。系统的健康教育最好在患儿病情平稳，家长的情绪稳定时进行，以取得良好的教育效果。

（3）教育方法应得当：根据对象选择合适的教育方法，学龄前儿童宜用直观、形象方法，学龄期儿童宜用正面鼓励的方法。另外，应与家长交流沟通，及时了解反馈信息。

（4）教育应有艺术性：注意运用沟通交流技巧，语言通俗易懂，词汇生动，态度要和蔼可亲，建立良好的护患关系是进行健康教育的基础。

（5）满足特殊患儿的学习需求：针对残疾儿童，应注意教育方式。如有视力障碍，材料必须以听觉及触觉的方式出现；有听力缺陷的患儿需要视觉和触觉的材料；有学习障碍的患儿需要缩短教育的时间并反复强化，经常评价他们的理解程度。

四、出院护理

（一）出院准备

当患儿病情稳定后，护士就应开始评估儿童和家庭对出院的准备，包括家庭是否具有对儿童照顾的知识和能力，需要哪些支持以及社区健康服务资源等。出院计划须在住院期间尽早完成，以帮助患儿和家长掌握必要的护理知识，如促进患儿的休息与睡眠、保证充足的营养、用药方法、病情观察等。回家后仍需特殊护理的患儿，护士应教授特定的护理技术，如鼻管喂食、注射胰岛素、化验尿糖、褥疮护理、更换敷料等，使家庭成员学会如何促进儿童恢复健康。

（二）出院指导

医师决定患儿可以出院时，应即刻通知家长。为其准备出院所带药品，指导用药方法，安排定期复诊时间，并与家长共同复习出院后所需的护理知识和技术。

第三节　儿科护理技术

儿科基础护理技术包括：约束法、沐浴法、留取尿标本法、口服给药法、静脉穿刺法、静脉输液法（光照疗法和暖箱的使用见有关章节）。

一、约束法

约束法的目的是避免神志不清或躁动的患儿挣扎活动和碰伤肢体，以利于诊疗操作的顺利进行。

约束法的注意事项是：

（1）正确使用各种约束法，并使患儿舒适。

（2）应定时检查皮肤有无损伤和循环障碍。

（3）应定时松解约束带，按摩局部，促进血液循环。

（4）及时检查约束效果，发现不当要及时处理。

（5）遇到探视时，护士应向家属讲明约束的目的，使其理解，并配合护理工作，而不要擅自松解约束带，影响治疗。

（一）全身约束法

1. 用品　凡能包裹患儿全身的物品皆可使用，如大毛巾、床毯、大单等。

2. 方法

方法一：

（1）大单折成自患儿肩部至踝部的长度，将患儿放在中间。

（2）用靠近护士一侧的大单紧包同侧患儿的上肢、躯干和双脚，至对侧在患儿腋窝处掖于身下。

（3）再将大单的另一侧包裹上臂及躯干后，压于靠护士一侧身下。如患儿躁动可用布带结扎（图4-4）。

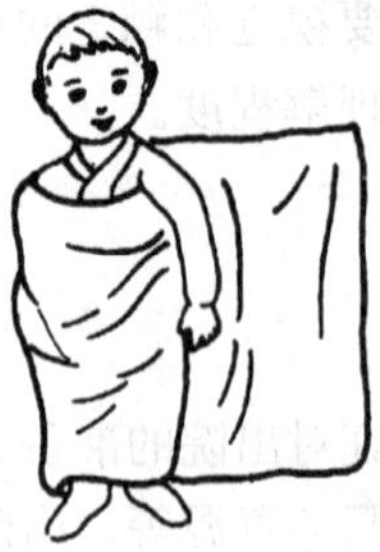

图4-4　全身约束法示意图一

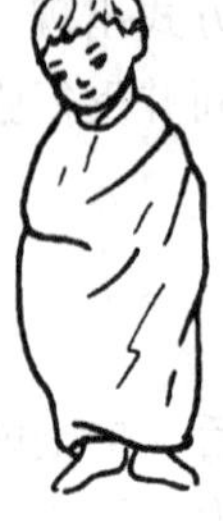

图4-5　全身约束法示意图二

方法二：

(1) 大单折成自患儿肩部至踝部的长度，将患儿放在中间。

(2) 将一侧的大单经患儿腋下掖于身下。

(3) 再将大单的另一侧包裹患儿，经胸压于身下（图 4-5）。

(二) 手足约束法

1. 用品　手足约束带或纱布与绷带。

2. 方法

(1) 约束带法：用约束带 A 端系于手腕或足踝部，B 端系于床屉空隙处（图 4-6）。

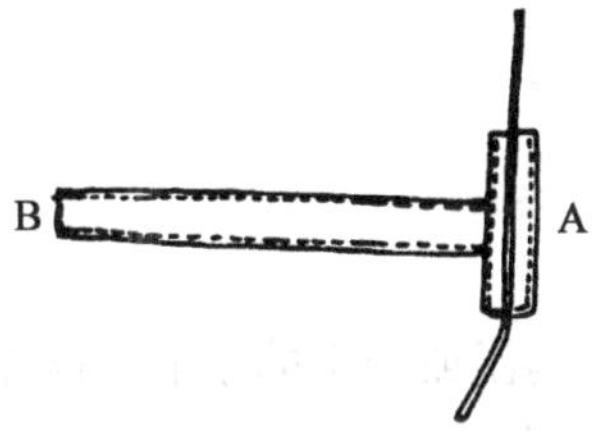

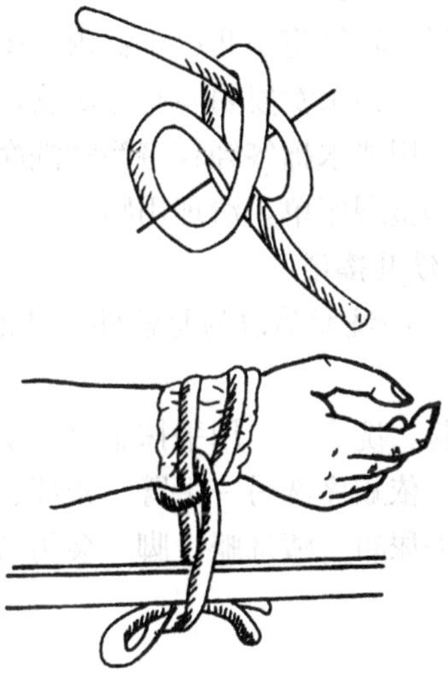

图 4-6　约束带法示意图

(2) 夹板法：为保证四肢静脉输液的顺利进行，在输液的肢体下放置一衬有棉垫的小夹板（其长度应超过关节处）以绷带固定并绑在床栏上（图 4-7）。

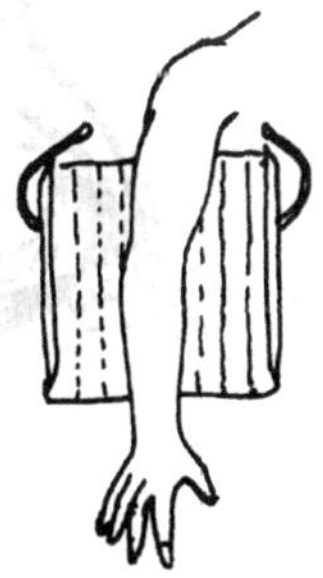

图 4-7　肘部约束法示意图

二、沐浴法

婴儿沐浴法的目的是使患儿清洁舒适；促进血液循环，帮助皮肤排泄和散热；活动肌肉和肢体；观察全身情况，尤其是皮肤情况。

婴儿沐浴法的注意事项：①减少暴露，避免受凉；②头皮有皮脂结痂时，可涂液状石蜡或花生油浸润，待次日轻轻梳出结痂后再清洗。切不可用力剥除，以防出血；③口唇干裂者可涂液状石蜡，有口腔炎症者可根据医嘱分别给予处理；④面部禁用肥皂；⑤注意观察全身及皮肤情况，如发现异常应及时报告医生。

(一) 婴儿盆浴法

1. 用品　浴毯、毛巾、沐浴液、温度计、被服类及其他用品（按需要准备）、洗澡盆。

2. 方法

(1) 携用品至床旁，关闭门窗，调节室温至 25℃左右。

(2) 洗澡盆内放半盆温热水，水温为 38～40℃，以前臂内侧试水温以热而不烫为宜，盆底铺垫毛巾，以防小儿滑倒。

（3）对能独坐的小儿，协助其坐入盆内。洗脸、洗手后，用沐浴液按顺序擦洗并冲洗全身。

（4）对不能独坐的婴儿：①保留尿布，裹以大毛巾，盖上浴毯。先用干净毛巾从眼睛外眦擦向内眦，再洗脸。鼻孔可用毛巾的小角或净水棉球清洗；②抱起小儿（图4-8），用左手手掌托住头颈部，肘部夹住小儿臀部，左手拇指和中指将小儿双耳廓折向前方，堵住外耳道口，必要时可塞棉花，以防水流入耳内。右手抹沐浴液，涂于小儿头部，用清水冲净并用大毛巾擦干；③用手抹沐浴液，涂于小儿颈下、前胸、腹部、手臂、颈后、背、臀部、会阴、腿、脚；④移去大毛巾，护士以左手握住小儿左肩及腋窝处，使头部枕于护士肘窝处，右手托住双腿，轻轻将小儿放于盆内（图4-8）。用水将沐浴液冲净后，以大毛巾包裹小儿并沾干水分；⑤如果女婴阴唇有分泌物，用蘸有液状石蜡棉签，轻轻自上而下擦洗。将男婴包皮往上推，用清水棉签轻轻将污物洗净，再将包皮推回；⑥穿上衣服，兜好尿布，必要时修剪指甲；⑦整理床单，清理用物。

（二）婴幼儿擦浴

1. 用品　除洗澡盆改为脸盆外，其他同盆浴。

2. 方法

（1）洗脸、洗头后，用手抹肥皂洗手臂及手，再用稍湿或拧干的小毛巾擦净皮肤，并用大毛巾沾干。依顺序洗另一手臂、颈部、胸、腹部及背部。

（2）除去尿布，清洗腿、脚、会阴与臀部。

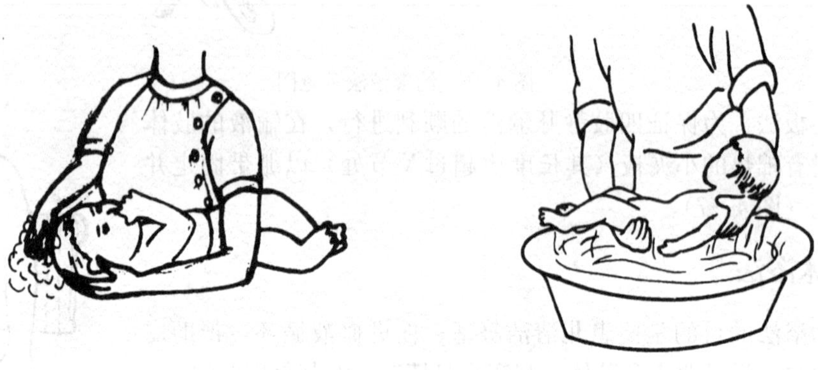

图4-8　婴儿盆浴法示意图

三、留取尿标本法

（一）用品

小瓶一个，胶布（5～7cm）4条，或用小便标本塑料袋。留24小时小便容器或特制试管、皮管（70～75cm）、广口瓶各1个。

（二）常规标本收集方法

1. 小瓶法

（1）检查小瓶有无裂纹，瓶口必须光滑。将3条胶布等间隔粘于瓶口，再用1条胶布围绕瓶颈，使3条胶布固定（图4-9）。

（2）将瓶口对准女婴尿道口，将男婴阴茎放于瓶内。一条胶布贴于男、女婴阴阜上，其余两条分别贴于大腿内侧，避免贴于阴唇及腹股沟处，使小瓶下垂，松兜尿布（图 4－9）。

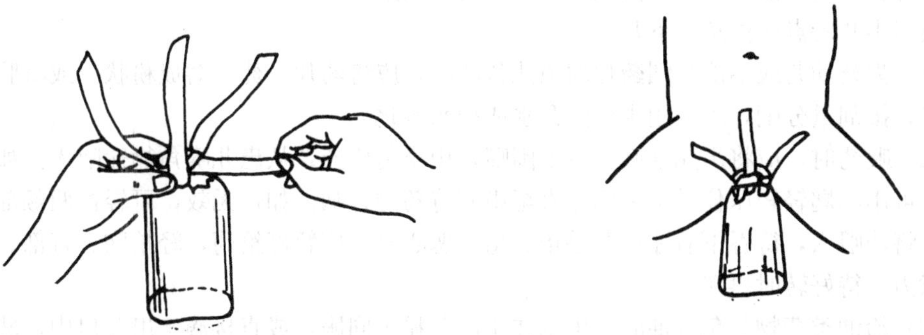

图 4－9　小瓶法留取尿样标本示意图

（3）将床头稍抬高，有尿后，立即将瓶取下，除去胶布，送检尿标本。

2. 塑料袋法　塑料袋由聚乙烯薄膜制成，可容纳 100ml 溶液，袋外面印有单位（ml）刻度。上端有一圆孔，圆孔边缘有海绵与黏合胶，上覆盖表层纸。留标本时，拿掉圆孔处表层纸；将圆孔对准会阴粘紧（图 4－10），避免有缝隙，以免尿液漏出。注意在应用于女婴时，将会阴部伸展，由肛门上部，阴部以下开始向上贴。松兜尿布，塑料袋放平，勿折叠。有尿后，将排于袋内的尿液放于标本瓶内送检。

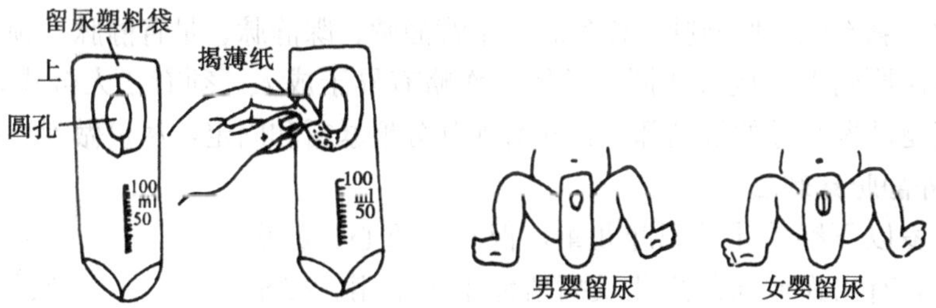

图 4－10　塑料袋留取尿标本示意图

（三）24 小时小便标本收集法

1. 年长儿　应向其说明留尿的目的及方法，以取得其合作，并注意提醒患儿，以免遗漏，影响其准确性。可采用便盆收集法。

2. 婴幼儿　依小瓶法固定试管上端管口，下端管口连接橡皮管插入床旁广口瓶中（内放防腐剂），瓶上注明住院号、姓名、日期、起止时间，收集完毕送检（图 4－11）。

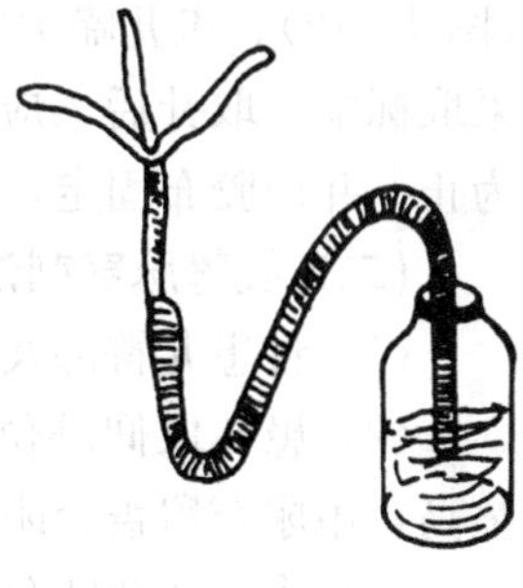

图 4－11　24 小时小便标本收集法示意图

（四）小便培养标本收集法

按导尿法清洁消毒患儿会阴及尿道口后，对准尿道口放无菌标本瓶。留中段尿时，依法清洁消毒，一人为患儿把尿，另一人持瓶接中段尿。协助较大患儿坐盆排尿，前段尿弃去，留中段尿，盖好瓶口送检标本。

四、口服给药法

备药和发药方法同成人。但须特别注意药物剂量。

根据小儿特点应注意以下几点：

(1) 为婴幼儿或不能吞咽药片的患儿备药时，应将药片、药丸磨成粉状，或将胶囊内药物倒出，按剂量分配，服前用少量温开水或糖水溶化。

(2) 喂药时，应将患儿抱起，带上围嘴，用小勺盛药，从患儿嘴角徐徐喂入。如患儿不合作，可用小匙轻轻压住舌头一侧，直至患儿将药物吞咽。如仍无效，可轻捏两颊部使其微张口，将药喂入，待吞下后才放开手指。患儿恶心时，应暂停给药，轻拍胸、背部。转移患儿注意力，待好转时再喂。

(3) 给油类药物如鱼肝油时，可滴在小匙药粉中同服，或直接滴于患儿口中，然后再喂少许糖水。

(4) 应训练和鼓励年长儿自愿服药。耐心说服，不可粗暴强迫，并尽量改善药物苦涩味。护士应协助患儿将全部药物服下后方可离去。

(5) 任何中西药均不可混于乳汁中同时哺喂。中药喂法同西药。

(6) 给药后应观察患儿反应，如将药物吐出应立即处理，清除呕吐物，并使之安静。必要时报告医生酌情补充给药。

(7) 喂药注意严格执行“三查七对”。

五、静脉穿刺法

小儿静脉穿刺部位为肘静脉、桡静脉、手背静脉、踝静脉、足背静脉、颈外静脉、股静脉等。操作方法原则上与成人相同，具体操作略有异于成人。须有二人合作，术者技术熟练，助手要清楚掌握静脉的解剖部位，并恰如其分地暴露和固定，尽量做到一次穿刺成功。

(一) 颈外静脉穿刺法

适用于3岁以下婴幼儿及肥胖儿童，但有严重心、肺疾患者，新生儿，有出血倾向的患儿及病情危重者禁用。按全身约束法包裹患儿，助手使患儿平卧，肩部于治疗桌顶端边沿相齐，头转向一侧，垂于治疗桌边沿下，露出颈外静脉(图4－12)。患儿啼哭时静脉暴露最为明显，术者进行穿刺，采取标本。取针后，应用无菌棉球压迫穿刺部位，至不出血为止，并用胶布固定，以防感染。

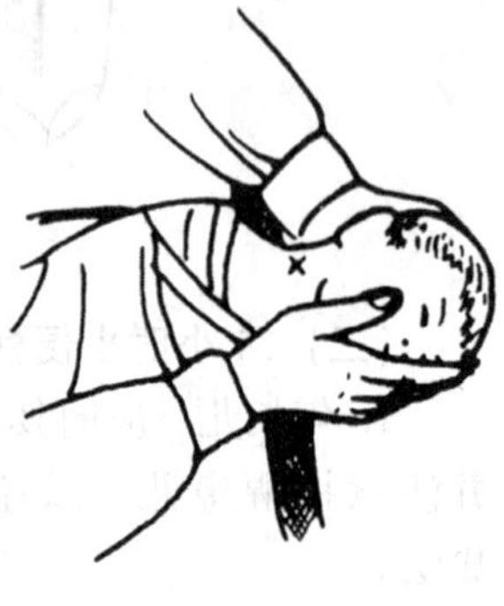

图4－12 颈外静脉穿刺法示意图

(二) 股静脉穿刺法

(1) 将患儿臀部及会阴部洗净，更换洁净尿布。

(2) 患儿取仰卧位，脱去一侧裤腿，将穿刺侧腹股沟处垫高，用尿布覆盖会阴，以免患儿排尿污染穿刺部位。

(3) 将患儿两腿分开呈蛙腿卧位，助手以上臂轻轻压住小儿上臂，用手抓紧小儿的膝部以固定下肢。

(4) 术者按常规消毒穿刺部位及左手食指。在腹股沟中1/3与内1/3交界处，用左手食指触摸股动脉搏动点(图4－13)，右手将注射器自股动脉搏动点内侧垂直刺入，然后逐渐向上提针，并同时抽吸，见有回血时立即停止提针，固定并抽足血量。取出针头并用棉球压迫局部 2～3 分钟，然后用胶布固定。抽血后应哄抱患儿至不哭为止，并注意观察局部有无继续出血。如穿刺失败，不宜再于同侧穿刺。

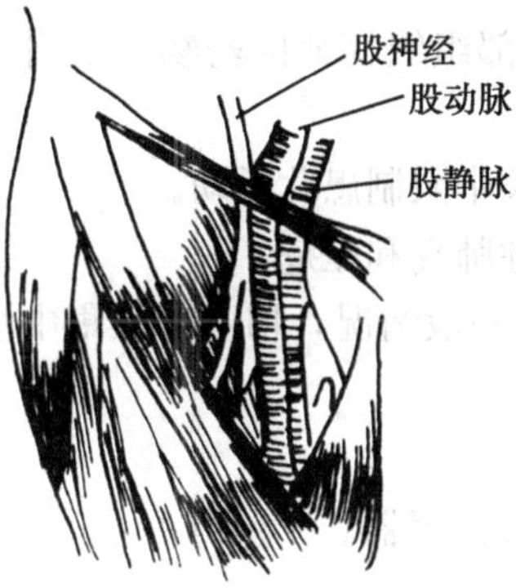

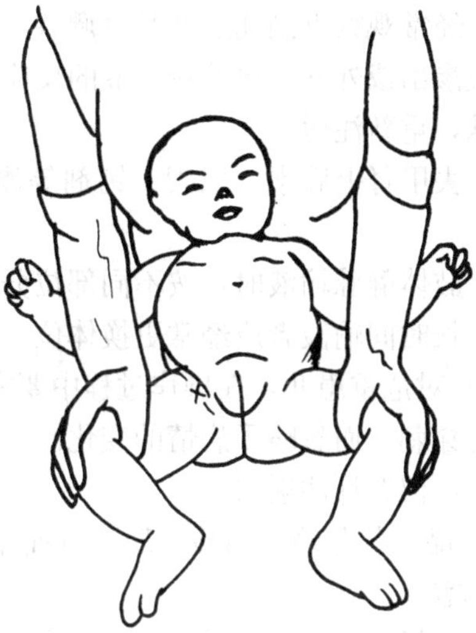

图 4－13　股静脉、股静脉穿刺法示意图

六、静脉输液法

（一）用品

静脉输液用品、头皮针、5ml 注射器。

（二）部位

常用静脉输液与成人相同。婴幼儿采用头皮静脉输液。因小儿头皮静脉浅表易见，较易固定，便于患儿肢体活动及护理。如额上静脉、颞浅静脉、眶上静脉、耳后静脉、枕后静脉等（图 4－14）。

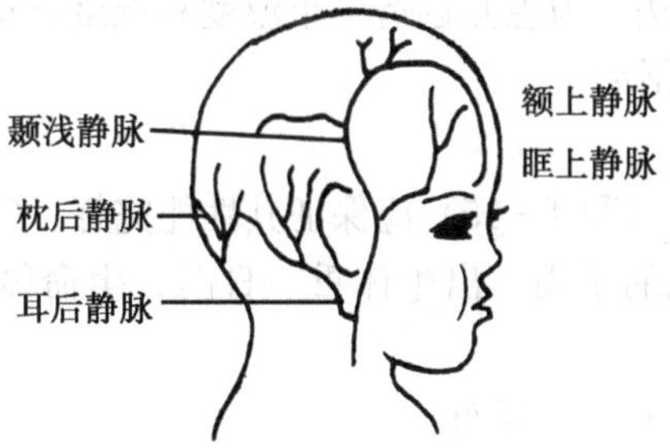

图 4－14　静脉输液法、头皮浅静脉示意图

（三）方法

（1）头皮静脉输液前，须将局部头发剃尽，并用清水洗净。

（2）注射器连接头皮针，排气。

（3）常规消毒皮肤后，护士绷紧皮肤，沿静脉方向平行进针，见回血后，推进液体少许，检验穿刺无误后用胶布固定。如为动脉，回血鲜红，有时能看到搏动，或推进液体后，血管发白，应立即取出针头，压迫局部，重新穿刺。

（4）操作成功后，移去注射器，连接输液器。

（5）调节点滴速度，约束患儿，以防抓拽。

（6）经常观察点滴速度并及时调整，如使用输液泵，应注意泵运转是否正常。还应检查有无药液渗出或外漏及患儿对输液的反应，发现异常，立即给予相应的措施或将针头取出，更换静脉，重新注射。

（7）去甲肾上腺素、尿素、钙剂等渗出而易造成局部组织坏死的药物，禁用头皮静脉输入。

（8）肢体静脉输液时，按不同部位分别使用手足约束带限制患儿活动。

（9）长时间输液者应经常更换体位，以防发生坠积性肺炎和压疮。

（10）对危重患儿，在操作过程中要密切注意面色和一般情况，切不可只集中注意寻找静脉进行穿刺，而忽略了病情的变化。

说明：留置针注射法

1. 用品　静脉输液用品、静脉留置针、连接管、5ml 注射器。

2. 方法

（1）选择注射部位，并以止血带绑于注射部位上端。

（2）常规消毒皮肤后，将静脉留置针穿刺进入选定的血管。

（3）当见回血后，将针芯稍往外拉并固定，解开止血带，将留置针慢慢向前移动。

（4）待留置针完全进入血管，将针芯拔出，连接肝素帽。

（5）用黏性无菌敷料固定好留置针，并露出留置针与连接管接头处，以便观察有无回血，标注置入时间，留置时间为 72 小时。

（6）操作成功后连接输液器，调节输液速度，约束患儿。

七、暖箱使用法

（一）目的

暖箱设计是以科学的方法，为患儿创造一个温度和湿度都适宜的环境，使患儿体温保持稳定，以提高未成熟儿的成活率。

（二）准备

1. 物品准备　婴儿暖箱（图 4－15）应保证其性能完好、安全，用前清洁消毒。

2. 护士准备　了解患儿的孕周、出生体重、日龄、生命体征、有无并发症等。估计常见的护理问题。操作前洗手。

3. 患儿准备　患儿穿单衣，裹尿布。

（三）操作步骤

1. 入箱前准备　暖箱的温度、湿度应根据早产儿的体重及出生日龄而定（表 4－2）。使用前应将暖箱预热，以达到所需的温度、湿度。

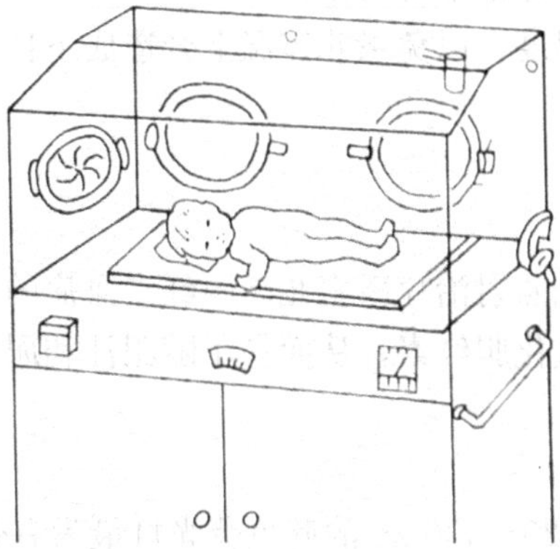

图 4-15 婴儿暖箱

表 4-2 不同出生体重早产儿暖箱温度、湿度参数

出生体重（g）	温度				相对湿度
	35℃	34℃	33℃	32℃	
1000	初生 10 天内	10 天	3 周	5 周	55%～65%
1500	—	初生 10 天内	10 天	4 周	
2000	—	初生 2 天内	2 天	3 周	
2500	—	—	初生 2 天内	2 天以上	

2. 入箱后护理

(1) 患儿可穿单衣，裹尿布。

(2) 一切护理操作应尽量在箱内进行，如喂奶、换尿布、清洁皮肤、观察病情及检查等操作可从边门或袖孔伸入进行，以免箱内温度波动。

(3) 定时测量体温，根据体温调节箱温，并做好记录。在患儿体温未升至正常之前应每小时监测 1 次，升至正常后可每 4 小时监测 1 次。注意保持体温在 36～37℃，并维持相对湿度。

(4) 保持暖箱的清洁：①每天用消毒液将暖箱内外擦拭，然后用清水再擦拭一遍，若遇奶渍、葡萄糖液等污渍应随时将其擦去；每周更换暖箱 1 次，以便清洁、消毒，并用紫外线照射；要定期做细菌培养；②机箱下面的空气净化垫每月清洗 1 次，若已破损则应更换；③患儿出箱后，暖箱应进行终末清洁消毒。

3. 出暖箱条件

(1) 体重达 2000g 左右或以上，体温正常者。

(2) 在不加热的暖箱内，室温维持在 24～26℃时，患儿能保持正常体温者。

(3) 患儿在暖箱内生活了 1 个月以上，体重虽不到 2000g，但一般情况良好者。

4. 使用暖箱注意事项

(1) 随时观察使用效果，如暖箱发出报警信号，应及时查找原因，妥善处理。

(2) 暖箱不宜放置在阳光直射、有对流风及取暖设备附近，以免影响箱内温度的控制。

(3) 要掌握暖箱性能，严格执行操作规程，并要定期检查有无故障、失灵现象，如有漏电应立即拔除电源进行检修，保证绝对安全使用。

（4）严禁骤然提高暖箱温度，以免患儿体温上升造成不良后果。

八、光照疗法

（一）目的

光照疗法是一种通过荧光照射治疗新生儿高胆红素血症的辅助疗法。主要作用是使胆红素转变为胆红素异构体和光氧化胆红素，从而易于随胆汁和尿液排出体外。

（二）准备

1. 物品准备

（1）光疗箱：一般波长420～470nm的蓝色荧光灯最为有效；还可用白光照射，光亮度160～320W为宜；光疗箱分单面和双面；灯管与皮肤距离33～50cm。

（2）遮光眼罩：用不透光的布或纸制成。

（3）其他：长条尿布、尿布带、胶布等。

2. 护士准备　了解患儿疾病的诊断、日龄、体重、黄疸的范围和程度、胆红素检查结果、生命体征、精神反应等。操作前戴墨镜、洗手。

3. 患儿准备　患儿入箱前须进行皮肤清洁，禁忌在皮肤上涂粉和油类；剪短指甲；双眼佩戴遮光眼罩，避免光线损伤视网膜；脱去患儿衣裤，全身裸露，只用长条尿布遮盖会阴部，男婴注意保护阴囊。

（三）操作步骤

1. 光疗前准备　清洁光疗箱，特别注意清除灯管及反射板上的灰尘。接通电源，检查线路及光管亮度。使箱温升至患儿适中温度，相对湿度55%～65%。

2. 入箱　将患儿全身裸露，用尿布遮盖会阴部，佩戴护眼罩，放入已预热好的光疗箱中，记录开始照射时间（图4－16）。

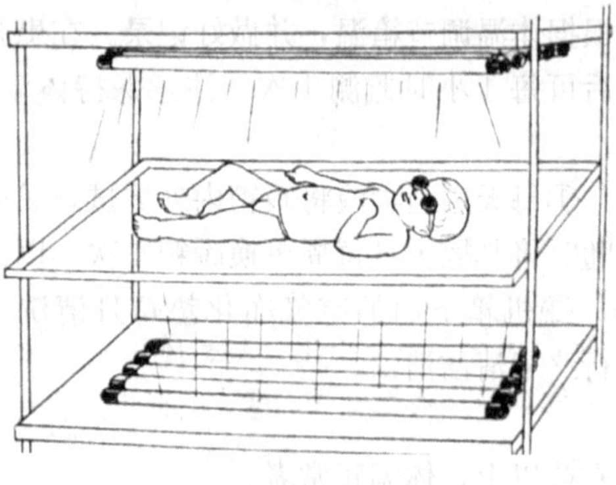

图4－16　婴儿光疗

3. 光疗　应使患儿皮肤均匀受光，并尽量使身体广泛被照射。若使用单面光疗箱一般每两小时更换体位一次，可以仰卧、侧卧、俯卧交替更换。俯卧照射时要有专人巡视，以免口鼻受压影响呼吸。

4. 监测体温和暖箱变化　光疗时应每2～4小时测体温1次，使体温保持在36～37℃为宜，根据体温调节箱温。若光疗时体温上升超过38.5℃时，要暂停光疗。

5. 出箱　一般光照 12～24 小时才能使血清胆红素下降。光疗总时间按医嘱执行，一般情况下，血清胆红素＜171μmol/L（10mg/dl）时可停止光疗。出箱时给患儿穿好衣服，除去眼罩，抱回病床，并做好各项记录。

（四）注意事项

1. 保证水分及营养供给　光疗过程中，应按医嘱静脉输液，按需喂奶，因光疗时患儿不显性失水比正常小儿高 2～3 倍，故应在喂奶间喂水，记录出入量。

2. 严密观察病情　监测血清胆红素变化，以判断疗效；观察患儿精神反应及生命体征；注意黄疸的部位、程度及其变化；大小便颜色与性状；皮肤有无发红、干燥、皮疹；有无呼吸暂停、烦躁、嗜睡、发热、腹胀、呕吐、惊厥等；注意吸吮能力、哭声变化。若有异常须及时与医师联系，及时进行处理。

3. 保持灯管及反射板清洁，并及时更换灯管　每天应清洁灯箱及反射板。灯管使用 300 小时后其灯光能量输出减弱 20％，900 小时后减弱 35％，因此灯管使用 1000 小时后必须更换。

4. 光疗箱的维护与保养　光疗结束后，关好电源，拔出电源插座，将湿化器水箱内水倒尽，作好整机的清洗、消毒工作，有机玻璃制品忌用乙醇擦洗。光疗箱应放置在干净，温度、湿度变化较小，无阳光直射的场所。

附：儿科医疗机构的特点

小儿的生理、心理特点因年龄阶段不同而有较大差异，所患疾病及发病过程、病理变化以及恢复过程也有不同的特点。由于小儿抵抗力较低，易患传染病和发生交叉感染，所以儿科医疗机构的组织和设备应根据上述特点，合理安排以促进患儿尽快恢复健康。

一、小儿门诊

（一）小儿门诊的设置和要求

1. 预诊处　专科医院与综合医院儿科皆应设立预诊处。

（1）目的：在挂号前经过初检，及时检出传染病患儿，使其在隔离室或特定的传染病门诊诊治，避免交叉感染。预诊还协助家长鉴别患儿所需诊治的科别，以及区分病情的轻、重、缓、急，给予适当处理，危重患儿可直接送入抢救室救治。

（2）设备要求：预诊处应设在医院大门附近或儿科门诊的入口处，随时可对患儿进行检查。预诊处应有两个出口，一个通往门诊，一个通往传染病隔离诊室。如有条件，隔离诊室可多设几间，以便按不同传染病种分别诊治或在消毒诊室时交替使用。隔离诊室应备有隔离衣和专用诊查用品，以及消毒设备如紫外线灯以及洗手设备。

（3）预诊检查：主要为问诊、望诊以及简单的体检，力求抓住关键，简单扼要。要根据不同季节传染病的流行特点，结合患儿的接触史、主诉、症状及体征迅速做出判断，以免患儿逗留过久增加交叉感染的机会。如发现较重的传染病患儿应立即收入传染病病房或转至传染病医院，必要时应由医护人员护送。同时应指导家长对传染病患儿的护理方法和隔离措施。及时进行疫情报告，使患儿所在地区医护人员了解传染病发生情况，以采取相应措施，防止蔓延。

2. 挂号处　小儿经过预检后，方可挂号就诊。

3. 试表处　进行诊治前应根据患儿病情测体温。如遇体温高达 39℃以上者，须酌情给予退热处理，以防发生高热惊厥。

4. 候诊室　由于小儿诊疗时均有家长陪伴，故候诊室应宽敞，空气流通，照明良好，有足够的候诊椅，并设有 1～2 张小床为患儿换尿布、包裹之用。墙壁或隔板可布置壁报、黑板报、宣传画，空地可放置实物模型展览或放录像宣传科学育儿和防病知识。候诊室的管理是护士的重要工作之一，同时，还应向家长和患儿进行健康教育。

5. 诊查室　应设有多个单间诊室，以免因小儿哭闹，在检查时互相干扰。诊查室内设诊查床、诊查桌、椅子及洗手设备。

6. 治疗室　备有各种治疗所需的设备、器械和药品，可进行必要的治疗，如各种注射、穿刺等。儿科护士应具备精湛的操作技能和丰富的护理知识，帮助服务对象减轻疼痛、焦虑和恐惧。

7. 化验室　应设在诊查室附近，便于患儿就近化验检查。

8. 饮水处　由专人负责供应冷、热开水，消毒水杯，便于患儿或家长饮水、服药或热奶。

9. 厕所　要适合小儿使用，并备便盆，以及小棍、小盒、小纸杯等，以便留取大小便标本。

体重计及测量身长的量桌或量板，可根据具体情况，放于诊室或候诊室。

儿科门诊的布置应适合小儿心理，可在墙上张贴一些活泼可爱的卡通图画，在诊查室及治疗室摆放玩具，为其提供有安全感的环境，以消除儿童的紧张、不安情绪。

（二）门诊患儿及其家庭的护理

儿童患病对患儿自身和其家庭成员均是较大的应激源，门诊护士应采取有效措施帮助他们应对压力，促进患儿尽快康复。

1. 主动介绍门诊环境　就诊患儿及家长，特别是初次就诊者不熟悉医院环境，护士应主动提供帮助，使其顺利办理各种手续，以利就诊。

2. 随时观察病情变化　小儿病情变化较快，在预诊及门诊整个诊治过程中，护士应经常巡视患儿。发现病情突变者，应与医生联系，必要时，及时进行抢救。

3. 减轻患儿和家长的焦虑　病情较重的小儿和家长往往焦虑不安，护士应给予充分理解，以诚挚的态度提供护理。在做各种治疗或检查前，应向家长及患儿解释操作过程，以减轻不安，并取得合作。患儿病情危重进行抢救时，护士要尽量陪伴家长，给予安慰和支持，配合医生及时解释病情变化和治疗方案。

4. 提供健康教育　为就诊儿童和家长进行健康指导是门诊护士的重要职责，包括提供促进儿童生长发育、合理喂养，以及常见病、多发病的预防和早期发现等知识。对患慢性疾病在家护理的儿童，要了解其平时用药、营养、生长发育等疗养的情况，耐心解答患儿及家长遇到的问题。

（三）门诊的护理管理

1. 做好组织工作　儿科门诊患儿流动量大，陪伴患儿的家长较多，护士要做好组织和疏导工作。如诊前的准备工作，诊查中的协助和配合，诊后对家长给予必要的指导及解释，使工作有条不紊地进行。

2. 预防交叉感染　根据传染病的流行病学特点，及时发现传染病患儿，并及早隔离，避免交叉感染。严格执行无菌操作，定期对门诊环境和设施进行清洁和消毒。

3. 宣传科学育儿法和疾病护理知识　除在候诊时进行卫生宣教外，有条件门诊可设儿童保健咨询处。

4. 防止发生医疗差错和事故　儿科疾病的发病具有较强的季节特点，因此，儿科门诊就诊患儿比较集中，护士的班次应根据具体情况安排，防止因忙乱发生差错。各种操作及给药应严格执行操作规程和药品管理、核对制度。

二、小儿急诊

（一）小儿急诊的特点

小儿常发病急，病情变化快，意外事故较多见，如误服药物、吞食异物、各种身体或精神创伤等，需要及时抢救。有些疾病在未出现典型症状时，即可能危及生命，如中毒性痢疾的高热伴反复惊厥，流行性脑脊髓膜炎的感染性休克常在典型症状之前出现。因此，在儿科急诊中常需要先根据症状进行抢救，在抢救过程中进一步明确诊断，以免错失抢救时机而造成严重后果。患儿家长往往因过分焦急对病史陈述不清，护士要耐心仔细地询问，并通过敏锐的观察力、判断力根据病情分诊。危重患儿就诊时，应先抢救、后挂号；先用药，后交费。有些患儿在候诊时，病情会急剧变化，护士应加强巡视，必要时提前诊治。

小儿急诊随季节变化，有一定的规律。如春季好发流行性脑脊髓膜炎，夏季为中毒性痢疾，夏秋季为腹泻、流行性乙型脑炎，冬季好发肺炎等。故需根据小儿急诊的季节特点，做好抢救的准备工作。

（二）儿科急诊的设备

1. 抢救室　设抢救床 2～3 张。有抢救严重心、肺功能衰竭、昏迷、休克、出血、中毒等所需的仪器和设备，如人工呼吸机、心电监护仪、气管插管用具、供氧设备、吸引装置、动静脉输血和输液用具、洗胃用具、雾化吸入器等，以及治疗用具如各种无菌包等。另外，应设有抢救车，车上备有抢救药品和用具。每班必须交接清点和检查抢救设备、药物，及时补充、修理，以备随时使用。

2. 治疗室　设有治疗桌、药品柜、注射用具，口腔护理、褥疮护理及灌肠的用具，以及各种导管等。

3. 观察室　设有病床及一般抢救设备，还可备监护仪、婴儿暖箱等。此外，应按病房要求备有各种医疗文件。

4. 小手术室　除一般手术室的基本设备外，应备有大面积烧伤初步处理，急诊开胸、开腹等器械和治疗药品。

（三）小儿急诊的管理

1. 急诊护士的素质要求　急诊抢救质量的五要素为：人、医疗技术、药品、物质（仪器设备）和时间。人是最主要因素，护士应熟练掌握小儿各科急诊抢救的理论知识和技术，具有良好的医德医风、高度的责任心，团结协作，具有敏锐的观察力和应变能力，有较强的组织能力，以使抢救工作有条不紊地顺利进行。同时，对患儿和家长应热情、照顾。坚守岗位，注意观察患儿病情变化，随时做好抢救准备。

2. 设备管理　做好抢救设备的保管及补充。

3. 建立小儿常见疾病抢救及护理常规　如建立小儿常见中毒急救卡，便于急救时查找和采取有效措施。

4. 抢救记录保持完整　抢救时的口头医嘱要复述，在执行后，应及时认真地记录，并注明时间，以保证24小时抢救的连续性。抢救记录要完整，包括用药情况、病情变化、出入量等。完整的记录还有助于分析和总结经验，不断提高抢救质量。

5. 防止交叉感染　对隔离患儿应严格按隔离技术进行护理。

三、儿科病房

（一）儿科病房的设施

每个儿科病房以收30～40名患儿为宜。

1. 病室　病房中的大病室容纳4～6张床，小病室1～2张床，以便为隔离观察或重危患儿使用。每张床位所占面积至少$2m^2$，每床间距，以及床与窗台相距应为1m。病室之间采用玻璃隔断，以便护士观察患儿。有条件的病房，学龄以上儿童的病室应男、女分开。病室窗外应设护栏，以防意外。每间病室应有洗手设备及夜间照明装置。

2. 医护办公室应设在病房的中央，并靠近危重患儿病室，以便随时观察患儿。

3. 游戏室　应设在病房的一端，室内宽敞，阳光充足，冬暖夏凉，内部设置适合儿童。

4. 配膳室与配奶室　内设配奶用具和消毒设备、分发膳食的小车。将营养室备好的膳食在配膳室分发，并由配膳员送至病床前。病房负责配奶时，宜在配膳室进行。

5. 治疗室　最好分为两小间，中间有门可通行。各种注射及输液的准备在一间进行，另一间则进行各种穿刺，以利于严格无菌操作。同时，也减少其他患儿的恐惧。室内设有治疗桌、药柜、器械柜、冰箱、治疗车等。

6. 盥洗室、浴室、厕所　各种设备应适合儿童使用，防止发生意外。浴室要宽敞，便于护士协助患儿沐浴，学龄儿童厕所可有门，但勿加锁。

（二）儿科病房的管理

1. 环境管理

（1）装饰与布置：病室的墙壁、窗帘、寝具、患儿衣服以及工作人员的工作服等应采用明快的颜色。病室可用色彩鲜明、活泼的图画和玩具等装饰，以适应儿童心理需要，减少陌生感和离家所产生的焦虑。

（2）温度与湿度：不同年龄小儿适宜的温度、湿度有所不同。新生儿病室以24～25℃，湿度55%～65%为宜；婴幼儿病室分别为20～22℃，55%～65%；儿童病室分别为18～20℃，50%～60%较为适宜。室内应有温度计、湿度计，并根据需要及时调节。

（3）照明与噪声：为了便于观察与护理患儿，病室要有夜间照明设备。病情稳定的婴幼儿及年长儿夜间室内光线应稍暗，否则影响睡眠。病房应保持安静，注意减少家具及不适宜的玩具所产生的噪音，工作人员应低声悄语，并尽量减少患儿的哭闹声，以免引起其他患儿不安。

2. 患儿的生活作息　患儿的饮食、衣着皆由医院供应。患儿的饮食既要考虑对疾病的治疗作用，还要考虑患儿生长发育的需要。应选择易清洗、消毒及不易破碎的食具。患儿所用被服应用棉布制作，以便于清洗、消毒，并应经常换洗。服装式样简单，图案、花色适合小儿，以浅色为宜。

患儿常需要更多的睡眠，以利于康复。因此，住院期间应把护理、治疗等时间相对集中，以便安排较多的时间休息或游戏。婴幼儿上、下午均须安排睡眠时间，年长儿要保证下午有 2 个小时的睡眠时间，夜间睡眠应达 10～11 小时。

对住院患儿要根据身体情况和年龄安排适当的游戏活动，以使其更好适应住院环境。护士还可利用游戏的治疗作用，对患儿解释疾病的原因、治疗和护理措施，并进行健康教育。

3. 安全措施　预防意外事故是儿科病房工作的重要部分，必须时刻提高警惕，防止发生意外。

(1) 病房设施安全：一层病房的窗户外面应加防护栏。窗户和纱窗要有插销，及时关好窗户。凡下地活动的小儿，不能单独到阳台或楼梯处玩耍，以防发生意外。暖气装置应有防护罩，以免烫伤。

要注意婴幼儿床的安全，床的高度以便于成人照顾为准，四周有床栏，两侧可放下，栏杆之间距离为 6～7cm，以小儿的头不能钻出为限。床栏的高度以小儿站立时肩部应在栏下为宜。床栏无锐利、突出部分。

(2) 病房管理安全措施：药柜要上锁。保温瓶放在固定的适当位置。电源开关位置适当，以免患儿触摸。病房大门能自动上锁，以免患儿擅自离开病房。禁止患儿到杂物室、配膳室，以免沾、摸污物或烫伤。

(3) 护理操作安全措施：严格执行各种查对制度。做各种治疗、护理时，注意约束、固定好患儿，以免发生脱针、断针，操作完毕后，清点用物，不要将针头、玻璃物品等有害物品遗留在床上。测量体重、身长时要扶好患儿。儿童在检查床或治疗桌上时，必须始终有人守护，防止跌伤。

(4) 定期进行预防灾害演习：灾害发生时，小儿无能力自己逃离，因此，病房应定期有避难的训练。固定避难场所及支援人员，明确紧急出口及楼梯，应经常检查消防装置，并保持其适于使用的状态。非常情况下使用的运输用具、手电筒、蜡烛、火柴等应放在固定位置。

4. 防止交叉感染　严格执行清洁、隔离、消毒、探视、陪伴制度。病房经常通风换气，保持室内空气新鲜。

5. 家属的管理　向家长宣传医院的有关规章及消毒隔离制度，使其自觉遵守。指导家长不要将有危险的、发出噪音和不易消毒的玩具带入病房。同时，对家长进行有关的健康教育。

6. 儿科病房护士的配备　儿科病房护理工作量大，人员配备应按婴儿及儿童所需护理时间计算。特别是婴幼儿病房要适当配备较多的人力，如幼儿可有教养员一名。学龄儿童的护理有时应取得学校老师的配合。

第五章　新生儿与新生儿疾病患儿的护理

第一节　概　述

一、新生儿期护理的重要意义

小儿自出生切断脐带脱离母体，由宫内生活向宫外生活过渡，环境发生了巨大变化，而新生儿各器官发育及生理调节功能不完善，因此精心护理十分重要。新生儿期是小儿病死率最高的年龄阶段。新生儿疾病的病种、发病率、临床表现、治疗及护理均有其特殊性。为降低新生儿的发病率、病死率及致残率，必须掌握这些特殊性以提高新生儿的医疗护理水平。

二、新生儿的有关概念

（一）新生儿期

是指自脐带结扎至生后满 28 天这段时间，在此期内的活产婴儿称新生儿。

（二）围生期

围生期是指围绕分娩前后的一段特定时期。国际上对围生期范围有四种规定：①从孕期满 28 周至生后 1 周；②从孕期满 20 周至生后 4 周；③从孕期满 28 周至生后 4 周；④从胚胎形成至生后 1 周。我国一般采用第一种。在围生期内的胎儿与新生儿统称围生儿。

（三）新生儿的分类

1. 根据胎龄分类

（1）早产儿：又称未成熟儿，指胎龄＜37 周（＜259 天）的新生儿。

（2）足月儿：指胎龄满 37 周至 42 周（259～293 天）的新生儿。

（3）过期产儿：指胎龄≥42 周（≥294 天）的新生儿。

2. 根据出生体重分类

（1）低出生体重儿：指出生体重＜2500g 者，多为早产儿或足月小于胎龄儿，后者又称足月小样儿。

（2）极低出生体重儿：指出生体重小于 1500g 者，低于 1000g 者称超低出生体重儿。

（3）巨大儿：出生体重大于 4000g 者，包括正常和有疾病者。

3. 根据胎龄和出生体重关系分类

（1）小于胎龄儿：是指出生体重在同胎龄儿平均体重的第 10 个百分位以下的新生儿。

（2）适于胎龄儿：是指出生体重在同胎龄儿平均体重的第 10 个至 90 个百分位之间的新生儿。

（3）大于胎龄儿：是指出生体重在同胎龄儿平均体重的第 90 个百分位以上的新生儿。

4. 高危儿　指出生后已发生或有可能发生危重情况而需要严密观察的新生儿。包括以下几种情况：

（1）与婴儿因素有关的，如早产儿、过期产儿、小于胎龄儿、大于胎龄儿、低出生体重儿、各种手术产儿及有围产期窒息、呼吸窘迫、循环衰竭、出血、严重黄疸或感染的新生儿。

（2）与母亲因素有关的，如母亲年龄小于18岁或大于35岁者，有异常妊娠者，合并有糖尿病、心脏病或肾脏病等，或在妊娠期患妊娠高血压综合征、感染性疾病、前置胎盘、胎盘早剥、羊水过多等疾病者所生的新生儿。

第二节　正常足月新生儿的特点及护理

正常足月新生儿是指胎龄满37周至42周，体重在2500g以上，身长大于47cm（约50cm）的活产婴儿。

一、新生儿的解剖生理特点

（一）外观

正常新生儿皮肤红润、胎毛少，全身皮肤覆盖着胎脂，头发可多可少，耳廓发育良好。乳晕清楚，可摸到乳房结节，四肢呈屈曲位，指（趾）甲长到或超过指（趾）尖，足跖纹理遍及整个足底，男婴睾丸已降入阴囊，女婴大阴唇完全覆盖小阴唇。

（二）体温调节

新生儿出生后体温明显下降，在1小时内体温可降低2.5℃，如果环境温度适中逐渐回升，于36～37℃之间波动。适中温度是指能维持正常体温及皮肤温度的最适宜的环境温度，在此温度下身体耗氧量最少，蒸发散热量最少，新陈代谢最低。新生儿体温调节中枢功能不完善，皮下脂肪较薄，体表面积相对大，容易散热，易受外界环境影响。护理人员要保持新生儿适宜的环境温度，既要注意保暖防止体温过低，又要避免环境温度过高或包裹多导致脱水热。

（三）呼吸系统

新生儿出生后立即开始呼吸，其肋间肌较弱，主要靠膈肌运动，故以腹式呼吸为主。新生儿呼吸表浅，常有节律不均，频率快，每分钟呼吸约40次左右。新生儿鼻腔小，气道狭窄，黏膜富于血管，在炎症肿胀时极易堵塞，注意经常清除鼻道分泌物，保持呼吸道通畅。

（四）循环系统

胎儿娩出后，血循环和动力学发生重大变化：①脐带结扎，胎盘—脐血循环终止；②肺血管阻力降低；③卵圆孔功能性关闭；④动脉导管功能性关闭。新生儿血流分布多集中在躯干、内脏，而四肢少，故四肢易发冷，末梢易出现青紫。心脏每分钟搏出量为180～240ml/kg，比成人多2～3倍，与其耗氧量高相适应。心率较快，为100～150次/分，少数新生儿出生后1～2天在心前区可听到心脏杂音，几天后消失，这与动脉导管暂时未闭有关。新生儿的收缩期血压约为6.13～10.66kPa（46～80mmHg）。

（五）血液系统

新生儿出生时脐血平均血红蛋白值为170g/L，出生后数小时由于不显性失水及排出小便、体内液体分布移动、血浆减少等，故血红蛋白值上升，2～3天后又降至出生时水平，第1周后仍逐渐下降，早产儿下降幅度大而迅速。足月儿血容量平均为85ml/kg（90～

100ml/kg），早产儿血容量范围为 89～105ml/kg。

（六）消化系统

新生儿消化道面积相对大，适合大量流质食物的消化与吸收。吸吮及吞咽功能完善。胃呈横位，贲门括约肌发育不良，故易发生溢乳。新生儿唾液分泌少，胰淀粉酶一般要出生后 4 个月才达成人水平，但肠内消化蛋白质、糖类及脂肪的能力已较完善。

胎粪呈墨绿色、稀糊状，一般在出生后 10～12 小时内开始排出，2～3 天内逐渐转为黄色稀软便，若出生后 24 小时仍未见胎粪排出，应警惕是否有肛门闭锁及其他消化道畸形。

（七）泌尿系统

新生儿肾功能不完善，人工喂养儿血磷易偏高而导致钙磷平衡失调，造成低血钙。肾脏浓缩功能也相对较差，若配奶较浓，其血中尿素氮浓度也会增高。新生儿肾排出过剩钠的能力也低，含钠溶液进入体内稍多可导致水肿。新生儿多在出生后 24 小时内排尿，如 48 小时仍不排尿，须查找原因。

（八）神经系统

新生儿的脑相对较大，约 300～400g，占体重 10%～20%（成人仅 2%）。脊髓相对较长，但大脑皮层和纹状体发育尚未完善，神经髓鞘没有完全形成，故常出现泛化反应。大脑皮层兴奋性低，睡眠时间长。新生儿期具有各种无条件反射，如觅食、吸吮、吞咽、握持、拥抱等反射。这些反射是判定新生儿神经系统是否正常的指标，若有神经系统损伤或颅内出血，这些反射可能消失。在正常情况下，出生后数月这些反射自然消失。除上述神经反射外，新生儿巴宾斯基征、克匿格征均可呈阳性反应，腹壁反射及提睾反射不稳定。

新生儿在觉醒状态下，会注视色彩鲜艳的球，并能随之移动眼和头；铃声也会使小儿头随铃声转动。触觉及温度觉较痛觉灵敏。在护理新生儿时要注意动作轻柔，环境温度冷暖适宜，使小儿形成积极的肤觉条件反射，产生愉快情绪。

（九）免疫系统

新生儿免疫功能不全，皮肤、黏膜屏障功能差，胃酸分泌少，杀菌力低，白细胞吞噬能力低，血清中补体成分少，故其杀菌、溶菌及灭活病毒等作用较差，使新生儿感染发病率高。新生儿通过胎盘从母体获得一些 IgG，又从母乳内获得一些 SIgA，故对麻疹、白喉等急性传染病具有免疫力。但从母体所获 Ig 有限，又逐渐消失，自体合成又少，细胞免疫功能尚未完善。因此，新生儿对细菌感染缺乏抵抗力，感染后发生败血症机会较多，所以，护理新生儿预防感染极为重要。

（十）皮肤黏膜及脐带

新生儿皮肤薄嫩、血管丰富，易擦伤而引起感染，尤其在皮肤皱褶处容易发生糜烂。口腔黏膜柔嫩，唾液腺发育不良，较干燥。于上腭中线和牙龈切缘上常有黄白色小斑点称为上皮珠，均系上皮细胞堆积或黏液腺分泌物积留所致，生后数周至数月自行消失。两颊部有脂肪垫，对吸吮有利，为生理现象。脐带经无菌操作结扎后，逐渐干燥，一般在 7～10 天内脱落，脐带残端须保持清洁干燥，避免发生脐炎。

二、新生儿常见几种特殊生理状态

（一）生理性体重下降

出生后 2～4 天体重可下降 6%～9%，但一般不超过 10%，约 10 天恢复。其主要原因是出生后最初几天喂奶和水较少，而呼吸、皮肤蒸发水分及排出大小便致使体重下降。提早哺喂可防止或减少生理性体重下降。如下降过多或恢复过晚应考虑有病理因素或喂养不当。

（二）假月经

有些女婴出生后第5～7天，阴道可见少量血性分泌物，可持续一周，称“假月经”。此乃因母亲妊娠后期雌激素进入胎儿体内，出生后突然中断，因而形成类似月经的出血。不需处理可自止。

（三）乳腺肿大

男女婴儿皆可发生，多在出生后3～5天出现，如蚕豆或鸽蛋大小。也是因母亲雌激素对胎儿影响中断使体内生乳素发挥作用所致。随着生乳素水平的降低，一般生后2～3周自然消退。切勿挤压，以免造成继发感染。

（四）“马牙”和“螳螂嘴”

新生儿口腔黏膜柔软，血管丰富，唾液腺发育不良，故较干燥。有时在上腭中线两侧及齿龈切缘上常有由上皮细胞堆积或黏液腺分泌物积留形成的黄白色小点，称上皮珠，俗称“马牙”，生后数周或数月内自行消失。新生儿面颊部有脂肪垫，俗称“螳螂嘴”，对吸乳有利，切忌挑割，以免引起继发感染。

（五）生理性黄疸

50%～75%的正常新生儿由于新生儿的胆红素代谢特点在生后第2～3天可出现黄疸，第4～5天达到高峰，第10～14天自然消退。

（六）粟粒疹

新生儿出生后3周内，可在鼻尖、鼻翼、面颊部长出细小的、白色或黑色的、突出在皮肤表面的皮疹，系新生儿皮脂腺功能未完全发育成熟所致，多自行消退，一般不必处理。

三、新生儿护理

（一）娩出后护理

婴儿娩出后应放在有保温设施的操作台上，在新生儿开始呼吸前迅速清除口、鼻腔内黏液及羊水，使呼吸道通畅，建立正常呼吸。脐带结扎后立即用消毒纱布蘸温开水擦去婴儿身上的血渍。胎脂有保护皮肤作用，不必全部擦净，如耳后、腋下、腹股沟及其他皮肤皱褶处有过多胎脂时可用消毒植物油轻轻擦去。清洁皮肤时注意检查婴儿有无畸形，注意检查有无产伤。测量身高和体重后用预热好的包被包裹。双眼各滴入0.25%氯霉素眼药水2～3滴，预防新生儿化脓性结膜炎。为新生儿佩戴注有其母亲姓名、新生儿性别及其出生时间的腕环。

（二）维持体温稳定

（1）保暖：因地制宜采取不同的保暖措施，使新生儿处于“适中温度”。保暖方法有戴帽、母体胸前怀抱、母亲“袋鼠”式怀抱，应用热水袋、婴儿暖箱和远红外辐射床等。此外，接触新生儿的手、仪器、物品等均应保持温暖。

（2）新生儿室条件：①新生儿室必须阳光充足，空气流通。②室温保持在22～24℃，相对湿度维持在55%～60%为宜。③注意避免对流风及阳光直射新生儿面部。

（三）合理喂养

（1）正常足月新生儿出生后半小时左右即可抱至母亲处给予吸吮，鼓励母亲按需哺乳。提早喂奶可促进母乳分泌，也可预防低血糖的发生，有助胎粪较早排出。奶后应将小儿竖起，轻拍背部，以排出咽下的空气，防止溢乳，然后取右侧卧位。奶量以奶后安静、不吐、无腹胀和理想的体重（15～30g/d，生理性体重下降期除外）为标准。

（2）监测体重：定时、定秤测量。每次测量前均要调节磅秤零点，确保测量体重的精确度，为了解营养状况提供可靠依据。

（四）新生儿抚触

（1）定义：经过科学指导的、有技巧的抚摸和按触，通过抚触者的双手对被抚触者的皮肤各部位进行有次序的，有手法技巧的按摩。

（2）操作步骤：

1）顺序：由头部→胸部→腹部→上肢→下肢→背部→臀部，要求动作要到位，抚触要适当用力，轻柔的安抚会使新生儿发痒，引起其反感和不适。整套动作连贯熟练。

2）动作要求：每个部位的动作重复4～6次。

头面部：两拇指指腹从眉间向两侧推；两拇指从下颌部中央向两侧以上滑行，让上下唇形成微笑状；一手托头，用另一手的指腹从前额发际抚向脑后，最后食、中指分别在耳后乳突部轻压一下；换手，同法抚触另半部。

胸部：两手分别从胸部的外下方（两侧肋下缘）向对侧上方交叉推进，至两侧肩部，在胸部划一个大的交叉，避开新生儿的乳腺。

腹部：食、中指依次从新生儿的右下腹至上腹向左下腹移动，呈顺时针方向画半圆，避开新生儿的脐部和膀胱。

四肢：两手交替抓住婴儿的一侧上肢从上臂至手腕轻轻滑行，然后在滑行的过程中从近端向远端分段挤捏。对侧及双下肢做法相同。

手和足：用拇指指腹从婴儿掌面/脚跟向手指/脚趾方向推进，并抚触每个手指/脚趾。

背部：以脊椎为中分线，双手分别平行放在脊椎两侧，往相反方向重复移动双手；从背部上端开始逐步向下渐至臀部，最后由头顶沿脊椎摸至骶部、臀部。

（3）作用

1）新生儿抚触是肌肤的接触，促进母婴情感交流。

2）能促进新生儿神经系统的发育，增加小儿应激能力。

3）能加快新生儿免疫系统的完善，提高免疫力。

4）加快新生儿对食物的吸收，使新生儿体重增加。

（4）注意事项

新生儿抚触时应注意，饥饿或进食后一小时内不宜进行。在新生儿抚触进行到任何阶段，出现以下反应，如：哭闹、肌张力提高、神经质、活动兴奋性增加、肤色出现变化或出现呕吐等，应停止在该部位的抚触，如持续1分钟以上，应完全停止抚触。

（五）预防感染

（1）新生儿室应用湿法进行日常清洁，每日须用紫外线照射30～60分钟。最好备用1～2间周转房，便于定期进行全面清洁及消毒。

（2）工作人员入室要着清洁工作服及鞋。

(3) 护理每个新生儿前后必须洗手，并严格遵守无菌操作及消毒隔离制度。

(4) 凡患有上呼吸道感染、腹泻、皮肤感染及传染病者不可接触新生儿。母亲患有上述疾病时应暂停喂乳，可用吸奶器将母乳吸出，消毒后喂给新生儿。

(5) 保持脐部清洁干燥：一般在新生儿娩出后立即结扎脐带，消毒处理好残端。脐带脱落前应注意脐部有无渗血，保持脐部不被污染。脐带脱落后应注意脐窝有无分泌物及肉芽，有分泌物者先用3%的过氧化氢棉签擦拭，再用0.2%～0.5%的聚维酮碘棉签擦拭，并保持干燥。有肉芽组织可用硝酸银烧灼局部。

(6) 做好皮肤护理：体温稳定后，每天沐浴一次，以保持皮肤清洁和促进血液循环。检查脐带、皮肤完整性及有无肛旁脓肿等情况，每次大便后用温水清洗会阴及臀部，以防尿布性皮炎。衣服宽大、质软，不用纽扣。

(7) 新生儿发生传染病时应隔离，谢绝家长入室探视。

(六) 新生儿筛查

新生儿筛查是指在新生儿群体中，用快速且敏感的试验，来发现那些看起来是正常但患有某些代谢性或内分泌疾病者，以早期给予治疗，防止或减轻疾病产生的不良后果。新生儿筛查已成为预防儿科学的一个重要方面。在我国实行筛查的疾病有苯丙酮尿症（PKU）、先天性甲状腺功能低下症（简称先甲低）、葡萄糖-6-磷酸脱氢酶（G6PD）缺陷病等。

第三节 早产儿的特点及护理

早产儿或称未成熟儿是指胎龄未满37周（<259天）的活产新生儿。我国习惯上将胎龄已足月而体重在2500g以下的新生儿称为足月小样儿。

一、早产儿特点

(一) 外观

早产儿皮肤薄嫩、色红、水肿并发亮，皮下脂肪少，全身多毳毛，头发少而短；头相对较大，囟门宽，耳廓平软，紧贴颅旁；指（趾）甲薄而短，达不到指（趾）端；乳腺无结节；足底跖纹少，仅足前有1～2条，足跟光滑；男婴睾丸多未降入阴囊，女婴大阴唇不能覆盖小阴唇。足月小样儿外观同新生儿外观特点，但皮下脂肪少，皮肤皱褶多。

(二) 呼吸

早产儿肺泡数量相对少；肺表面活性物质含量少；呼吸肌弱，活动度差；呼吸中枢发育不完善，调节功能差。基于上述缺陷，常表现为哭声低弱，呼吸浅快，节律不规则，并常出现呼吸暂停和暂时性青紫。如呼吸停止时间达15～20秒，或虽不到15秒，但伴有心率减慢（<100次/分）并出现发绀及四肢肌张力的下降，称为“呼吸暂停”。部分早产儿有肺不张或肺透明膜病的可能。

(三) 体温调节

早产儿体温调节中枢发育不全，体温不稳定，常因环境温度改变而致迅速升降。生后头几天由于肌肉活动少，分解代谢低，能产热的棕色脂肪少，又无寒战反应，故产热少。且因皮下脂肪少和体表面积相对大使散热增多，故体温易低于正常且常因寒冷而导致寒冷损伤综合征的发生。但在高温环境，又可因出汗功能不全而致体温过高。刚出生的早产儿若身体暴露过多，体温可急剧下降，造成严重后果，故应注意保暖。

(四) 消化

早产儿吸吮能力差，吞咽反射弱，容易呛奶。贲门括约肌松弛，胃容量小又易溢奶，可因此而吸入呼吸道或窒息，故应耐心细致地哺喂。胃酸及各种消化酶分泌少，易导致消化功能紊乱及营养缺乏症。

(五) 肝肾功能

早产儿肝肾功能不完善，因葡萄糖醛酰转换酶不足，胆红素排泄功能差，故生理性黄疸较重，且持续时间较长。肝脏形成凝血因子不足，加之血管脆弱，故易出血。又因铁和脂溶性维生素储存少，而生长发育快，需求相对高，故易患贫血和佝偻病。早产儿肾功能也不完善，易有脱水、水肿、电解质紊乱和酸碱平衡失调。

(六) 神经系统

神经系统功能与胎龄关系较大，胎龄越小，各种反射越差，每天觉醒时间越少。因而出生后对肌张力、反射等检查可作为估计胎龄的一个依据。

(七) 免疫系统

早产儿由于体液免疫及细胞免疫系统不成熟，缺乏来自母体的抗体（抗体要在妊娠最后3个月时才传给胎儿），皮肤的屏障功能差。故其对某些感染的抵抗力更低，易受病原体侵犯，感染后病灶不易局限，病情较重。

(八) 生长发育特点

若给予合理的营养和良好的护理，早产儿生长发育的速度比同龄足月儿为快。一般出生后3个月可为出生体重的两倍。适于胎龄的早产儿其后生长发育如正常足月儿，但小于胎龄的早产儿则有明显的发育障碍。

二、常见的护理问题

(1) 体温过低：与体温调节功能差有关。

(2) 营养失调：低于机体需要量，与吸吮、吞咽、消化功能差有关。

(3) 自主呼吸受损：与呼吸中枢不成熟、肺发育不良、呼吸肌无力有关。

(4) 有感染的危险：与早产儿免疫功能不足及皮肤黏膜屏障功能差有关。

三、治疗原则和护理措施

(一) 治疗原则

注意保暖，加强呼吸管理，供给足够的热量和营养及预防感染。

(二) 护理措施

根据早产儿组织器官发育不成熟、功能不全、生活能力差、抵抗力低、体温调节能力差、呼吸消化功能不健全等特点，须精心护理。护理人员要以高度负责的精神，工作细致，动作轻柔，严格执行消毒隔离制度，注意保暖，合理喂养，细心观察，随时注意变化并给予相应处理，以保证早产儿的健康成长。

1. 保暖

(1) 早产婴出生时应在辐射式保暖床上护理，生后即擦干全身，用温暖柔软的衣被包裹，包被外用热水袋保暖，1～2小时换水一次，以保持温度的恒定。注意防止烫伤。

（2）提供合适的环境温度，保持室温在24～26℃，相对湿度55%～65%。体重<2000g者应尽早置于暖箱中，暖箱温度视小儿体重情况及出生后天数决定，体重越轻箱温越高。保持体温在36～37℃，昼夜波动勿超过1℃。

（3）注意早产儿头部保暖，因其头部散热比例大，故应戴上帽子，防止散热过多。

2. 呼吸管理

（1）生后应立即清除呼吸道分泌物，以防窒息。

（2）保持呼吸道通畅，早产儿仰卧时可在肩下放置小的软枕，避免颈部弯曲、呼吸道梗阻。注意定时翻身、拍背，促进痰液排出。

（3）立即予以呼吸监护，并观察有无呼吸窘迫症状，如：三凹征、呻吟、鼻扇、呼吸加快、发绀、呼吸暂停等。

（4）出现发绀时应查明原因，同时给予吸氧，吸入氧浓度以维持动脉血氧分压50～70mmHg（6.7～9.3kPa）或经皮血氧饱和度在85%～95%为宜，一旦症状改善立即停用，预防氧疗并发症。

（5）呼吸暂停者给予拍打足底、拍背、刺激皮肤等处理，条件允许放置水囊床垫上，利用水振动减少呼吸暂停的发生。反复发作者可遵医嘱给予氨茶碱静脉输注。

3. 喂养

（1）尽早开奶，以母乳喂养为好。无法母乳喂养者以早产儿配方乳为宜。

（2）吸吮能力差或吞咽不协调者可通过胃管喂养。鼻饲时应注意观察有无残余奶，及胃内容物中有无咖啡样物质。鼻饲时应靠重力作用使奶液缓慢流入。能量不足者可静脉输注10%葡萄糖液，并根据需要给予氨基酸、脂肪乳剂等静脉高营养。补液与喂养时间交叉，尽可能减少血糖浓度波动。

（3）喂奶后须注意观察有无青紫、溢奶或呕吐，应取右侧卧位。

（4）因早产儿需要量和耐受情况有较大差异，不能硬性规定，以能保持生长速度稳定在每天体重增长25～30g为合适。

（5）应详细记录每24小时摄入的热量、水分及大小便。

（6）逐渐适应经口喂养。应选择适宜孔径的奶嘴，细致耐心地喂养。

（7）早产儿缺乏维生素K依赖凝血因子，出生后应及时补充维生素K。除此之外，出生后第2周还应开始给维生素C及D。4～6周后还须加服铁剂。

4. 预防感染　早产儿因免疫系统不成熟、皮肤薄且具通透性，因此容易受到感染。一些侵入性的治疗和检查，例如插脐导管和使用呼吸器，以及长期住院都会使早产儿处于更大的感染危险中。因此，在护理上应注意：

（1）严格执行洗手，接触早产儿前后皆应洗手。

（2）工作人员应注意无菌技术的操作。

（3）早产儿皮肤尽量维持干净、干燥及完整。

（4）每位早产儿应有单独的用物，例如安抚奶嘴、听诊器。听诊器共用时，使用前应以酒精消毒。

（5）暖箱每日以温水清洁并每周更换，且须经紫外线消毒方可使用。水槽中的蒸馏水应每日更换。

（6）所有使用的仪器应保持干净及干燥。

(7) 限制访客，并要求访客洗手、穿隔离衣、戴口罩及帽子。

(8) 静脉输液管及液体、呼吸器接管等应定时更换，以避免革兰阴性细菌生长。

(9) 注意脐带、眼睛、伤口及输液部位的感染先兆，如有发红、分泌物或体温不稳等感染征兆时，应立即通知医师处理。

5. 健康教育　生育早产儿的母亲往往会有犹豫和罪恶感，接受“早产儿需要特殊照顾”的观念常需一段时间。早产儿往往需要较长时间的住院，这使父母无法确切了解孩子的生活，因此应在提供隔离措施的前提下，鼓励父母进入早产儿室探视和参与照顾患儿的活动，如抱抚、亲自喂奶等。指导父母如何冲调奶粉、如何沐浴、何时预防接种、何时门诊随访等，以使他们得到良好的信息支持和树立照顾患儿的信心。

6. 发展性照顾　发展性照顾是一种适合每个小儿个体需求的护理模式。这种护理模式可以促进早产儿体重增长、减少哭闹和呼吸暂停的次数。此模式的护理目标是使小儿所处的环境与子宫内尽可能相似，并帮助小儿以有限的能力适应宫外的环境。当早产儿承受压力太大时，会发生呼吸暂停、呼吸急促、肤色改变、颤抖、叹气、肌张力降低、手指张开、双眼凝视等。护士应尽量减少不良刺激，把灯光调暗或者用毯子遮盖暖箱、使小儿侧卧或者用长条的毛巾环绕小儿、提供非营养性吸吮、保持安静、集中操作，以促进早产儿体格和精神的正常发育。

第四节　新生儿重症监护单位

新生儿重症监护室（Neonatal Intensive Care Unit，NICU）是为危重新生儿连续地监护及有效地进行抢救而设立的。应具有高水平的专业医护人员，并配备必要的医疗设施。NICU 的建立对降低新生儿病死率和后遗症的发生率起了重要作用。

一、NICU 的设置和管理

（一）环境布置和设备

为了集中观察及监护，一般是在一较大房间内设几个监护床，每张床都有一整套常用的监护和治疗设备，包括远红外辐射保暖床（开放暖箱）、暖箱、心肺监护仪、脉率氧饱和度监护仪、血压监测仪。另外还需配备血气测定仪、氧浓度测定仪、血糖测定仪等监测仪器，以及氧气加温湿化器、压缩空气泵、气管插管和加压给氧设备、鼻塞及呼气末正压呼吸设备、婴儿呼吸机、电动吸引器、胸腔闭式引流瓶和输液泵、蓝光治疗设备、紫外线消毒灯及各种急救药品等。室内还应有足够的各种型号电源插座。并应有专门的小手术室、治疗室、隔离室、实验室等辅助设备。

（二）人员安排

每个病室每日应有三班护士，病人与每班护士之比最好为 1∶1，除儿科医师外，最好还有麻醉医师协助，必要时其他有关科室如外科、神经科也应参加抢救。在监护病房的护士，须经过一定的专业训练，能熟练地使用各种监护治疗设备，了解各种可能导致病情变化的原因和初步处理，配合医生做好各种操作，并做好详细的病情记录。为保证医疗护理质量，应 24 小时有主治医师值班，大部分病儿均有特护。医护之间既有分工又密切配合。

（三）入室指征

包括：①胎龄<30 周、出生后 48 小时内，或胎龄<28 周、出生体重<1500g 的所有新生儿；②由肺内或肺外因素引起呼吸困难，需要进行辅助呼吸者；③糖尿病母亲的婴儿、过期产儿伴有缺氧者；④有严重畸形及确定为溶血症的婴儿；⑤严重感染、休克、神经系统疾病、心脏手术前后等。对有皮肤、胃肠道或呼吸道感染者应予以单间隔离。

二、主要工作内容

（一）体温监护

（1）提供合适环境温度是一项重要措施。室温不能太低，以 22～24℃为宜，不宜有对流风。

（2）将新生儿置于已预热的远红外辐射台上或暖箱内，以体温监测仪监测患儿体温。

（3）由于低体重儿体表面积大，失水散热多，可用无色透明塑料薄膜覆盖体表，以减少不显性水丢失。

（4）根据情况每 1～4 小时测体温一次，必要时测肛温。

（二）心肺监护

可随时监测新生儿的心率、血压、呼吸及氧饱和度，并显示心电图。

（三）呼吸管理

（1）头罩温湿化给氧：此方法适于轻度缺氧、自主呼吸良好的新生儿。

（2）面罩加压给氧：此方法适于自主呼吸弱，并须立即复苏抢救的新生儿。

（3）鼻塞法持续气道正压呼吸（CPAP）：鼻塞一端接吸入气雾化器，另一端为呼出气道连水瓶，中间接一压力表，导管进入水面的深度即呼气末气道正压的数值。CPAP 亦可通过气管插管实施。

（4）气管插管及机械通气：包括间歇正压通气（IPPV）、间歇强制通气（intermittent mandatory ventilation，IMV）及呼气末正压（end - expiratory positive pressure，PEEP）。在使用呼吸机时，护理人员应做好：①插管前的准备工作，包括消毒气管插管、接头、气管内外吸痰管以及连接呼吸机，连接氧气和压缩空气用的管道等，并检查各种器械的功能。②在插管时协助固定患儿及清理呼吸道、加压给氧、固定气管内插管等。③人工呼吸进行期间应注意插管固定是否牢固，有无脱出或插入过深。观察患儿胸廓是否随呼吸节律起伏，如无起伏，可能有气道堵塞、插管脱出或呼吸机管道漏气。每隔 2 小时应给患儿翻身吸痰，吸痰前后需短暂加压给氧，以免吸痰过程中 PaO_2 降得过低。定期监测血气变化，根据血气监测结果调整呼吸机的频率、压力、呼吸比例或吸入氧浓度。在使用呼吸机过程中，如病情突然恶化应考虑有气胸发生、气管插管脱出或接头脱节、分泌物堵住管腔，应及时处理并报告医生。④病情好转，在撤机过程中或停用呼吸机及拔管后，均应进行心肺监护，了解血气状态；拔管后要注意有无声门水肿、狭窄等情况，以便及时处理。

（四）静脉营养

NICU 的患儿多因进食困难而必须依靠静脉供给营养及液体。静脉高营养的成分包括高浓度葡萄糖、脂肪乳、氨基酸及复合维生素等。须 24 小时均匀泵入，注意不能渗出血管，否则容易造成局部坏死。

（五）病情观察

（1）应观察记录患儿一般情况如面色、唇色、肤色、肌张力、体重和尿便的次数、颜色等。

（2）同时应做好各种记录，包括呼吸、心率、血压、体温等生命体征，液体的出入量，随时发生的病情变化，各种实验室检查结果及监测数据，以及执行医嘱和进行护理的内容（如翻身、吸痰、口腔护理、皮肤护理等）。

（六）消毒隔离及物品管理

NICU的新生儿免疫功能差，抵抗力低。为避免发生交叉感染，应尽量减少入室人员，工作人员必须健康无感染性疾患。入室要换清洁工作服、戴好帽子、口罩、换专用鞋。护理患儿前后要用肥皂洗手或用1：1000苯扎溴铵（新洁尔灭）泡手。病室每日用紫外线照射30～60分钟，定时通风。还要定期进行彻底清洁，消毒室内一切物品，用甲醛（福尔马林）熏蒸效果最可靠。NICU监护病房的各类仪器、各种抢救物品需专人负责保管，定期检查、维修、整理，各种消耗物资每日添加、补充。各班医护人员用完物品消毒清洁后，物归原处，收放好备用。

第五节　新生儿窒息

新生儿窒息是指胎儿因缺氧发生宫内窘迫或娩出过程中引起的呼吸、循环障碍以致出生后1分钟内无自主呼吸或未能建立规律性呼吸，而导致低氧血症和混合性酸中毒。本病是围生期新生儿主要死亡和致残原因之一。国内发病率为5%～10%。

一、病因

凡影响母体和胎儿间血液循环和气体交换的原因都会造成胎儿缺氧。

（1）出生前因素：如母亲有妊娠高血压综合征、严重贫血、心脏病、传染病等引起母体血流含氧量降低，或有子宫挛缩、子宫过度膨胀、胎盘功能不全、前置胎盘、胎盘早剥等影响了子宫胎盘间的血液循环，脐带扭转、打结、绕颈、脱垂等可使血流中断。

（2）分娩时可因头盆不称、胎位不正等使产程延长而致窒息，或因母亲用了麻醉剂或镇痛剂抑制了胎儿的呼吸中枢所致。

（3）胎儿本身有畸形，如青紫型心脏病、膈疝等，此外肺发育不成熟、肺膨胀不全以及颅内出血等均可引起窒息。

二、病理生理

（1）窒息时机体通过呼吸加深加快、血液重新分布等代偿，若窒息继续则呼吸不规则、暂停或抑制、心率减慢、心输出量减少、血压下降。

（2）缺氧可引起呼吸性和代谢性酸中毒、肺动脉收缩，因肺动脉压增加而出现右向左分流、青紫更加严重。缺氧严重时可出现心功能不全、血压下降、全身苍白、肌张力消失，可因肛门括约肌松弛而排出胎粪，污染羊水；此时若胎儿因缺氧而出现真性呼吸，就可能吸入羊水及胎粪而造成气管阻塞。

（3）病理改变主要为血管扩张、血管壁通透性增加，导致各器官充血和出血。可累及脑及脑膜，并出现脑水肿、颅内出血。

三、临床表现

新生儿窒息因程度不同临床表现也不一样。

新生儿娩出时，常用 Apgar 评分来衡量窒息的轻重程度。内容包括心率、呼吸、对刺激的反应、肌张力和皮肤颜色等 5 项；每项 0～2 分，总共 10 分；8～10 分为正常，4～7 分为轻度窒息，0～3 分为重度窒息。出生后 1 分钟评分可区别窒息程度，5 分钟及 10 分钟评分有助于判断复苏效果和预后（表 5－1）。

表 5－1　新生儿窒息 Apgar 评分

体征	0 分	1 分	2 分	出生后 1 分钟内	5 分钟 二评	10 分钟 三评
心率（次/人）	0	＜100	＞100			
呼吸	无	呼吸浅表，哭声弱	呼吸佳，哭声响			
肌张力	松弛	四肢屈曲	四肢活动好			
吸清咽部黏液后弹足底或导管插鼻反应	无反应	有些动作	反应好			
皮肤颜色	紫或白	躯干红，四肢紫	全身红			
总分						

（1）轻度窒息的表现为皮肤青紫、呼吸浅表或不规则，心音尚有力但较慢，肌张力增强或正常。

（2）重度窒息的表现为皮肤苍白、呼吸微弱或无呼吸、心音低钝而慢渐消失、肌张力松弛、肢体松软。

（3）窒息患儿均伴有呼吸性酸中毒或（和）代谢性酸中毒。

四、并发症和后遗症

常见的并发症有低血糖、低血钙、吸入性肺炎、缺氧缺血性脑病、颅内出血、肾功能障碍等。窒息严重、持续时间长的患儿可有脑性瘫痪、耳聋、视力减退、智力低下及癫痫等后遗症。

五、预防措施

（1）提高围生期保健的质量，早期发现胎儿窘迫并给予适当的预防措施。

（2）临产时最好从胎儿头皮静脉取血查 pH 值，配合胎心监护以便采取措施。

六、常见的护理问题

（1）低效型呼吸形态：与呼吸道分泌物增多、羊水或胎粪吸入有关。

（2）潜在并发症：气胸、纵隔气肿，与胎粪吸入有关。

（3）体温过低：与缺氧有关。

七、治疗原则和护理措施

新生儿窒息的复苏应由产科医生、儿科医生、护士共同合作进行。

(一)复苏处理

胎儿娩出后即应分秒必争地进行心肺复苏。原则为：①清除呼吸道分泌物，保持呼吸道通畅；②恢复呼吸循环，保证氧的供给；③纠正酸中毒，维持体液平衡。

(二)复苏的步骤

1. 复苏的最初步骤

(1) 防止热量散失：置新生儿于辐射保暖床，擦干身上的羊水。

(2) 建立通畅的呼吸道：①摆好体位，肩部以布卷垫高 2～2.5cm，使颈部轻微伸仰；②吸净口腔、鼻腔黏液，吸引时间不超过 10 秒，先吸口腔，再吸鼻腔黏液。

(3) 诱发呼吸：若新生儿无自主呼吸，进行触觉刺激（拍打足底和摩擦婴儿背）常能刺激其开始呼吸。

(4) 评价新生儿：观察其呼吸、心率及皮肤、黏膜颜色，以决定进一步处理措施。

2. 面罩气囊复苏

(1) 新生儿无自主呼吸或其心率小于每分钟 100 次，须进行面罩气囊人工呼吸。

(2) 好转体征：复苏好转表现为心率增加，自主呼吸建立，皮肤、黏膜转为红润。

(3) 如患儿仍未建立呼吸，心率仍低于 60～80 次/分，应立即进行胸外按压。

(4) 若仍不见好转则用药，并行气管插管人工呼吸。

(5) 人工呼吸超过 2 分钟应插胃管以减轻腹胀。

3. 药物辅助复苏

(1) 复苏时用药的目的：刺激恢复正常心率，增加组织灌注量，保持酸碱平衡。

(2) 复苏药物：包括肾上腺素、扩容剂、碳酸氢钠、多巴胺、盐酸纳洛酮等。

(三)复苏后的观察和护理

(1) 复苏后应持续给氧直至呼吸平稳，血气分析正常。

(2) 密切观察神经系统症状，若有脑水肿、颅内压增高等现象时，可酌情应用甘露醇等治疗，并对症止惊。

(3) 注意保暖，保持安静，监测心率、血压及呼吸。

(4) 注意排尿时间，尿量。

(5) 有腹胀、呕吐、大便潜血阳性者应延迟喂奶，以免发生坏死性小肠炎。

第六节　新生儿肺透明膜病

新生儿肺透明膜病（Hyaline Membrane Disease，HMD）又称新生儿呼吸窘迫综合征。多见于早产儿。胎龄愈小，发病率愈高；母亲患有糖尿病的患儿也易发病。临床上以出生后不久出现进行性呼吸困难、发绀（紫绀）、呼吸衰竭为特征。病理改变以肺泡壁至终末细支气管壁上附有嗜伊红透明膜和肺不张为特征。

一、病因和发病机制

(1) 主要与缺少肺表面活性物质（Pulmonary Surfactant，PS）有关。PS 是由肺泡Ⅱ型细胞产生，它能降低肺泡壁的表面张力，保持肺泡张开，保留功能残气。PS 在胎儿 18～20 周时开始出现，但量不多，到 35 周后才迅速增加。

（2）发病机制：若缺乏 PS，肺泡表面张力增高，肺顺应性降低，呼气时肺泡易于萎陷，影响气体交换而出现缺氧及 CO_2 潴留。缺氧和酸中毒可引起肺血管痉挛，阻力增加导致在动脉导管及卵圆孔水平发生右向左分流，这不但可使青紫加重，并可因肺血流灌注不足，肺组织进一步缺氧，毛细血管渗透性增加，液体渗出，其中纤维蛋白沉着形成了一层透明膜而更加阻碍换气。

二、临床表现

病情重者发展快，病死率高。

（1）出生时呼吸、心率可正常，哭声好，但亦有出生不久出现呼吸困难者。

（2）特点是在 2～6 小时内出现呼吸困难、三凹征和青紫，伴呼气性呻吟，并进行性加剧，可出现呼吸暂停、面色青灰或苍白，病情重者发展成呼吸衰竭。

（3）由于肺不张逐渐加重，故胸廓渐下陷，两肺呼吸音减低，可听到细小水泡音。

（4）心音在开始时较强，以后减弱，胸骨左缘可闻及收缩期杂音。

三、辅助检查

（1）X 线检查：早期为两侧肺野普遍透明度降低，内有散在的细小颗粒和网状阴影，以后出现支气管充气征，类似秃叶分叉的树枝；重型肺部表现为普遍的密度增加，呈“白肺”改变。

（2）血气分析：pH 值降低，PaO_2 降低，$PaCO_2$ 升高。

（3）分娩前抽取羊水测磷脂（Phospholipid）和鞘磷脂（Sphingomyelin）比值，如低于 2∶1，提示胎儿肺发育不成熟。

（4）胃液振荡试验：胃液 1ml 加 95％酒精 1ml，振荡 15 秒后静止 15 分钟，如果沿管壁有多层泡沫为阳性，阴性者可排除本病。

四、常见的护理问题

（1）气体交换受损：与缺乏 PS 有关。

（2）清理呼吸道无效：与气道分泌物增多，无力排出有关。

（3）有感染的危险：与早产、机械通气有关。

（4）潜在并发症：气胸、纵隔气肿、呼吸暂停。

（5）营养失调（低于机体需要量）：与摄入不足有关。

（6）有体温改变的危险：与体温调节中枢发育不成熟、缺氧和蒸发散热增加有关。

五、治疗原则与护理措施

（一）治疗原则

①纠正低氧血症和酸碱平衡紊乱。

②替代治疗：表面活性物质制剂有天然制剂、人工制剂、混合制剂。

③支持治疗。

（二）护理措施

（1）维持适中温度，保持患儿肤温稳定在36～36.5℃，相对湿度在55%～65%，减少水分损耗。

（2）病情观察：观察自主呼吸及有无青紫、呼气性呻吟、三凹征等，用监护仪监测呼吸、心率、血压等并随时监测血气变化。

（3）氧气治疗和辅助呼吸：根据病情及血气分析结果选择用氧方法及调节用氧量，使动脉血氧分压维持在6.67～9.3kPa（50～70mmHg）为宜。PaO_2降低而$PaCO_2$无明显升高、自主呼吸好者可用CPAP；CPAP不能纠正缺氧或伴$PaCO_2$升高、自主呼吸弱或呼吸暂停者可予气管插管进行机械通气。

（4）保持呼吸道通畅：体位正确，头稍后仰，使气道伸直。及时清除口、鼻、咽部分泌物，分泌物黏稠时可给予雾化吸入后吸痰。

（5）遵医嘱静脉注射5%$NaHCO_3$以纠正代谢性酸中毒。

（6）配合医生将人工合成或自然提取的PS，通过插管从四个不同体位（仰卧、右侧卧、左侧卧、再仰卧）各用1/4量滴入患儿气道，每个体位滴入后应用气囊加压呼吸1～2分钟，以使PS能较均匀分布。可减轻症状，提高治愈率。

（7）预防感染。

（8）保证营养和热量供给。

第七节　新生儿肺炎

一、分类

新生儿肺炎按病因可分为两大类：吸入性肺炎和感染性肺炎。

二、吸入性肺炎

胎儿在宫内或娩出时吸入羊水，可引起肺部发生炎症反应，称羊水吸入性肺炎。若吸入已被胎粪污染的羊水，则为胎粪吸入性肺炎，又称胎粪吸入综合征（Meconium Aspiration Syndrome，MAS）。新生儿误吸乳汁引起的肺炎称乳汁吸入性肺炎。

（一）病因和发病机制

（1）病因：羊水或胎粪吸入常因胎儿在宫内或产时缺氧。

（2）发病机制：胎粪和羊水吸入到肺中，在细支气管或支气管内可因引起完全性或不完全性阻塞而出现肺不张和肺气肿，同时由于羊水和胎粪的化学刺激发生炎症，其中以MAS炎症为重。肺气肿严重而致肺泡破裂时，空气可沿淋巴管和血管至纵隔引起纵隔气肿，或肺泡破裂至胸腔引起气胸。多次吸入乳汁可发生间质性肺炎。胎粪吸入性肺炎是因缺氧、酸中毒引起，可并发肺动脉高压。

（二）临床表现

（1）有窒息史，经复苏后好转，但仍有气促和青紫。

（2）羊水吸入性肺炎的症状较轻。

（3）MAS症状较重，患儿皮肤及指甲被胎粪污染的羊水污染而呈黄绿色，也可因缺氧较重而出现神经系统症状。

（4）两肺均可闻及水泡音及呼吸音减低。

（5）若呼吸困难突然加重，可能并发气胸或纵隔气肿。

（三）诊断检查

X线检查为本病最主要的检查。

（1）轻者仅有肺纹理增粗，重者可见斑片状阴影。

（2）MAS的X线表现为节段性肺不张，斑片状炎症致密阴影及代偿性肺气肿。

（四）防治措施

（1）治疗原则为给氧、静脉补液及应用抗生素。

（2）预防措施包括积极防止胎儿窘迫、缺氧，喂奶时应防止误吸。

三、感染性肺炎

感染性肺炎可分为出生前感染和出生后感染两种。

（一）病因

（1）出生前感染：母亲妊娠晚期患病，病原体可通过胎盘屏障至胎儿循环而到达肺部；也可因羊膜早破时间超过12小时，引起羊水污染，胎儿吸入污染的羊水而发病；还可在分娩过程中吸入母亲产道中污染的分泌物而致病。病原体以大肠杆菌、变形杆菌、巨细胞病毒和肠道病毒等多见。

（2）出生后感染：与呼吸道感染患者密切接触后感染，亦可因患败血症由血行播散至肺，或在治疗抢救时有创性操作（如插管）使感染机会增高。出生后感染以金黄色葡萄球菌、链球菌、肺炎球菌为主，也可有呼吸道合胞病毒及真菌感染。医院内获得性感染还有大肠杆菌、肺炎克雷白菌、绿脓杆菌等。

（二）临床表现

（1）出生前感染的肺炎患儿出生时多不哭，复苏后呼吸快、呻吟，出生后12～24小时肺部出现体征。巨细胞病毒性肺炎起病则较缓慢。

（2）出生后感染的肺炎患儿多在出生后5～7天内发病，主要症状为呼吸急促、青紫，并可表现为体温不升、脸色不好、吃奶差，有时仅表现为口吐白沫、呼吸表浅、呼吸暂停，肺部啰音也不一定明显，或在吸气末闻及细湿啰音。病情严重的患儿可出现心力衰竭、腹胀、硬肿、出血、抽搐等。金黄色葡萄球菌感染多合并脓胸及肺脓肿。

（三）辅助检查

（1）血液检查：细菌感染者白细胞总数升高；病毒感染者、体弱儿及早产儿白细胞总数多降低。

（2）X线检查：胸片可显示肺纹理增粗，有点状、片状阴影，有的融合成片；可有肺不张，肺气肿。

（3）病原学检查：取血液、脓液、气管分泌物作细菌培养、病毒分离；免疫学的方法监测细菌抗原、血清检测病毒抗体及衣原体特异性的IgM等有助诊断。

四、常见的护理问题

（1）清理呼吸道无效：与呼吸道分泌物增多、咳嗽无力有关。

（2）有窒息的危险：与呛咳、乳汁吸入有关。

（3）有心输出量减少的危险：与肺功能不全有关。

五、治疗原则和护理措施

1. 治疗原则　保暖、补液、给氧、吸痰及体位引流，应用敏感的抗生素。

2. 护理措施

（1）维持体温正常：对新生儿应特别注意保暖，将环境温度调节在适中温度，可减少氧的消耗，有助于缺氧症状的改善。体温过高时给予降温，体温过低时给予保暖。

（2）保持呼吸道通畅：湿化呼吸道以利分泌物的排出，应保持环境相对湿度在 50％以上，必要时予以雾化吸入。注意定时翻身、拍背、体位引流。

（3）合理用氧，改善呼吸功能：多采用头罩法供给氧气，氧气应预先湿化并加温至31～33℃最为合适，使动脉血氧分压维持在 60～80mmHg。

（4）供给足够的能量及水分：以少量多次喂养为主，一次不能喂得太饱以防呕吐后误吸，病情严重者可用鼻饲管喂养，或静脉补液。

（5）遵医嘱静脉给予抗生素：一般采用两种抗生素联合治疗，常用氨基苄青霉素、庆大霉素、头孢菌素等。

（6）密切观察病情：注意患儿的反应、呼吸、心率等的变化，做好急救准备。

第八节　新生儿黄疸

新生儿黄疸是指新生儿时期血清胆红素浓度增高，分生理性和病理性两种。

一、新生儿胆红素代谢的特点

1. 胆红素产生相对过多　胎儿时期红细胞相对较多，而其寿命较短，故新生儿胆红素产生相对过高，属于未结合的胆红素。

2. 肝细胞受体蛋白缺乏　新生儿出生后 5 天内缺乏 Y、Z 受体蛋白，使未结合胆红素被摄入肝细胞较少。

3. 肝酶系统发育不完善　由于新生儿葡萄糖醛酰转移酶的活力很低，影响未结合胆红素转换成结合胆红素，因此不能有效地将其从肝脏清除而滞留体内。

4. 肠壁吸收胆红素增加　由于新生儿肠道的正常菌群尚未建立，进入肠道的结合胆红素不能被还原成粪胆素原。但新生儿肠道中的β-葡萄糖醛酸苷酶活性较高，可将结合胆红素又水解成未结合胆红素及葡萄糖醛酸，再被肠道吸收进入血液循环，即胆红素的“肠肝”循环。

二、分类

1. 生理性黄疸　由于新生儿胆红素代谢特点，50％～60％的足月儿常在生后 2～3 天出现黄疸，第 4～5 天达高峰，10～14 天逐渐消退，血清总胆红素应小于 205.2μmol/L。早产儿的生理黄疸程度较重（＜257μmol/L），消退较晚（3～4 周）。一般无其他临床症状。

2. 病理性黄疸

（1）临床特点表现为：①黄疸在出生后 24 小时内出现；②发展过快（每日增加>85μmol/L）；③程度过重（血清总胆红素>205μmol/L）；④退而复现；⑤结合胆红素>26μmol/L；⑥黄疸持续时间长（足月儿>2 周，早产儿>4 周）。

（2）病理性黄疸的常见病因包括新生儿溶血症、红细胞-6-磷酸葡萄糖脱氢酶（G-6-PD）缺陷、新生儿败血症及其他感染、头颅血肿、母乳黄疸、胎粪延迟排出、新生儿肝炎综合征、先天性胆道闭锁、半乳糖血症等。

（3）核黄疸：血胆红素超过 342μmol/L 者可因未结合胆红素过多或血脑屏障开放而透过血脑屏障，使脑细胞受损而变性坏死，其中以大脑基底节、下丘脑及第 4 脑室底部黄染最明显，称核黄疸（又称胆红素脑病）。核黄疸的发生与胎龄、缺氧、酸中毒、低血糖、低蛋白血症、感染以及用药均有相关性。一般发生在生后 2～7 天，早产儿尤易发生。典型临床表现分为警告期、痉挛期、恢复期及后遗症期（表 5-2）。

表 5-2　胆红素脑病典型表现

分期	表现	持续时间
警告期	反应低下，肌张力下降，吸吮力弱	0.5～1.5d
痉挛期	肌张力增高，发热、抽搐，呼吸不规则	0.5～1.5d
恢复期	肌张力恢复，体温正常，抽搐减少	2w
后遗症期	听力下降，眼球运动障碍，手足徐动，牙釉质发育不良，智力落后	终生

三、新生儿溶血病

通常是指母婴血型不合（ABO 或 Rh 等血型）所引起的同族免疫性溶血。

在我国以 ABO 血型不合溶血病为多见，这是由于 ABO 抗原在自然界较多。而我国 O 型血者占 30%左右，他们可以具有较高的 Ig 抗 A（B）抗体；因而在母亲为 O 型，胎儿为 A 型或 B 型时，就容易发生溶血病；其中第一胎即发生 ABO 血型不合溶血病者约占 40%～50%。

Rh 血型有六种抗原（C、c、D、d、E、e）抗原性以 D 最强，临床上把和抗 D 血清呈阳性反应者称 Rh 阳性，故 Rh 血清不呈阳性反应者为 Rh 阴性。我国汉族大多数（99.6%）为 Rh 阳性，故 Rh 血型不合溶血病少见。Rh 阳性母亲虽然不会产生抗 D 抗体，但仍有机会发生 E、e、C、c 等母婴血型不合的溶血病，如 RhE 溶血病在我国已有报道。若母亲未接受过输血，Rh 血型不合溶血很少在第一胎发生。

（一）病因和发病机制

（1）主要是母体内存在与胎儿不配合的血型抗体（IgG）进入胎儿循环后引起的。

（2）在妊娠期可有少量胎儿红细胞进入母体循环，而在胎儿红细胞所具有的抗原恰是母体所缺乏的情况下，母体可产生相应的抗体，这种抗体经胎盘进入胎儿循环后即可引起红细胞破坏而出现溶血。

（二）临床表现

症状轻重差异很大，Rh 血型不合者表现重，ABO 血型不合者一般较轻。严重者在出生时就有重度贫血、全身水肿及心力衰竭，甚至为死胎。轻者不易觉察。

(1) 黄疸：Rh溶血者大多在出生后24小时内出现并迅速加重，而ABO溶血大多在出生后2～3天出现，血清胆红素以未结合型为主。黄疸出现愈早，进展愈快则病情愈重。

(2) 贫血：轻者不易发现，重者可引起心力衰竭。

(3) 肝脾肿大：大量溶血时髓外造血活跃，肝脾代偿性增生。

(4) 神经系统症状：黄疸严重的患儿，可发展成核黄疸，症状如前述。

(三) 诊断检查

血型与抗体检查有诊断价值。

(1) 检查母婴血型，可证明其血型有无不合。

(2) 三项试验阳性：①患儿红细胞直接抗人球蛋白试验阳性即可确诊；②患儿红细胞抗体释放试验（患儿致敏红细胞加热后抗体释放于释放液中，再加入成人相应红细胞）阳性即可确诊；③患儿血清游离抗体测定试验阳性表明母血抗体已进入胎儿。

(四) 预防措施

对Rh阴性产妇在分娩Rh阳性婴儿后3天内给予肌肉注射抗D免疫球蛋白300μg，对预防下一胎发生Rh血型不合有一定效果。抗D免疫球蛋白能破坏进入体内有抗原性的胎儿红细胞，抑制母亲产生抗D抗体，但对已致敏者无效，要求及早注射。

四、常见的护理问题

(1) 潜在并发症：胆红素脑病。

(2) 知识缺乏：缺乏黄疸护理的有关知识。

五、治疗原则和护理措施

(一) 治疗原则

(1) 针对不同病因进行病因治疗。

(2) 注意保暖并供给足够的热量。

(3) 降低胆红素防止核黄疸（光照疗法，换血疗法，使用酶诱导剂、血浆或白蛋白）。

(二) 护理措施

(1) 遵医嘱给予光照疗法时，应尽可能多地暴露患儿皮肤，以达到最佳效果。要保护患儿的双眼和会阴部，防止受到伤害。同时注意适当增加患儿的饮水量。

(2) 黄疸期间常表现为吸吮无力、食欲缺乏，应耐心喂养，按需调整喂养方式如少量多次、间歇喂养等，保证奶量摄入。

(3) 注意体温变化，及时发现体温过低或过高。

(4) 观察有无光照反应发生，包括皮疹、呕吐、腹泻等。患儿烦躁时，注意有无皮肤损伤，如足跟部。

(5) 观察皮肤颜色、大便次数、性状等，以判断病情的变化。

(6) 警惕核黄疸的早期症状：嗜睡、肌张力减退、吸吮力差等，一旦出现，立即通知医生，做好抢救准备。

(三) 光照疗法

光疗使胆红素转变成胆红素异构体和光氧化胆红素，两者均不需与葡萄糖醛酸结合即可从胆汁和尿液中排出。

(1) 设备要求：光源用蓝光、绿光或日光均可，波长420～470mm的蓝光最有效。双面光照的效果较好。近年有光导纤维光疗毯，发光二极管光疗装置。

(2) 光疗的指征：①高胆红素血症，血清总胆红素量大于256μmol/L，其中结合胆红素小于68.4μmol/L者，应在检查病因的同时开始光疗；②产前已确诊为新生儿溶血症，生后24小时内出现黄疸者；③作为换血前后的辅助治疗。

(四) 换血疗法

1. 换血指征　①母婴有血型不合，在产前或出生时已有贫血、水肿和心力衰竭的新生儿；②脐血血红蛋白小于120g/L者；③脐血总胆红素量大于68.4μmol/L，生后6小时达102.6μmol/L，12小时大于171μmol/L，24小时大于256μmol/L，及1周内达342μmol/L (早产儿达256μmol/L) 以上者；④有早期核黄疸症状者。

2. 换血方法　应提前做好以下准备：

(1) 血型的选择：Rh血型不合时，采用Rh血型同母亲，ABO血型与婴儿相同的血。ABO血型不合时，用O型血细胞、AB型血浆等份混悬液，亦可选用抗A或抗B效价不高的O型血液。

(2) 换血量：150～180ml/kg，约为患儿全血量的二倍，总量为400～600ml。

(3) 抗凝剂：常用枸橼酸盐保养液或肝素抗凝，以肝素为佳。但肝素血储存不得超过24小时，并且术后须用相当于实际存留肝素量一半的鱼精蛋白进行中和 (鱼精蛋白1mg=肝素1mg相当于125U)。

(4) 操作方法

①术前准备：换血应在手术室或经过清洁消毒好的环境内进行。患儿在换血前禁食4小时或抽空胃液，并作好静脉输液准备。

术前应准备的用具有消毒好的塑料管5～6根以及相应口径的针头、消毒注射器及针头：20ml的20个，1ml、2ml、5ml的各2个，静脉压测量包1个，输血用点滴瓶1个，漏斗1个，三通2个，干试管数个 (为查胆红素留血用)。备用心电图机及换血记录表。应准备的药品有生理盐水、10%葡萄糖酸钙、肝素、鱼精蛋白、1%普鲁卡因及常用急救药。

②换血步骤：将3～5号硅胶管插入脐静脉后，测脐静脉压；然后将硅胶管与输血瓶的三通相连接，开始以每次10ml等量换血，根据心功能情况逐渐增加至以每次20ml等量换血。

3. 护理

(1) 换血时应注意：

①每换100ml血，测静脉压一次，高则多抽，低则多进，以求静脉压稳定。

②注射器内不能进入空气，以免造成空气栓塞。

③换血速度要均匀，以2～4ml/kg·min的速度进行，病重体弱者应小量慢速进行。

④换血过程中须经常用加有肝素的生理盐水 (每250ml中含肝素2500U) 冲洗注射器，防止凝血块输入。

⑤首次及末次抽出的血均留送血胆红素定量检查。

⑥应将每次入量、每次出量、累积出入量以及心率、呼吸、静脉压等作好详细记录。

⑦如抗凝剂为枸橼酸盐，则每换100ml血补充10%葡萄糖酸钙1ml。

（2）换血后应注意：

①密切观察病情，术后每半小时测心率及呼吸，2 小时后可改为每 2 小时一次，若有异常及时与医生联系。

②术后若血红蛋白＜10mg/dl，可少量输血。术后仍可作光照疗法。若胆红素量又＞20mg/dl，可考虑再次换血。

③术后禁食 6 小时，开始试喂糖水，若吸吮正常无腹胀，可进行正常喂养。若无异常损失体液情况，不必输液。

④注意切口有无出血，保持局部清洁，注意预防感染，必要时用抗生素。

⑤术后 4～5 天拆线，无合并症者可出院，应向家长交代注意观察可能出现的症状，如核黄疸后遗症引起的神经系统表现、后期贫血等，并进行定期追踪复查。

第九节　新生儿寒冷损伤综合征

新生儿寒冷损伤综合征是由受寒、早产、感染、缺氧等多种因素引起的皮肤和皮下脂肪硬化与水肿的一种疾病。

一、病因和发病机制

（1）病因：可由多种原因引起，寒冷、早产、低体重、窒息、重症感染为主要病因。

（2）发病机制：由于新生儿（尤其是早产儿）缺少使饱和脂肪酸成为不饱和脂肪酸的酶，因此皮下脂肪以饱和脂肪酸为主，其熔点高，容易凝固。新生儿容易出现体温低下，若在早产、受寒、窒息、严重感染而引起缺氧、酸中毒和休克时，又因摄入热量不足，均可使皮下脂肪组织凝固而发硬。在皮下脂肪凝固时，血流缓慢，加以新生儿的红细胞较多，容易发生血液淤滞，组织缺氧，引起毛细血管通透性增加而出现水肿。

二、临床表现

寒冷季节发病较多，但由早产、感染引起者，亦可见于夏季。绝大多数于出生 3 月内发病。主要表现为：

（1）体温低于正常，可低至 31～35℃，重症仅 26℃左右。

（2）皮肤冷凉、光滑、变硬而紧贴皮下组织，不易捏起或移动，按之如硬橡皮样，可呈凹陷性水肿，皮肤暗红，严重者呈青紫色。

（3）硬肿先起于下肢外侧，以后延及整个下肢、臀部、面颊、上肢、躯干，甚至全身受累。

（4）患儿反应低下，吸吮困难，哭声低弱或不哭。

（5）严重者可见呼吸表浅，呼吸暂停，尿少甚至无尿，亦可伴有心肌损害，心音低钝而慢。

（6）常并发肺炎，临终时可发生肺出血，肺部出现细湿啰音，口鼻流出鲜血。

（7）病情恢复时，硬肿面积逐渐缩小，体温逐渐上升，全身情况好转。

三、诊断检查

在寒冷季节，新生儿尤其是早产儿出现皮肤硬肿，伴有拒乳、不哭、体温不升即可诊断。诊断后应区分病情轻重，明确发病原因，有条件者作血气检查，对重症患儿检查有无 DIC 的表现。

四、常见的护理问题

（1）体温过低：与新生儿体温调节功能低下、寒冷、早产、感染、窒息等有关。

（2）营养失调：低于机体需要量，与吸吮无力、热量摄入不足有关。

（3）皮肤完整性受损：与皮肤硬肿有关。

（4）有感染的危险：与免疫、皮肤黏膜屏障功能低下有关。

五、治疗原则和护理措施

（一）治疗原则

（1）恢复正常体温。

（2）保证热量及液体的供给。

（3）积极治疗原发病及并发症。

（二）护理措施

1. 复温　目的是在体内产热不足的情况下，通过提高环境温度（减少散热或外加热），以恢复和保持正常体温。

（1）入院后先用体温计（可用水温表代替）正确测量肛温，做好记录。然后根据不同体温给予处理。

（2）可将中度低体温（30℃以上，肛腋温差为零或正值）患儿立即放入 30～32℃的环境中，通过减少散热使体温升高。根据患儿病情和体温恢复情况，把暖箱箱温调节到 30～34℃范围内，一般在 6～12 小时内恢复正常体温。

（3）重度低体温（低于 30℃，肛腋温差为负值，说明无产热能力）患儿应在立即纠正代谢紊乱、恢复器官功能、静脉补充热量的同时采用外加温形式逐渐复温。先将患儿置于比其体温高 1～2℃的暖箱内复温，然后每小时提高箱温 1～1.5℃（不超过 34℃），使患儿体温在 12～24 小时内恢复正常。

（4）如无上述条件者，可采用温水浴、热水袋、电热毯或母亲怀抱等方式复温，但要防止烫伤。

（5）复温过程中用体温计测肛温，每 2 小时一次，体温正常 6 小时后改为每 4 小时一次，并做好记录。

（6）同时记录患儿生命体征、尿量、环境温湿度，并检测血气、血糖、电解质及肾功能。

（7）给氧：对有窒息史、感染合并缺氧及休克的患儿应给氧。

2. 喂养　要耐心细致，视其消化道功能状态逐渐增加营养和热量摄入。

3. 纠正酸中毒和改善微循环　遵医嘱适量补充碱性液体。可慎用低分子右旋糖酐。重者可输血或血浆。若患儿尿少、无尿或有心、肾功能损害，则应严格限制输液量及速度。液体应加温至35℃。

4. 预防继发感染及并发症

(1) 做好消毒隔离。

(2) 加强皮肤护理，勤翻身，供给柔软床垫。减少肌内注射药物，以免由于吸收不良或皮肤破损而引起感染。

(3) 使用抗生素预防或治疗感染。

(4) 合并DIC者，应在实验室检查检测下于早期高凝状态时慎用肝素治疗。有出血倾向或已有出血者可静脉滴入维生素K_1、酚磺乙胺（止血敏）或三七注射液。因本病患儿易并发高皮质醇血症，故应慎用激素。

5. 消除皮肤硬肿　可口服或肌内注射维生素E，亦可用局部皮肤按摩。

6. 严密观察病情

(1) 观察并记录体温、脉搏、呼吸、硬肿范围与程度的动态变化。

(2) 记录尿量，以便估计预后。

(3) 观察有无出血症状。出血是硬肿患儿死亡的重要原因，如面色突然变紫，呼吸困难加重，肺湿啰音增多提示有肺出血，应及时报告医生，并做好抢救准备。

第十节　新生儿颅内出血

新生儿颅内出血主要因缺氧或产伤引起，是新生儿死亡的主要原因之一，幸存者常有后遗症，故应积极防治。

一、病因与发病机制

(一) 产伤型

因头盆不称、臀产或产钳助产等使胎头受压，引起小脑幕或大脑镰撕裂，导致血管破裂出血。出血多在硬脑膜下及小脑幕附近，出血量多则可因压迫呼吸中枢而致命。此型多见于足月儿。随着产科医疗水平的提高，产伤发病率有所下降。

(二) 缺氧型

凡能引起缺氧的因素均可导致颅内出血。此型多见于早产儿。因为早产儿的脑室管膜下生发基质的血管很丰富，但血管壁薄，很容易受损出血。血液可进入侧脑室，也可渗入脑实质称为脑室周围—脑室内出血。此型病死率高，幸存者常脑积水或遗留各种神经功能缺陷。缺氧亦可引起蛛网膜下腔出血。

(三) 其他

少数由原发性出血性疾病或脑血管畸形所引起，多表现为蛛网膜下腔出血。亦可由于快速输注高渗液体、心力衰竭等因素引起。

二、临床表现

(1) 常见症状：有烦躁不安、脑性尖叫或抽搐等兴奋症状；或表现为嗜睡、昏迷、肌张力低下、拥抱反射消失等抑制症状；呼吸不规则或出现暂停；颅内压增高者有前囟紧张或隆起，瞳孔不对称，对光反应差。一般先出现兴奋，随即抑制。

（2）由于出血部位不同，表现也有差异。小脑幕上出血的症状较轻，预后较好；小脑幕下出血因易波及生命中枢故预后差。硬脑膜下血肿可于出生后数周至数月才出现症状。早产儿的脑室周围—脑室内出血多发生在出生后 72 小时内。严重者很快出现昏迷、呼吸衰竭等而死亡。出血量少者可无症状或病情起伏，兴奋与抑制交替出现，持续多日后逐渐好转。

（3）后遗症：出血轻者可无后遗症，较重者以脑积水最常见，其他有癫痫、脑性瘫痪或智力低下等。

三、常见的护理问题

（1）潜在并发症：脑疝，与颅内出血、脑水肿有关。

（2）低效性呼吸型态：与呼吸中枢受损有关。

（3）有窒息的可能：与惊厥、昏迷有关。

（4）有感染的危险：与机体抵抗力降低有关。

四、治疗原则和护理措施

（一）治疗原则

（1）控制出血：可选择使用维生素 K_1、止血敏、卡巴克洛（安络血）和巴曲酶（立止血）等。

（2）镇静、止痉：选用地西泮、苯巴比妥等。

（3）降低颅内压：有颅内高压者可选用呋塞米。如有瞳孔不等大、呼吸节律不整、叹气样呼吸或双吸气等，可使用甘露醇，剂量根据病情决定。

（4）应用脑代谢激活剂：出血停止后，可给予胞二磷胆碱、脑活素静脉滴注，10～14 天为 1 疗程。恢复期可给吡拉西坦（脑复康）。

（5）预防感染。

（6）有硬脑膜下积液可穿刺抽液，必要时手术治疗。

（二）护理措施

（1）保持安静，减少刺激：此点对颅内出血患儿有特殊重要的意义。①要保持绝对静卧，抬高头部。②除臀部护理外，免去其他清洁护理。③一切操作要集中进行，动作要轻柔，以免加重出血。④避免引起患儿烦躁，必要时根据医嘱给镇静剂，如地西泮（安定）、苯巴比妥钠等。⑤症状控制后应及时与医生联系，谨防用药过量，造成呼吸抑制。卧床时应注意：①取头高体位，以防止出血加重，可将头肩部抬高 15°～30°；②不要随意搬动头部；③主张头部取中心位，反对头侧位，凡需头侧位时，整个躯体也取同向侧位，以免压迫颈动脉而造成意外。

（2）遵医嘱给予止血药物：可用维生素 K_1 肌内注射，5mg/d，连用 3 天。也可用维生素 C、安络血、止血敏等。

（3）可少量多次输新鲜血浆或全血为严重患儿补充凝血因子。

（4）由于早期有继续出血倾向，宜慎用脱水剂，以免加重出血。一般主张用地塞米松，注意滴入速度不宜过快。当出现脑疝的表现而必须使用甘露醇时，可由静脉直接推入。

（5）严格控制每日入量：输液速度要慢，液量应在 24 小时内均匀滴入。

（6）保证热量和水分的供给：在禁食期间，应静脉补给葡萄糖。开始喂奶后不能抱喂。

（7）给氧：缺氧可加重出血，故应根据病情给氧，注意用氧的方式和浓度，维持血氧饱和度在85%～95%即可。

（8）严密观察病情变化，及时发现脑疝的表现。观察体温、呼吸等变化，体温不升或高热，呼吸不规则、屏气、暂停等均表示病情危重；观察瞳孔大小、对光反射和各种反射的变化，如瞳孔大小不等，边缘不规则，对光反射迟钝、消失；或双侧瞳孔扩大，对光反射消失，均提示脑疝形成，应及时报告医生，并启用备好的吸痰器、急救药品等。

（9）预防感染，必要时使用抗生素。

第十一节　新生儿缺氧缺血性脑病

缺氧缺血性脑病（hypoxic－ischemic encephalopathy，HIE）是围生期新生儿死亡的主要原因，也是致残的主要因素之一。凡产前有胎儿窘迫和娩出过程中因窒息需要复苏的新生儿，都应仔细检查是否存在缺氧缺血性脑病。

一、病因和发病机制

（1）病因主要是围生期缺氧及由此而致心输出量减少，血压降低。

（2）在窒息后脑血流减慢，脑血管自主调节功能受损，脑血管受压，压力波动致血管破裂而出血。

二、临床表现

其临床表现与病性有关（表5－3）。

表5－3　HIE临床分度

项目	轻度	中度	重度
意识	过度兴奋（Ⅰ）	嗜睡、迟钝（Ⅱ）	昏迷（Ⅲ）
肌张力	正常	减低	松软
拥抱反射	稍活跃	减弱	消失
吸吮反射	正常	减弱	消失
惊厥	无	通常伴有	多见或持续
中枢性呼吸衰竭	无	无或轻度	常有
瞳孔改变	无	缩小	不对称、扩大或光反应消失
前囟张力	正常	正常、稍饱满	饱满、紧张
病程及预后	症状持续24小时左右，预后好	大多数一周后症状消失，不消失者如存活，可能有后遗症	病死率高，多在一周内死亡，存活者症状持续数周，多有后遗症

（1）第Ⅰ期（轻度脑病）：表现为过度警觉，易激惹，刺激可引起局部惊跳，但肌张力正常，过度活跃的伸展反射，心动过速，呼吸道分泌物少，胃肠蠕动减弱，瞳孔无改变。此期无惊厥，脑电图正常。

(2) 第Ⅱ期（中度脑病）：表现为嗜睡，肌张力低下，近端软弱，伸展反射过度活跃，吸吮及拥抱反射均减弱，心动过缓，呼吸道分泌物多，胃肠蠕动增加，瞳孔缩小及70%的新生儿有惊厥。

(3) 第Ⅲ期（重度脑病）：表现为患儿意识昏迷、肌张力松弛、伸展反射减弱、吸吮及拥抱反射消失、瞳孔不等大或扩大、对光反应迟钝、体温不稳定，大多数呈现持续惊厥。

三、常见护理问题

同“颅内出血”一节。

四、治疗原则和护理措施

（一）治疗原则

(1) 维持充分的通气，以避免低氧血症和高碳酸血症。

(2) 尽量减少血压波动和保证充分的组织灌流，以维持血压正常。

(3) 控制惊厥。

(4) 纠正电解质紊乱和酸碱紊乱。

（二）护理措施

同“颅内出血”一节。

第十二节　新生儿败血症

新生儿败血症是致病菌进入血液循环，并在其中生长繁殖及产生毒素，而造成全身性的感染。目前新生儿败血症仍是新生儿期重要感染性疾病之一。

一、病因

(1) 免疫功能缺陷：新生儿尤其是早产儿由于免疫功能不完善，易发生感染且局限能力差，易发展成为败血症。

(2) 病原菌：以葡萄球菌为主，其次是大肠杆菌及绿脓杆菌。近来厌氧菌亦有所见，值得重视。

(3) 感染途径：有宫内感染、产时感染和产后感染。其中以产后感染最常见，尤其脐部是细菌最易入侵的门户。

二、临床表现

起病较急，但无特征性表现。出生后7天内出现症状者称为早发型败血症，7天以后出现症状者称为迟发型败血症。

(1) 常有精神不佳、体温不稳定（发热或体温不升）、黄疸、呼吸急促或暂停、青紫、拒乳、腹胀等。

(2) 少数病重者常伴有硬肿、休克及出血。

(3) 常可发现局部感染灶，如脐部脓性分泌物、脓疱疹及蜂窝组织炎等。

(4) 早产儿的病情多较严重，病死率高。

三、诊断检查

（1）实验室检查白细胞总数增高，中性粒细胞增多。病情危重者白细胞数反而减少。

（2）血培养阳性有助于诊断，但阴性也不能否定诊断。

（3）局部病灶的细菌培养结果对病因诊断有参考价值。

四、常见的护理问题

（1）体温调节无效（体温升高或低于正常）：与感染有关。

（2）皮肤黏膜完整性受损：与脐炎、脓疱疮等感染性病灶有关。

（3）营养失调：低于机体需要量，与吸吮无力、食欲缺乏及摄入不足有关。

五、治疗原则和护理措施

（一）治疗原则

（1）早期、联合应用有效抗生素并做到足量、足疗程、静脉给药。

（2）治疗局部病灶。

（3）支持疗法，维持内环境稳定。

（4）对症疗法。

（二）护理措施

1. 维持正常体温　每 2～4 小时测体温一次。体温较高者可予物理降温并多喂水，而不用酒精擦浴和退热剂，高热者可头部枕冷水袋。如体温不升、四肢冰冷可用热水袋或暖箱保温以使患儿恢复正常体温。

2. 处理局部感染灶　晨间护理时应仔细观察全身情况，及时发现局部感染病灶，并作相应处理，以清除感染源。若有脐部感染，应予以清创、换药（用 3%过氧化氢清洗后涂以 2%碘酊），每日 1～2 次。皮肤小脓疱可在用 75%酒精消毒后用无菌针头刺破，拭去脓液，然后涂以 1%甲紫（龙胆紫）或 0.1%苯扎溴铵（新洁尔灭）消毒皮肤。重者可用抗生素软膏。口腔溃烂时可用 4%硼酸水或中药黄柏水清洗，局部敷以锡类散或珠黄散。呼吸道感染伴鼻塞时，可使用 0.5%麻黄碱溶液滴鼻。工作人员在护理患儿前后应注意手的消毒。一旦发现患儿有皮肤化脓感染，应立即与其他患儿隔离，患儿所用器械、用具、衣物、床褥均应高压消毒处理，避免医源性感染。

3. 保证抗菌药物有效进入体内　注意药物毒副作用。

4. 保证营养供给　除经口喂养外，结合病情考虑静脉内营养。

5. 预防并发症发生

（1）为了有效地控制败血症，应争取在静脉给药前取血做血培养和药敏试验。为提高培养阳性率，可取不同部位双份标本。整个操作过程中须注意无菌技术，避免杂菌污染，采血后立即送细菌室培养。

（2）应熟悉所用抗生素的药理作用、剂量、用法、不良反应及配伍禁忌。

（3）密切观察病情：

①患儿出现面色青灰、体温异常、呕吐、前囟饱满、阵发性尖叫、两眼凝视，提示有并发化脓性脑膜炎可能；出现咳嗽、气促、口唇发绀、口吐白沫，则有并发肺炎可能。

②注意出血倾向，由于细菌毒素刺激，使毛细血管壁受损引起皮肤黏膜出血。护理中须观察瘀点大小及增减情况，以便了解病情有无进展。重症出血时可口吐咖啡色液体，应及时吸引、清除，防止窒息，并给予止血药物和氧气吸入。注意有无便血，必要时禁食，腹胀明显者给予肛管排气。

③观察神志变化，败血症患儿反应低下，故应加强巡视，密切观察神志与黄疸进展程度，防止胆红素脑病及中毒性脑病发生。如患儿不时呻吟、烦躁不安、两眼凝视，表示病情进展，应及时通知医生。

第十三节　新生儿破伤风

新生儿破伤风是新生儿出生后被破伤风芽孢杆菌感染所致的急性感染性疾病，是可预防的并要求消火的疾病。

一、病因和发病机制

由于断脐时消毒处理不当，破伤风杆菌自脐部侵入后在缺氧环境中繁殖并产生外毒素，外毒素与神经细胞结合而发病。

二、临床表现

（1）潜伏期4～8天，以出生后5～8天发病最多，潜伏期越短，病情越重。

（2）起始症状为牙关紧闭，哺乳时不易塞进乳头，随后面肌紧张、口角向下呈苦笑面容，不久就四肢抽动或呈强直性痉挛，轻微刺激（声、光、接触）即能引起痉挛发作。

（3）重者可因呼吸肌和喉肌痉挛而发生呼吸困难。

（4）痉挛发作愈频繁，持续时间愈长，则病情愈严重，病死率愈高。

（5）发热可有可无。

三、常见的护理问题

（1）有窒息的危险：与呼吸肌、喉肌痉挛有关。

（2）营养失调：低于机体需要量，与面肌痉挛、张口困难有关。

（3）有受伤的危险：与反复抽搐有关。

（4）体温过高：与骨骼肌强直性痉挛产热增加、感染有关。

四、治疗原则和护理措施

（一）治疗原则

（1）尽早使用抗毒素。

（2）使用抗生素，并对脐部进行处理。

（3）正确使用镇静剂控制惊厥。

（4）喉痉挛时镇静剂不能奏效，危急时可考虑气管插管。

（5）注意保证营养、水分和热量的供给。

（二）护理措施

1. 控制痉挛，保持呼吸道通畅

（1）破伤风抗毒素（TAT）的应用：应尽早使用破伤风抗毒素1万单位肌肉注射，用前必须先做皮试，无反应时再注射。可采用精制血清制品静脉缓慢注射。人破伤风免疫球蛋白是安全而有效的抗毒素，可用500U深部肌肉注射（不作静脉注射），不需作过敏试验。

（2）镇静剂的应用：首选地西泮，其次为苯巴比妥钠、10%水合氯醛等。各药可每隔4～6小时交替使用，使患儿呈嗜睡状态，不发生严重痉挛。须注意避免药量过大抑制呼吸中枢。

（3）减少刺激，制止痉挛发生：

①病室须绝对安静，最好住单间病室，光线应稍暗淡。室内空气要新鲜，避免对流风。

②建立静脉通路：尽可能应用留置针，避免反复穿刺给患儿造成不良影响，保证止痉药物顺利进入体内。

③各种治疗和护理操作，均应在镇静剂使用后发挥最大疗效时进行。操作时动作要轻、细、快，以免增加患儿痉挛的发作。鼻饲者的镇静药可通过鼻饲管喂入，尽量减少注射的刺激。

④用氧：对缺氧、发绀者间歇用氧，但避免鼻导管给氧（鼻导管的插入和氧气直接刺激鼻黏膜可使患儿不断受到不良刺激，加剧骨骼肌痉挛）。可选用头罩给氧，氧流量至少5L/min，避免流量过低引起头罩内二氧化碳潴留。当病情好转，缺氧改善后应及时停止用氧，避免氧疗并发症。

⑤密切观察病情变化：除专人护理外，应加强监护；详细记录病情变化，尤其是用止痉药后第一次抽搐发生时间、强度、持续时间和间隔时间，以及抽搐发生时患儿面色、心率、呼吸及氧饱和度改变，一旦发现异常，及时组织抢救。

2. 耐心细致喂养

3. 脐部护理

（1）可用氧化剂（3%过氧化氢或0.025%高锰酸钾溶液）清洁脐部，然后涂以2%碘酊，并敷以消毒纱布，每天更换，直到伤口愈合为止。用过的纱布和棉签应焚烧掉。

（2）脐部感染严重或脐周有脓肿时须引流。

（3）遵医嘱用破伤风抗毒素3000U作脐周注射，以中和未进入血流的游离毒素。

4. 控制与预防继发感染

（1）使用抗生素：常用青霉素静脉或肌肉注射，亦可用甲硝唑以清除破伤风杆菌。

（2）口腔护理：可用棉签轻轻擦去分泌物或用3%过氧化氢溶液及温盐水清洗口腔，以防口腔炎或吸入性肺炎。

（3）鼻腔的清洁：可用小棉签蘸温开水轻轻清洁。

（4）皮肤：注意保温，保持皮肤及掌心干燥。

（5）体位：定期翻身，以防褥疮和坠积性肺炎。

5. 防止心搏呼吸停止的发生　控制频繁发作的痉挛，备好氧气、急救药、吸引器等，必要时行气管切开。

第十四节　其他新生儿感染性疾病

一、鹅口疮

（一）病因

鹅口疮系白色念珠菌感染引起。

（二）临床表现

在口腔，从两颊黏膜开始，齿龈、舌面、上腭，甚至咽部出现白色点状乳凝块样附着物。

（三）治疗和护理措施

（1）局部清洁和用药：可用2%碳酸氢钠溶液清洁。在奶后涂制霉菌素甘油（浓度10万单位/毫升）。

（2）做口腔护理前后应注意洗手，以防交叉感染。

（3）多次少量喂水，以保持口腔黏膜湿润及口腔清洁。

（4）注意维持营养及水分，因疼痛不能进食，可经胃肠外营养。

（5）患儿用过的食具，如奶头、奶瓶等先用4%碳酸氢钠溶液浸泡30分钟，冲净后再煮沸消毒。

二、结膜炎

（一）病因

化学刺激和感染是新生儿急性结膜炎的两个主要原因。

（二）临床表现

结膜水肿、发红，并伴有渗出物。

（三）治疗和护理措施

（1）出生后立即用1%硝酸银溶液或其他抗生素常规预防淋菌性结膜炎。

（2）治疗细菌性结膜炎通常局部用抗生素。

（3）接触后必须严格洗手，以防交叉感染。

（4）应清洁局部后再用药。

三、脓疱病

（一）病因

表皮受化脓性细菌感染引起。

（二）临床表现

皮肤上出现红斑、水疱，很快形成脓疱。脓疱易破溃，流脓结痂。

（三）治疗和护理措施

（1）注意皮肤清洁。

（2）接触后严格洗手，防止交叉感染。

（3）局部治疗为主，可用消毒针穿破脓疱，用无菌棉球吸除脓液，外擦1%龙胆紫溶液。

四、尿布性皮炎

（一）病因

臀部护理不当常易造成此病。

（1）便后未及时更换尿布或大便后未及时清洗，尿中尿素被粪中细菌分解产生氨。

（2）腹泻时大便次数增多，刺激局部皮肤。

（3）尿布质地粗糙，带有深色染料。

（4）尿布洗涤不净或长期使用塑料、橡皮布使臀部处于湿热状态。

（二）临床表现和分度

（1）临床表现为局部发红、皮疹、糜烂、溃疡。

（2）分为三度：Ⅰ度为表皮发红；Ⅱ度为表皮红并伴有皮疹；Ⅲ度为表皮剥脱糜烂或有溃疡面。

（三）预防、治疗和护理措施

（1）便后要勤洗、勤换尿布，保持皮肤干燥。

（2）尿布质地要柔软，并应用弱碱性肥皂或刺激性小的洗衣粉洗涤，并要用热水洗净，以免残留物刺激皮肤而导致红臀。

（3）腹泻时，应及早治疗。

（4）可涂鞣酸软膏等保护皮肤。

（5）臀部轻微发红时，即应引起注意。每次清洗后暴露臀部于空气中或阳光下，或用红外线灯照射使局部皮肤干燥。

（6）使用红外线照射臀部皮肤时，要注意有专人守护，不得离开，以防烫伤。照射前须洗净臀部皮肤，照射后可涂消毒花生油，以营养局部皮肤。

第六章　营养性疾病患儿的护理

第一节　蛋白质—能量营养不良

蛋白质－能量营养不良（protein－energy malnutrition，PEM）是指因缺乏能量和（或）蛋白质引起的一种慢性营养缺乏症，主要表现为体重下降、渐进性消瘦或水肿、皮下脂肪减少或消失，常伴有代谢失常和各个器官不同程度的功能紊乱，多见于3岁以下的婴幼儿。临床常见三种类型：以能量供应不足为主的消瘦型、以蛋白质供应不足为主的水肿型、介于两者之间的消瘦—水肿型。

一、病因

1. 喂养不当　是导致婴儿营养不良的主要原因，如母乳不足或无母乳，而又没有适当补充代乳品；代乳品调配过稀或量过少；未按时添加辅助食品或骤然断奶；长期以淀粉类食品（粥、米粉、奶糕等）喂养等。幼儿或年长儿营养不良多由于偏食、挑食、吃零食等原因引起。

2. 疾病因素　因疾病导致长期摄入不足、消化吸收功能紊乱或消耗过多引起营养不良。常见诱发疾病有迁延性腹泻、慢性痢疾、肝炎、结核病、寄生虫病、反复呼吸道感染、先天性消化道畸形。双胎、多产、早产儿因先天不足，吸吮、吞咽、消化吸收功能差等因素引起营养不良。

二、病理改变

（一）新陈代谢异常

1. 蛋白质　由于蛋白质摄入不足或丢失过多，使体内蛋白质代谢处于负平衡，可发生低蛋白性水肿。

2. 脂肪　机体动员脂肪以维持必要的能量消耗，故血清胆固醇浓度下降；当体内脂肪消耗过多，超过肝脏的代谢能力时，可造成肝脏脂肪浸润及变性。

3. 碳水化合物　由于供能营养素摄入不足和消耗增多，故糖原储存不足，常出现血糖偏低，重者可引起低血糖昏迷甚至猝死。

4. 水、盐代谢　低蛋白血症可进一步加剧而出现水肿；PEM时易出现低渗性脱水、酸中毒、低钾、低钠、低钙和低镁血症。

5. 体温调节能力　体温偏低，可能与能量摄入不足、皮下脂肪较薄造成散热快、血糖降低以及耗氧量、脉率和周围血循环量减少等因素有关。

（二）各系统功能低下

1. 消化系统　由于消化液和酶的分泌减少，酶活性降低，肠蠕动减弱，菌群失调，致消化吸收功能低下，易发生腹泻。

2. 循环系统　重度营养不良者，心肌收缩力减弱，引起心搏出量减少、血压偏低和脉搏细弱。

3. 泌尿系统　肾小管重吸收功能减低，造成尿量增多而尿比重下降。

4. 神经系统　精神抑郁但时有烦躁不安、表情淡漠、反应迟钝、记忆力减退、条件反射不易建立。

5. 免疫功能　非特异性免疫功能（如皮肤黏膜屏障、白细胞吞噬功能、补体功能）及特异性免疫功能均明显降低，极易并发各种感染。

三、临床表现

最初表现为体重不增或减轻、皮下脂肪减少、消瘦、体格生长速度减慢直至停顿。全身各部位的皮下脂肪消减顺序为：最先是腹部，以后躯干、臀部、四肢，最后是面部。随营养不良程度加重，出现全身症状及生化代谢改变，如皮肤苍白、体温低、头发干枯、指甲变薄易断。智力及体格发育落后。消化、吸收功能低下，常发生呕吐、腹泻、循环不良、血压低、四肢发凉。血清蛋白降低时发生全身水肿。

（一）婴幼儿不同程度营养不良的临床特点、分度标准见表6－1。

表6－1　不同程度营养不良的特点（婴幼儿）

	营养不良程度		
	Ⅰ度（轻度）	Ⅱ度（中度）	Ⅲ度（重度）
体重低于正常均值	15%～25%	25%～40%	40%以上
腹部皮下脂肪厚度	0.8～0.4cm	0.4cm以下	消失
消瘦	不明显	明显	皮包骨样
身长	尚正常	低于正常	明显低于正常
皮肤	尚正常	稍苍白，松弛	明显苍白，弹性消失，可出现瘀点
肌张力	基本正常	明显低下，肌肉松弛	肌肉萎缩
精神状态	稍不活泼	情绪不稳，易疲乏，哭闹	呆滞，抑制与烦躁交替，反应低下

（二）分型

临床上根据患儿身高和体重的减少情况，将营养不良分为三型：

1. 体重低下型　患儿体重低于同年龄、同性别正常小儿的中位数减2个标准差者。此指标反映患儿过去和（或）现在的营养不良，但不能区分急、慢性。

2. 生长迟缓型　患儿身高低于同年龄、同性别正常小儿的中位数减2个标准差者。此指标反映患儿过去或长期慢性营养不良。

3. 消瘦型　患儿体重低于同性别、同身高正常小儿的中位数减2个标准差者。此指标反映患儿近期、急性营养不良。

（三）并发症

1. 营养性贫血　以小细胞低色素性贫血最为常见，与铁、叶酸、维生素 B_{12}、蛋白质等造血原料缺乏有关。

2. 多种维生素和微量元素缺乏　常见有维生素A缺乏和锌缺乏。

3. 感染　由于免疫功能低下，易患各种感染，如上呼吸道感染、支气管肺炎、结核病、中耳炎、尿路感染等，特别是婴儿腹泻，可迁延不愈，加重营养不良，形成恶性循环。

4. 自发性低血糖　患儿面色苍白、神志不清、脉搏减慢、呼吸暂停、体温不升但无抽搐，若不及时诊治，可致死亡。

四、诊断检查

血清白蛋白的浓度降低是最突出的表现，但由于其半衰期较长（19～21天），故不够灵敏；胰岛素样生长因子1（IGF-1）水平下降，由于其不仅反应灵敏而且受其他因素影响较少，被认为是诊断蛋白质营养不良的较好指标；此外，多种血清酶活性降低，经治疗后可迅速恢复正常；血浆胆固醇、各种电解质及微量元素浓度皆可下降；生长激素分泌反有增多。

五、常见护理问题

1. 营养失调　低于机体需要量，与热量和（或）蛋白质长期摄入不足有关（喂养不当、疾病影响等）。

2. 有感染的危险　与营养素缺乏，机体免疫力低下有关。

3. 成长发展改变　与营养素缺乏，不能满足儿童成长发展所需有关。

4. 知识缺乏　患儿家长缺乏正确的儿童喂养知识。

六、治疗原则与护理措施

（一）处理危及生命的并发症

严重营养不良常发生危及生命的并发症，如腹泻时严重脱水和电解质紊乱、酸中毒、休克、肾衰竭、自发性低血糖、继发感染及维生素A缺乏所致的眼部损害等，应及时抢救。

（二）祛除病因

在查明病因的基础上，积极治疗原发病，如纠正消化道畸形，控制感染性疾病，根治各种消耗性疾病。

（三）饮食调整

需充分供给热能与蛋白质，但因营养不良患儿消化功能差，应根据病情和对食物的耐受程度调整饮食，原则为由少到多、由稀到稠、循序渐进，以免发生消化功能紊乱。饮食调整的具体方法如下：

（1）轻度营养不良患儿消化功能尚好，但仍不应过快地改换原有食物，应在原有基础上逐渐增加。热能从418～502kJ（100～120kcal）/(kg·d）开始，蛋白质3g/(kg·d)。根据消化情况逐渐增至热能585kJ（150kcal）/(kg·d)，蛋白质3.5～4.5g/(kg·d)。待体重接近正常后再恢复至正常热量需要量。

（2）中度及重度营养不良患儿消化吸收功能紊乱，对食物的耐受性差，饮食调整要逐步进行。开始时热能可为167～250kJ（40～60kcal）/(kg·d)，蛋白质2g/(kg·d)，一周后增至502～628kJ（120～150kcal）/(kg·d)，蛋白质3～4g/(kg·d)。若重症营养不良患儿食欲和消化功能恢复，热能供给可达628～711kJ（150～170kcal）/(kg·d)。待体重恢复后热能供给调整至生理需要量。

注意选择小儿易消化吸收又含有高热能与高蛋白质的食物。婴儿以乳类为最好，包括母乳、牛奶或其他代乳品，重度营养不良患儿可短期采用稀释奶、酸奶、脱脂奶或高蛋白配方奶。对奶类过敏者可选用豆浆、豆类代乳粉。较大婴儿还可添加米面制品、蛋类、鱼、肝、瘦肉、血、豆制品等食物。若热能不够可在食物中加少许植物油。此外应给予充足的维生素和矿物质。

根据患儿病情选择适当的喂养方法。病情危重，拒绝进食者可采用硅橡管鼻饲或口饲法将食物滴人胃内，待吸吮及吞咽能力增强后，可改用滴管或奶瓶喂哺。应按饮食计划耐心喂哺患儿，不可过快，以免发生呕吐。

每周应测体重1～2次，定期测量身高，以评估营养状况和恢复情况。

（四）促进消化和改善代谢功能

可口服各种消化酶（胃蛋白酶、胰酶等）帮助消化。必要时肌肉注射蛋白同化类固醇制剂如苯丙酸诺龙，以促进体内蛋白质合成。注意补充维生素 A、B、C、D，以及锌，以促进食欲，改善代谢。有营养性贫血时应补充铁剂、叶酸及维生素 B 族。对食欲极差者可试用胰岛素葡萄糖疗法。病情严重者可采用静脉滴注白蛋白，静脉高营养，或少量多次输全血或血浆也有良好效果。重度营养不良患儿静脉输注时要严格控制滴速，以避免心功能不全。中医中药以及针灸、推拿、捏脊等疗法可起一定作用。

（五）预防感染

保持皮肤、口腔清洁，防止发生皮肤破溃、口腔炎。注意室内空气清新，温度适宜，采用保护性隔离，预防呼吸系统感染。

（六）健康知识宣教

1. 合理喂养　大力提倡母乳喂养。若采用混合或人工喂养时必须以牛、羊乳类或奶粉喂哺婴儿，调配合理，不能稀释过淡。无动物乳时也可应用代乳品如豆浆、豆乳粉等，但切忌单纯用淀粉类食品喂养婴儿。必须按时添加辅助食品，为断奶作准备，否则骤然断奶可使婴儿不习惯其他食物，易发生营养不良。培养小儿不挑食、不偏食、少吃零食的良好饮食习惯。

2. 合理安排作息　有充足的睡眠和休息时间，以及适当的户外活动和体格锻炼，使小儿保持良好的食欲。

3. 预防疾病　按时完成预防接种计划，预防各种急、慢性传染病。定期体格检查。及时矫正先天畸形，如唇裂、腭裂和幽门狭窄等。

4. 促进生长发展　为儿童提供良好的生活环境，给予更多的心理支持，促进身心各方面发展。

第二节　小儿单纯性肥胖

小儿单纯性肥胖是由于长期能量摄入超过消耗，所致体内脂肪过度积聚，致体重超过一定范围的营养障碍性疾病。体重超过同性别、同身高小儿参考平均值20％以上即可称为肥胖；20％～29％为轻度肥胖，30％～49％为中度肥胖，超过50％为重度肥胖。儿童肥胖大多为单纯性肥胖，其不伴有明显的内分泌、代谢性疾病，近年来我国的发病率有增加趋势。

小儿肥胖症与成人肥胖症、冠心病、高血压、糖尿病等有一定关系，应及早防治。

一、病因

小儿单纯性肥胖与下列因素有关：

1. 遗传因素　双亲或双亲之一肥胖者，其子女发生肥胖的百分率明显增高。

2. 能量摄入过多　长期摄入淀粉类、高脂肪的食物过多，超过机体代谢需要，多余的能量便转化为脂肪积聚于体内。

3. 活动过少　缺乏活动和体育锻炼是发生肥胖症的重要因素，即使摄入不多，也可引起肥胖。肥胖儿大多不喜爱运动，从而形成恶性循环。

4. 其他因素　包括因调节饱食及饥饿感的中枢失去平衡而致多食，精神创伤（如亲属病故，学习成绩落后等）以及心理异常等因素亦可致小儿过食而出现肥胖。

二、病理生理

肥胖的主要病理改变是脂肪细胞的体积增大和（或）数目增多。人体脂肪细胞数量的增多主要在小儿出生前 3 个月、出生后第 1 年和 11～13 岁三个阶段。若肥胖发生在这三个时期，则治疗较困难且易复发；而不在此三个阶段发生的肥胖，治疗较容易见效且不易复发。

肥胖患儿可发生一系列代谢及内分泌改变：对环境温度变化的应激能力降低，有低体温倾向；脂类代谢异常，常伴有血浆甘油三酯、胆固醇、极低密度脂蛋白（VLDL）及游离脂肪酸增加，但高密度脂蛋白（HDL）减少，以后易并发动脉硬化、冠心病、高血压、胆石症等疾病；嘌呤代谢异常，血尿酸水平增高，易发生痛风症；内分泌改变，如男性患儿的雄性激素水平可降低，而女性患儿的雌激素水平可增高。

三、临床表现

肥胖可发生于任何年龄的小儿，但 1 岁以下婴儿、5～6 岁及青春期最为常见。小儿食欲极佳，体重增长迅速。皮下脂肪厚，分布均匀，以颈、肩、乳、胸、背、腹、臀部为明显。腹部脂肪过厚还可出现白色或紫色条纹。骨龄、智力、性发育一般正常。若耻骨处皮脂较厚，常将男童外生殖器掩盖。

患儿因过分肥胖，易疲劳，常出汗，不喜欢和同伴游戏，易形成孤僻自卑心理，甚至导致心理障碍。

体重过度超重者可并发关节病、慢性皮炎、下肢静脉曲张、平足及膝外翻等，也可并发高血压、高脂血症、糖尿病等。

体质指数（body mass index，BMI）指体重/身高的平方（kg/m^2），是判断肥胖的另一指标。小儿 BMI 因年龄性别而异，可查阅图表，如 BMI 在 P_{85}～P_{95} 之间为超重，超过 P_{95} 为肥胖。

四、实验室检查

血清甘油三酯、胆固醇大多增高，严重肥胖患儿血清 β 脂蛋白也增高；常有高胰岛素血症；血生长激素水平减低，生长激素刺激实验的峰值也较正常儿童为低；肝脏超声检查常有脂肪肝。

五、常见护理问题

1. 营养失调　高于机体需要量，与长期热能摄入超过机体消耗有关。

2. 自我形象紊乱　与身体过分肥胖，得不到同伴认可有关。

3. 知识缺乏　与患儿及家长缺乏合理营养的知识有关。

六、治疗原则与护理措施

1. 饮食管理　既要能达到减肥目的，又要保证小儿有足够的蛋白质摄入，确保正常生长发育所需，不能使体重下降过快。从控制体重快速增长开始，逐步减轻体重。热能控制的原则为 15 岁以下 2511～3348kJ（600～800kcal）/d，5～10 岁 3348～4186kJ（800～1000kcal）/d，10～14 岁 4186～5023kJ（1000～1200kcal）/d。重度肥胖可按理想体重计算减去 30%。饮食应高蛋白、低糖类（碳水化合物）、低脂肪（婴幼儿除外），限制淀粉类食物和甜食、油脂食物。为满足小儿食欲，可给以大量蔬菜和水果。定期监测体重增长情况。

2. 增加活动量　肥胖患儿常因运动时气短、运动笨拙而不愿运动，应选择患儿喜欢而又容易坚持的运动项目，如晨间跑步、散步、踢球、游泳等，每日坚持运动至少 30 分钟。运动量根据患儿耐受力而定，以运动后轻松愉快、不感到疲劳为原则。运动要循序渐进，不要求过急。如运动后疲惫不堪，心慌气促以及食欲大增，提示活动量过度。鼓励家庭成员共同参与活动，提高患儿的积极性。

3. 心理支持　肥胖常引起一些心理行为问题，特别是青春期女孩，常认为自己的身体很丑，形成长期的自我形象贬低。肥胖的青少年常有较强的被动性和依赖性。他们在面对内在或外在压力时，缺乏有效的应对方法，而常用过度进食来满足自己。在为青少年制定减肥计划时，要让他们充分地参与，使其感到应对自己的饮食习惯和运动计划负责任。在指导青少年减肥的同时，要帮助他们对自身形象建立信心，改善社交技巧，并通过同伴或集体的支持和鼓励，最终达到身心健康发展。

4. 健康教育

（1）对婴幼儿的家长进行健康教育，转变其认为小儿长得越胖越健康的观念。怀孕期间母亲就应防止体重增长过多，以免胎儿过大。母乳喂养的婴儿不易发生肥胖症，故应大力提倡母乳喂养。婴幼儿期避免喂食过量，并鼓励多活动。定期作体格检查和生长发育监测，发现体重增长过快有肥胖趋势时，应及早进行饮食管理，以及指导体格锻炼。

（2）对学龄期和青春时期儿童，应鼓励多参加体育运动，不宜过多进食糖类（碳水化合物）、油炸食物和甜食，如糖果、饼干、甜饮料等，可多吃蔬菜、水果等以满足食物容量。有肥胖家族史或肥胖趋势者应进行体重监测，根据体重调整饮食。儿童期肥胖常可持续至成人，故应及早控制饮食，增加运动。慢性病患儿或行动不便、卧床休息的患儿也应防止进食过多，以免发生肥胖。

第三节　营养性维生素 D 缺乏

营养性维生素 D 缺乏是婴幼儿较常见的慢性营养缺乏症，是我国儿童保健重点防治的四种疾病之一。

一、营养性维生素D缺乏性佝偻病

营养性维生素D缺乏性佝偻病简称佝偻病，是由于维生素D缺乏导致钙、磷代谢紊乱，产生的一种以骨骼病变为特征的全身慢性营养性疾病，多见于婴幼儿。我国北方地区发病较南方为高。佝偻病患儿易并发肺炎、腹泻等疾病，且常迁延不愈，故应大力防治。

（一）维生素D的来源与代谢

维生素D来源于两个方面，人和动物皮肤中的7-脱氢胆固醇经日光中紫外线照射转变为胆固化醇即为内源性维生素D，是人体维生素D的主要来源。外源性维生素D从食物中获得，动物性食物如肝、蛋、乳等含维生素D。植物性食物如植物油、蘑菇、酵母中含麦角固醇，须经紫外线照射变为麦角固化醇（即维生素D_2），才能为人体所吸收。但上述内源性或外源性维生素D均无生物活性。经过肝脏25-羟化酶和肾脏1-羟化酶系统作用转变为1，25-二羟胆固化醇［1，25-$(OH)_2D_3$］，具有很强的生物活性，作用于靶器官（肠、肾、骨），促进钙、磷从肠道吸收，旧骨溶解和骨盐沉着，提高钙磷乘积，促进肾小管的钙磷重吸收。同时，维生素D的代谢直接受甲状旁腺素［促进1，25-$(OH)_2D_3$的合成］、降钙素［抑制1，25-$(OH)_2D_3$的合成］和血磷浓度［浓度高抑制、浓度低促进1，25-$(OH)_2D_3$的合成］的调节，以及受血钙浓度的反馈调节作用，以适应机体的需要。

（二）病因

1. 日光照射不足　内源性维生素D主要来源于皮肤中的7-脱氢胆固醇经紫外线照射生成。若小儿户外活动少，在室内活动时又不开窗（一般玻璃可挡住紫外线），皮肤接触日光中的紫外线较少，易患佝偻病。同时，城市高层建筑多，空气尘埃污染重，紫外线易被阻挡；我国北方寒冷季节时间长，日照时间短，均是小儿佝偻病发病较高的因素。

2. 维生素D摄入不足　婴儿饮食，包括母乳或牛乳含维生素D的量均较少，不能满足婴儿生长发育所需。母乳中钙、磷的比例较合适，有利于钙的吸收。牛奶虽钙、磷含量高，但比例不合适，不利于钙、磷吸收，故人工喂养者较母乳喂养婴儿更易发生佝偻病。

3. 生长速度快　婴儿骨骼生长迅速，维生素D和钙、磷需要量大，佝偻病发病率高。早产、双胎婴儿出生时体内维生素D储备量少，出生后生长速度快，若维生素D供给不足，极易患佝偻病。2～3岁后生长减慢，佝偻病发生较少。

4. 疾病影响或药物作用　严重的肝、胆、肾、胃肠道慢性疾病均影响维生素D和钙、磷的吸收、利用或影响1，25-$(OH)_2D_3$的合成。苯妥英钠、苯巴比妥、糖皮质激素类药物，可干扰维生素D的代谢或对钙的转运，导致佝偻病。

（三）发病机制

维生素D缺乏时，钙、磷经肠道吸收利用减少，导致血钙、血磷下降，刺激甲状旁腺素分泌增加，加速旧骨溶解脱钙，使血钙维持正常。但甲状旁腺素抑制肾小管对磷的重吸收，使血磷降低，故血液中钙磷乘积下降（<40），使骨骼钙化受阻，成骨细胞代偿性增生，局部骨样组织堆积，碱性磷酸酶分泌增多，从而形成一系列佝偻病的症状体征以及血液生化改变。

（四）临床表现

本病好发于3个月至2岁小儿，神经精神症状出现最早，继而出现骨骼改变、肌肉松弛、生长发育迟滞、免疫力低下等全身症状。佝偻病可分为以下4期：

1. 活动早期（初期） 多自 2～3 个月开始发病，以神经、精神症状为主，小儿易激惹、烦躁不安、夜哭、夜惊、多汗（与季节无关）。因烦躁和汗水刺激经常摇头擦枕，致枕后头发环形脱落形成枕秃。骨骼症状不明显。

此期生化检查血钙可正常，血磷略降低或正常，但钙磷乘积已稍低，碱性磷酸酶常增高。骨骼 X 线检查无改变。

2. 活动期（激期） 除初期症状外，主要为骨骼改变和运动功能发育迟缓。

（1）骨骼改变：①头部：3～6 个月婴儿易出现颅骨软化；5～9 个月以上小儿发生方颅；前囟过大或迟至 2～3 岁闭合；乳牙萌出推迟，且牙釉质发育差；②胸廓：肋骨与肋软骨交界处骨样组织增生呈钝圆形隆起，形成肋骨串珠；肋骨钙化不足，膈肌附着部位的肋骨长期受膈肌牵拉向内凹陷，造成肋外翻，形成肋膈沟（或称赫氏沟）；1 岁左右小儿多发生鸡胸或漏斗胸，可影响肺呼吸功能，易患呼吸道感染；③四肢：6 个月以后小儿腕和踝部骨骺处膨大，形成手镯或脚镯征；1 岁左右小儿可引起“O”形或“X”形腿；重症者易引起长骨骨折；④脊柱：患儿久坐可引起脊柱后凸畸形或侧弯；⑤骨盆：严重患儿发生骨盆畸形。

（2）肌肉关节松弛：全身肌张力低下，肌肉、关节松弛，坐、立、行等运动功能发育较晚。腹壁肌力差，腹部膨隆如蛙腹。

（3）神经、精神发育迟滞：重症佝偻病患儿条件反射形成慢，情感、动作及语言发育落后，免疫功能低下，常伴感染。

（4）辅助检查：血液生化改变明显，血钙可稍低，而血磷降低明显，钙磷乘积大多低于 30，碱性磷酸酶增加。X 线片（常摄腕部正位片）显示干骺端明显增宽，临时钙化带模糊不清，呈毛刷样、杯口状改变，骨干密度减低。

3. 恢复期 经治疗后，神经、精神症状逐渐好转直至消失，肌张力恢复正常。血清钙、磷及钙磷乘积恢复正常，碱性磷酸酶下降。X 线片骨骼病变逐渐好转。

4. 后遗症期 多见于 3 岁小儿，临床症状消失，严重佝偻病可遗留不同程度的骨骼畸形。

（五）常见护理问题

（1）营养失调：低于机体需要量，与接受日光照射少，维生素 D 摄入不足等有关。

（2）成长发展改变：与维生素 D 缺乏导致骨骼发育和神经、精神发育迟缓有关。

（3）有感染的危险：与免疫功能低下有关。

（4）潜在并发症：骨骼畸形、维生素 D 中毒。

（5）知识缺乏：患儿家长缺乏佝偻病预防和护理知识。

（六）治疗原则和护理措施

1. 合理喂养 早产儿低出生体重儿、双胎儿要于出生后 1～2 周开始添加维生素 D，或喂哺维生素 D 强化牛奶或奶粉，及时添加富含维生素 D 的辅食。

2. 补充维生素 D 和钙剂

（1）口服用药：活动期轻症患儿口服维生素 D，一般剂量为每日 2000～4000IU，连服 1 个月，若症状好转即可改为预防量 400IU/d。

（2）突击疗法：重症活动期或合并其他疾病如腹泻、肺炎或急性传染病时考虑使用突击治疗。活动早期一次肌肉注射维生素 D_3 30 万 IU，或维生素 D_2 40 万 IU。一般一次即可，一个月后若明显好转，改预防量；若无明显好转，再肌肉注射一次。活动期重症每月肌肉注射

30万～40万IU，连续注射2次；重复前注意有无维生素D中毒症状。突击治疗后2个月起继续服预防量。

（3）钙剂：3个月以内婴儿或有手足搐搦病史者，在肌肉注射维生素D前应先服钙剂2～3日；可选用乳酸钙或葡萄糖酸钙，每日1～3g；肌肉注射维生素D后再继续服用2周。

3. 增加日光照射　增加户外活动时间，出生后2～3周即可让婴儿户外活动，夏季可在荫凉处活动，尽量多暴露皮肤；冬季在室内活动时应开窗，使紫外线能够透过。日光照射时间从10分钟开始延长至2小时，使小儿逐渐适应。

4. 促进生长发育　为患儿提供舒适的环境，减少不良刺激，使小儿保持良好的情绪。对反应较差的患儿更要积极主动地提供护理。每日清洗皮肤和头发，勤换内衣和枕套，衣着、被褥应宽松、柔软。不要让患儿坐、站、走的时间过长，以免骨骼畸形。鼓励作俯卧、抬头、展胸的动作，下肢可作肌肉按摩，以矫正畸形。对重症患儿护理动作要轻柔，以免发生骨折。

5. 预防感染

保持室内空气清新，预防交叉感染。

6. 健康知识宣教

（1）孕母和乳母加强营养，多晒太阳，加服维生素D和钙剂。

（2）婴儿出生后1～2周开始服用预防量维生素D400 IU/d，直至2周岁。未成熟儿头3个月内预防量应加倍。在预防用药的同时，告知家长避免过量服用，注意观察有无维生素D中毒的表现，如食欲减退、倦怠、烦躁、呕吐、腹泻、体重下降等。供给维生素D丰富的食物。

（3）小儿从小应进行户外活动，增加接受日光照射的时间。

二、营养性维生素D缺乏性手足搐搦症

维生素D缺乏性手足搐搦症又称佝偻病性低钙惊厥。由于维生素D缺乏，引起血钙降低，神经肌肉兴奋性增高，导致全身惊厥、手足抽搐或喉痉挛等。多见于4个月至3岁小儿。

（一）病因和发病机制

维生素D缺乏时，血钙下降而甲状旁腺不能代偿性分泌增加；血钙继续降低，当血总钙浓度低于1.75～1.88mmol/L或离子钙浓度降低至1.0mmol/L以下时，即可引起神经肌肉兴奋性增高，出现惊厥、喉痉挛、手足抽搐的表现。维生素D缺乏时下列因素可导致发生手足搐搦症：①维生素D缺乏早期，血钙降低，而甲状旁腺反应迟钝，致使血磷正常，骨钙不能及时游离入血，血钙低于正常（血总钙低于1.75～1.88mmol/L或7～7.5mg/dl），引起手足搐搦发作；②春夏季日光照射增多或开始维生素D治疗时骨脱钙减少，肠道吸收钙相对不足，而骨骼钙化加速，使血钙降低；③发热、感染、饥饿时组织细胞分解释放磷，使血磷增加，血钙降低。

（二）临床表现

常伴有程度不等的佝偻病临床表现以及下列症状和体征：

1. 惊厥　多见于婴儿。突发两眼上翻，面肌颤动，四肢抽动，神志不清。发作后入睡，醒后活泼如常。每次发作时间数秒至数分钟不等，发作次数可多日1次或1日数次，甚至1

日数十次。一般无发热。轻症者仅有双眼上翻和面肌抽动，神志清。

2. 手足搐搦　多见于幼儿和儿童。突发腕和掌指关节屈曲，手指伸直，拇指贴近掌心（又名助产士手）。足抽动时踝关节伸直，足趾向下弯曲呈弓状（又名芭蕾舞演员足）。

3. 喉痉挛　多见于婴儿，但发病率低。突发喉部肌肉和声门痉挛，呼吸困难，可窒息致死。

4. 隐性体征　部分患儿没有典型发作的症状呈隐匿型，可通过刺激神经肌肉引起下列体征。

（1）面神经征：用手指或叩诊锤叩击耳前面神经穿出处（颧弓与口角间的面颊部），可使面肌收缩。

（2）腓反射：敲击膝下外侧腓骨上方，可见足向外侧收缩。

（3）陶瑟征：用血压计袖带包裹上臂打气后，使血压维持在收缩压和舒张压之间，5 分钟后即可见手足搐搦。

（三）常见护理问题

（1）有窒息的危险：与惊厥、喉痉挛发作有关。

（2）有受伤的危险：与惊厥发作有关，与静脉注射钙剂有关。

（3）知识缺乏：家长缺乏预防维生素 D 缺乏的知识以及护理惊厥和喉痉挛的知识。

（四）治疗原则和护理措施

1. 急救处理　控制惊厥。常用地西泮（安定）肌内注射或静脉推注，每次 0.1～0.3mg/kg；苯巴比妥钠肌肉注射，每次 5～7mg/kg。喉痉挛发作时应立即将舌头拉出口外，并可在上下磨牙之间放置牙垫，以防舌头被咬伤；并进行人工呼吸或加压给氧，必要时行气管插管术。

2. 钙剂治疗　惊厥发作时给 10%葡萄糖酸钙 5～10ml，加 10%～25%葡萄糖 10～20ml 稀释后缓慢静脉推注，注射时间不少于 10 分钟。注意监测心率，警惕心搏骤停。必要时每日可重复 2～3 次。轻症或惊厥控制后可口服 10%氯化钙 5～10ml，每日 3 次；为减轻对胃黏膜的刺激，宜与糖水同服。为避免出现高氯性酸中毒，只能用 3～5 日，以后可服用葡萄糖酸钙或乳酸钙等。

钙剂注射时必须选用较大血管，避免使用头皮静脉，进针准确，固定好，加强巡视，避免液体外渗引起皮下组织坏死。一旦药液渗出，局部可热敷或用 0.25%普鲁卡因封闭。

3. 维生素 D 疗法　维生素 D 每日 2000～5000IU 与钙剂同服，一个月后改为预防量。重症者可肌肉注射维生素 D_2 或 D_3，用法同佝偻病治疗。

4. 防止窒息　密切观察惊厥、喉痉挛的发作情况，做好气管插管或气管切开的术前准备。一旦发现症状应立即吸氧，喉痉挛者需立即将舌头拉出口外，同时将患儿头偏向一侧，清除口鼻分泌物，保持呼吸道通畅，避免吸入窒息；对已出牙的小儿，应在上、下门齿间放置牙垫，避免舌被咬伤，必要时行气管插管或气管切开。在护理手足搐搦患儿时，要操作集中，减少刺激，以免诱发喉痉挛。

5. 给予心理支持　解释发作原因和预后，发作时应陪伴和安慰家长及患儿。

6. 健康知识宣教

（1）预防小儿维生素 D 缺乏：与佝偻病预防知识相同（见前一节）。

（2）惊厥、喉痉挛发作时的处理方法：使家长了解维生素 D 缺乏性手足搐搦症的主要原因。告诉家长患儿发作时应保持冷静，使患儿平卧，解开衣领，颈部伸直，头后仰，以保持呼吸道通畅，同时呼叫医护人员。

说明：维生素D中毒的防治

长期服用大剂量维生素D或在短期内误服大量维生素D都有发生维生素D中毒的危险。较敏感小儿每日服用4000IU，持续1～3个月即可发生中毒。维生素D中毒主要与高钙血症有关，使钙盐沉积于各器官组织，影响其功能。

（一）临床表现

早期症状为厌食、烦躁不安、哭闹、低热、恶心、呕吐、腹泻或便秘，以后出现烦渴、尿频、夜尿多等肾小管功能受损的症状，还可出现血压升高、头痛、心律不齐。长期慢性中毒则表现为组织器官的钙化，影响体格和智力发育，甚至导致肾衰竭而致死亡。

（二）诊断检查

血钙可达3mmol/L（12mg/dl）以上，尿钙试验阳性。X线检查可见长骨干骺端临时钙化带致密增宽超过1mm。重症者脑、心、肾、血管、四肢有钙化灶。

（三）防治措施

1. 治疗　立即停用维生素D制剂和钙剂，避免阳光照射，给予低钙饮食。可静脉注射呋塞米（速尿）每次0.5～1mg/kg，以利于排泄。重症者可口服泼尼松每日1～2mg/kg，对维生素D有拮抗作用，1～2周后血钙即可降至正常。

2. 预防

（1）严格掌握维生素D的预防量和治疗量，按医嘱用药。向家长宣传维生素D过量的危害性，并使其了解维生素D中毒的症状。

（2）不轻易应用突击治疗，口服维生素D疗效不满意时，应先检查血钙、磷、碱性磷酸酶，然后决定是否需要突击治疗。长期口服大剂量维生素AD浓缩制剂后再进行突击治疗易出现维生素D中毒。而且不应轻易给予连续多次突击治疗，重复突击治疗时必须复查血钙等生化指标。

第七章　呼吸系统疾病患儿的护理

呼吸系统疾病是小儿常见病。据 WHO 统计，全球<5 岁儿童死于呼吸道感染者每年 1500 万左右，其中 400 万死于急性下呼吸道感染，绝大多数为肺炎，有 2/3 是婴儿。我国每年约有 30 万左右 5 岁以下儿童死于肺炎，降低婴儿急性下呼吸道感染的病死率，是一项艰巨而重要的任务。

第一节　小儿呼吸系统的解剖生理特点

(一) 解剖特点

(1) 鼻：婴幼儿的鼻腔和后鼻道狭小，无鼻毛，黏膜柔嫩，血管丰富，易于感染。炎症时黏膜充血肿胀而发生呼吸和吸吮困难。

(2) 鼻咽部和咽部：鼻咽扁桃体在 6 个月内已发育，腭扁桃体至 1 岁末逐渐增大，4 岁至 10 岁发育达高峰，青春期逐渐退化，故扁桃体炎常见于学龄前及学龄期儿童。婴幼儿的咽鼓管较宽、直、短，呈水平位，鼻咽炎时易致中耳炎。

(3) 喉：小儿喉部呈漏斗形，喉腔较窄，声门裂相对狭窄，软骨柔软，黏膜、淋巴血管丰富，轻微炎症即可引起声嘶和吸气性呼吸困难。

(4) 气管及支气管：婴幼儿的气管、支气管相对狭窄，软骨柔软，缺乏弹力组织，黏膜血管丰富，纤毛运动差，排除微生物的能力弱，感染时易充血、水肿，分泌物增加，易发生呼吸道阻塞。

右支气管粗短，为气管直接延伸，异物易进入右侧支气管内。

(5) 肺：出生时肺泡较少，整个肺脏含血多而含气少，随年龄的增长，肺泡数量渐渐增加，而肺泡体积也会增大。感染时易引起间质性炎症、肺不张及肺气肿。

(二) 生理特点

(1) 呼吸频率与节律：小儿代谢旺盛，需氧量高，而肺容量小，潮气量绝对值也小，只有增加呼吸频率来满足机体代谢的需要。年龄越小，呼吸频率越快。婴儿由于呼吸中枢发育尚未完全成熟，易出现呼吸节律不齐，以早产儿最为明显，见表 7-1。

表 7-1　各年龄小儿呼吸、脉搏频率 (次/分)

年龄	呼吸	脉搏	呼吸：脉搏
新生儿	40～45	120～140	1：3
～1 岁	30～40	110～130	1：3～1：4
～3 岁	25～30	100～120	1：3～1：4
～7 岁	20～25	80～100	1：4
～14 岁	18～20	70～90	1：4

（2）呼吸形态：婴幼儿呼吸肌发育不全，且因肋骨嵴与脊柱垂直，肋间肌收缩时胸廓活动范围小，主要依靠膈肌活动，呈腹膈式呼吸。随年龄增长，呼吸肌逐渐发育，胸廓增大，肋骨由水平位逐渐倾斜，遂出现胸腹式呼吸。

（3）呼吸功能的特点

①肺活量（VC）：系指一次深吸气后的最大呼气量，小儿为50～70ml/kg。在安静情况下，年长儿仅用肺活量的12.5%来呼吸，而婴儿则须用30%左右，说明婴幼儿的呼吸潜在力较差。

②潮气量（VT）：指安静呼吸时每次吸入或呼出的气量。年龄越小，潮气量越小。

③每分通气量：指潮气量乘以呼吸频率。正常婴幼儿由于呼吸频率较快，每分通气量如按体表面积计算与成人相近似。

④气体弥散量：二氧化碳的排出主要靠弥散作用，二氧化碳弥散速率比氧气大，故比氧气易于弥散。小儿肺脏小，肺泡毛细血管总面积与总容量均比成人小，故气体弥散量也小。

⑤气道阻力：气道阻力的大小取决于管腔大小与气体流速等。管道气流阻力与管腔半径的4次方成反比。小儿气道阻力大于成人，随气道管腔发育而递减。

⑥血气分析：一些肺功能实验对新生儿和婴儿不宜进行，但可作血气分析以了解氧饱和度水平及血液酸碱平衡状态。小儿动脉血气分析正常值见表7-2。

表7-2 小儿动脉血气分析正常值

项目	新生儿	2岁以内	2岁以后
氢离子浓度（mmol/L）	35～50	35～50	35～50
PaO_2（mmHg）	60～90	80～100	80～100
$PaCO_2$（mmHg）	30～35	30～35	35～45
HCO_3^-（mmol/L）	20～22	20～22	22～24
BE（mmol/L）	-6～+2	-6～+2	-4～+2
SaO_2	0.90～0.965	0.95～0.97	0.955～0.977

（三）呼吸道免疫特点

小儿呼吸道的非特异性及特异性免疫功能均较差。新生儿及婴幼儿咳嗽反射及气道平滑肌收缩功能差，纤毛运动功能也差，不能有效地清除吸入尘埃及异物颗粒。婴幼儿呼吸道黏膜表面抵抗细菌及病毒能力的分泌型IgA也处于低水平。此外，肺泡巨噬细胞功能不足，乳铁蛋白、溶菌酶、补体等数量和活性均低，故小儿易患呼吸道感染。

第二节 呼吸系统疾病常见的特殊治疗方法

（一）氧气治疗

1. 定义 氧气治疗是指通过不同的给氧方式，为患者提供一定的氧，维持理想的血氧分压，避免发生缺氧性损伤和用氧过多导致早产儿视网膜病（ROP）。

2. 使用目的 当组织细胞缺氧及低氧血症时，氧气治疗可增加肺泡内及血液内氧气的浓度，避免由缺氧和低氧血症带来的缺氧性损伤和身体不适。

3. 氧疗的适应证　主要以动脉血氧分压结果［PaO_2＜7.98kPa（60mmHg）］和病人出现发绀为提供氧疗的依据。

4. 给氧的方法　氧气治疗可通过导管、口罩、头罩、氧气帐、持续性气道正压或机械通气等方法供氧。使用方法的选择，是基于所需吸入氧气的浓度以及使用氧气儿童的合作能力。所供给的氧气浓度依据儿童个体需要来调节，一般给氧浓度在40%～50%最恰当。应定期监测供氧浓度。

（1）鼻导管法：适用于年长并具有合作能力的儿童。分单侧和双侧导管。

①清洁患儿鼻孔后，将导管轻轻插入单侧或双侧鼻前庭约1cm，单侧导管的外端用胶布固定于面颊部；双侧导管的外端通过耳廓的上端用导管固有的固定环固定于头顶部。

②氧气流量：学龄前小儿1.0L/min，学龄儿童1.5L/min。

③对持续吸氧的儿童，每8～12小时更换导管或鼻孔一次。经常注意监测用氧浓度，调整氧气流量并保证导管通畅。

（2）口罩法：适用于低氧血症而无高碳酸血症的较大儿童。

①将口罩紧贴患儿面颊扣住口鼻，系好带子，注意松紧适度。

②氧气流量：1～3L/min。

（3）头罩法：适用于早产儿、新生儿及婴儿。

①将有机玻璃头罩罩于患儿头部，头罩边缘勿触及患儿下颌及面部，注意防止擦伤患儿皮肤（图7-1）。

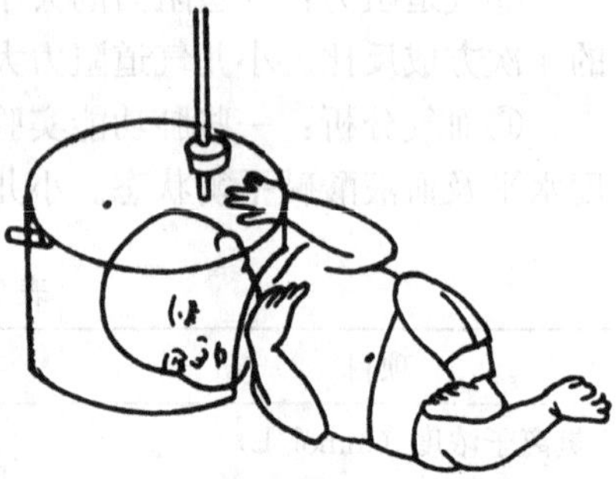

图7-1　头罩给氧方式示意图

②接通湿化氧。避免氧气直吹患儿。氧流量4L/min，氧浓度可维持在45%左右。

（4）氧气帐法：氧气帐为氧气治疗的一种方法，它包括一个金属框架和一个罩子，可以罩住病人的头部与上半身，或整个身体及部分或整个床，病人在帐内可以得到高浓度的氧气，湿度的环境，适宜的温度和较好的治疗效果。

①接通氧源：以3～5L/min流量输入氧气，帐内氧浓度约为40%～50%，而无二氧化碳蓄积。

②注意保持患儿呼吸道通畅，需要及时吸痰。

③协助病人采取舒适的卧位，如半坐卧位等。

（二）雾化吸入法

通过雾化器将配制的溶液转换成由空气传播的水微粒，患者吸入后，将微粒随气流播散。形成的微粒越小，散播的范围越广。有助于稀释和排出痰液及炎症治疗。

（1）喷雾治疗常用的溶液有：蒸馏水、庆大霉素、糜蛋白酶，需要时可加地塞米松。

（2）吸入气体的温度保持在32～40℃之间，过高或过低均不利于气管黏膜纤毛运动。

（3）每次雾化吸入不宜超过20分钟，因过度湿化可导致肺水肿及破坏肺表面活性物质。

（4）在吸入后应协助排痰或吸痰，在严重缺氧时应间断吸氧，或边吸雾化气体边吸氧气。

（三）胸部疾病物理治疗法

1. 胸部物理治疗的意义及范围

（1）意义：胸部物理治疗法是呼吸道疾病治疗方式中的一种物理疗法。它可有效地帮助一些肺功能遭受破坏的患儿排出肺内痰液，改善呼吸功能并避免肺部其他合并症。

（2）范围：适用于儿童的胸部物理治疗法主要有三种不同的治疗方式：①体位引流；②叩击；③震颤。

2. 胸部物理治疗的禁忌证　如肺气肿、咯血、多发性骨折、过度疼痛等患儿，均不适合实施物理疗法，以防加重病情。

3. 体位引流法　通过改变体位和轻叩胸部，使远端支气管的痰液借着重力的作用，流到近端的支气管，再进入较大的气道，经吸痰或咳嗽排出体外。

体位引流的准备

①心理准备：患儿在做体位引流时，常常因害怕、紧张、不舒服等因素而发生支气管平滑肌痉挛的现象，所以在施行体位引流前，应给予患儿心理方面的准备。多予正向的鼓励，以加强其信心，如保证此治疗期间是一段有趣、好玩的时间，才有助于患儿保持轻松的心情，与医务人员较好的合作。

②场地准备：婴儿可放在保温箱内、小床内、护士或父母的腿上来施行胸腔引流。儿童可以放在床上或斜板上，借助于枕头的支托，来完成体位引流。

③体位：按病变肺叶的位置，来决定体位引流倾斜的角度和采取何种体位（图 7－2，图 7－3）。

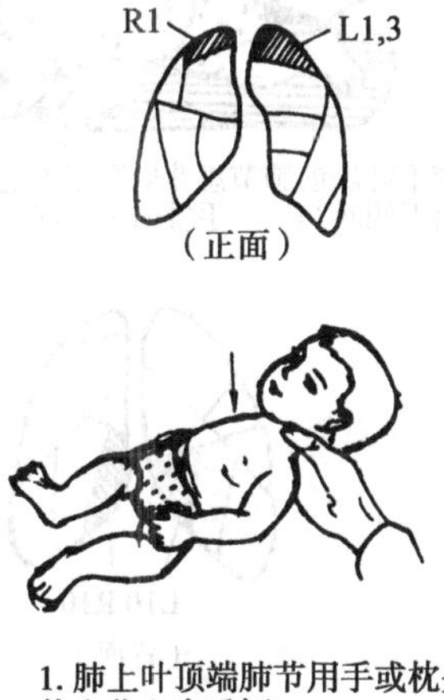

1. 肺上叶顶端肺节用手或枕头支托，使患儿上身后倾30°

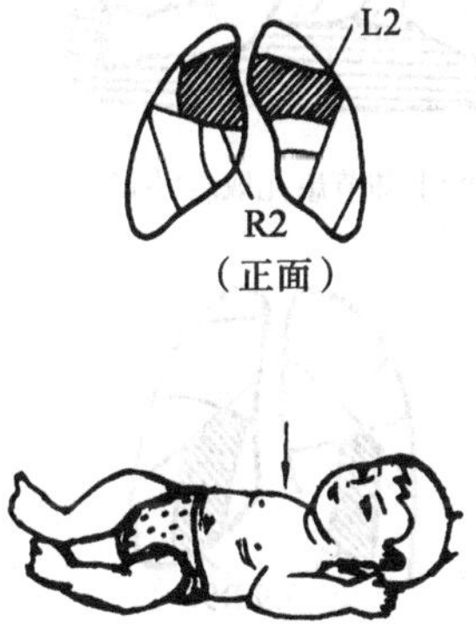

2. 肺上叶前肺节患儿采仰卧姿式

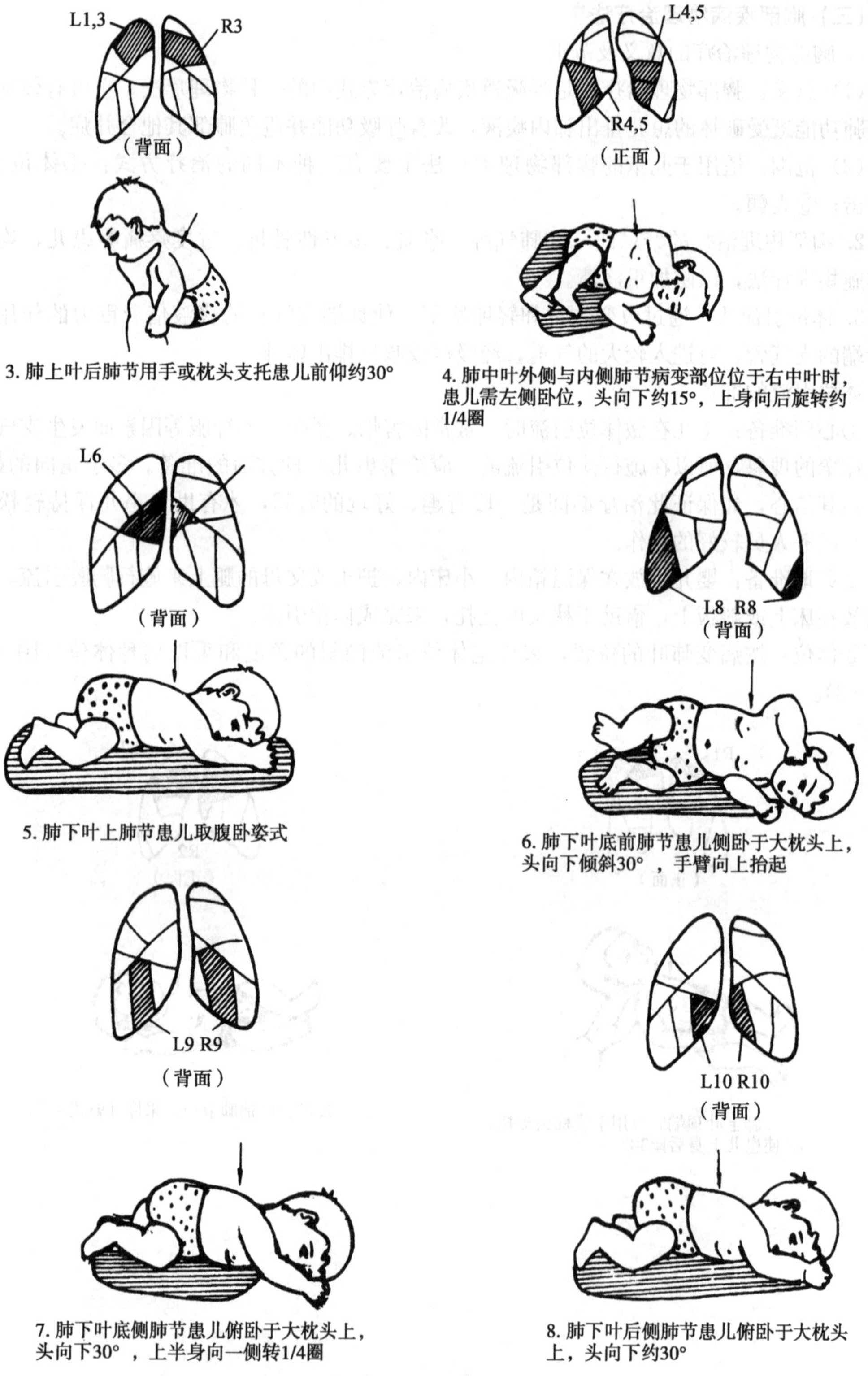

3. 肺上叶后肺节用手或枕头支托患儿前仰约30°

4. 肺中叶外侧与内侧肺节病变部位位于右中叶时，患儿需左侧卧位，头向下约15°，上身向后旋转约1/4圈

5. 肺下叶上肺节患儿取腹卧姿式

6. 肺下叶底前肺节患儿侧卧于大枕头上，头向下倾斜30°，手臂向上抬起

7. 肺下叶底侧肺节患儿俯卧于大枕头上，头向下30°，上半身向一侧转1/4圈

8. 肺下叶后侧肺节患儿俯卧于大枕头上，头向下约30°

图 7－2　婴儿体位引流示意图

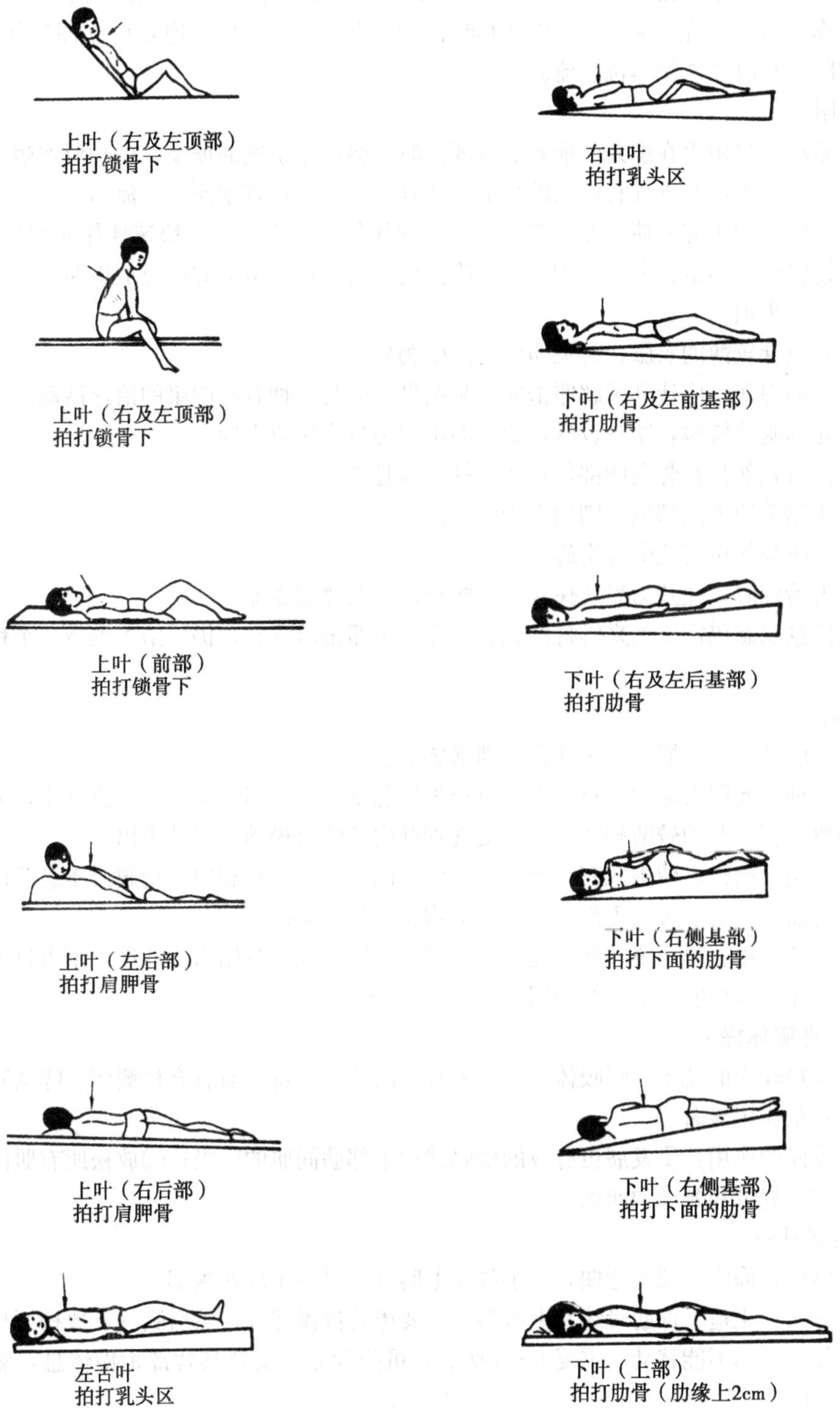

图 7-3　儿童体位引流示意图

④注意事项：a. 无论采取何种体位，均应注意保持患儿膝盖稍弯曲，以减少肌紧张，

使患儿尽早采取舒适轻松的体位，保证治疗效果；b. 体位引流常引起强烈的咳嗽，若要持续给患儿作引流，应允许患儿在治疗期间可坐起来休息；c. 禁忌饱餐后立即做体位引流，至少要间隔一小时才能做体位引流。

4. 叩击

（1）原理：当用手在患儿的前胸后背叩击时，会产生空气的振动，振动所产生的能量波及肺内，可震动附着在支气管壁内的痰液，使其能沿着气道管壁而自然流出。

（2）方法：护士应先使患儿采取一个舒适的体位，弓起手掌，快速地作屈和伸的动作，手腕应保持轻松，叩击方向应沿胸腔的外缘向内，对着需要引流的部位加以叩击。

（3）注意事项

①患儿应穿较薄的衣服，避免叩击时产生刺痛。

②年幼的患儿，应让其了解叩击并不是拍打，而是一种有益健康的治疗活动。

③婴儿的胸壁较薄，肋骨较软，所以叩击的力量应比成人轻。

④叩击时，勿打在骨突的部位，如脊柱、胸骨等。

⑤无法用手叩击的部位，则用手指叩击。

⑥叩击应与体位引流配合实施。

⑦叩击治疗时，注意为患儿保暖，要防止过多散热而受凉。

⑧在休息状态仍需氧气来维持的患者，在实施叩击治疗时，仍须给予维持一个稳定的氧气流量。

5. 震颤

（1）适应证：早产婴、新生儿合并肺部感染者。

（2）原理：同叩击原理。只是震颤所产生的能量相对于叩击所产生的能量小，适用于作用在早产婴、新生儿的较薄胸壁上，使支气管壁内的痰液松动，促其排出。

（3）方法：操作者使患儿有一个舒适体位，用一手的食指和中指指腹放于患儿前胸或后背一点，传播快速的震颤，震颤的方向应沿胸腔的外缘向内。

（4）注意事项：早产婴、新生儿的胸壁较薄，实施震颤时用力应适度，不可过力。其他与叩击中的注意事项⑥、⑦、⑧相同。

（四）呼吸体操

对于年龄较大的儿童，呼吸体操是一种有效的技巧，特别对有脊柱侧弯、哮喘和支气管扩张症的儿童作用显著。

呼吸体操的作用：①发展更有效的横膈式和下部肋间肌的呼吸；②放松所有肌肉，特别是胸部上方、肩带和颈部的肌肉。

1. 腹式呼吸

（1）体位：仰卧、膝盖弯曲，一手放在上胸部，另一手放在腹部。

（2）方法：压迫下部肋骨缘和上腹部时，要患儿慢慢呼气，然后吸气，放松而且扩张上腹部，胸部及颈部不能移动。重复 6～8 次后，可坐起来，支持其背部稍做休息，然后可再重复腹式呼吸。

2. 侧弯腰

（1）体位：儿童双脚分开，舒适地坐着。

（2）方法：以伸展左边肋骨，迫右肺排出更多空气为例：

①左手放在右下肋骨，右手臂轻松下垂。

②头和肩弯向右侧时，慢慢呼吸，并将左手压住肋骨。

③缓缓坐直，将头和肩向左侧微倾，慢慢吸气，以便将右下肋骨尽量向右扩张，促使右侧肺叶扩张。

④当臂部保持水平时，弯曲腰部和躯干。对侧重复此运动。

第三节　急性上呼吸道感染

急性上呼吸道感染是小儿最常见的疾病，俗称“感冒”，主要指鼻、鼻咽和咽部的急性感染。该病一年四季均可发生，但在冬春季节和气候骤变时多见，主要通过空气飞沫传播。由于一次患病后产生的免疫力不足，故可反复患病。

一、病因

病毒所致感染者占90%以上，主要有合胞病毒、流感病毒、副流感病毒、腺病毒、鼻病毒及一些肠道病毒等。少数由细菌感染引起，最常见的是溶血性链球菌，其次是肺炎球菌、流感嗜血杆菌。经病毒感染后，亦可继发细菌感染。

二、临床特点

（一）一般类型上感

（1）轻症：常于受凉后1～3天出现呼吸道的局部症状，表现为喷嚏、流涕、鼻塞、咽部不适、咳嗽，有的婴儿会因鼻塞而拒乳或张口呼吸。

（2）重症：全身症状明显，表现为全身酸痛、高热、精神不振、烦躁、头痛、腹痛、呕吐、腹泻；年幼儿还可因高热引起惊厥。

体检可见咽部充血，扁桃体大，颌下淋巴结肿大，触痛。肺部呼吸音正常或粗糙。病程为3～5天。

（二）特殊型上感

（1）咽—结合膜热：病原体为腺病毒。是多发生在春、夏季的以发热、咽炎、结合膜炎为特征的急性传染病。常在集体儿童机构流行，病程1～2周。

（2）疱疹性咽峡炎：病原体为柯萨奇A组病毒，好发于夏秋季。表现为高热、咽痛、流涎、腹痛、呕吐等，特点是在咽腭弓、悬雍垂和软腭上有多个2～4mm疱疹，周围有红晕，疱疹破溃后形成小溃疡，患儿因疼痛而影响吞咽和进食。病程1周左右。

三、并发症

1. 婴幼儿并发症较为多见。可引起中耳炎、鼻旁窦炎、泪囊炎、颈淋巴结炎、咽后壁脓肿、支气管炎、肺炎等。

2. 年长儿若患链球菌性上感可引起急性肾炎、风湿热等疾病。

四、诊断检查

根据临床症状和体征一般不难诊断，实验室资料有助于综合分析和鉴别诊断，病毒分离和血清学检查可明确病原菌。病毒感染时白细胞计数偏低或正常，细菌感染时白细胞计数和中性粒细胞增高。

五、常见的护理问题

1. 体温过高与上呼吸道感染有关。

2. 营养失调低于机体需要量，与呼吸道感染引起的消化功能紊乱有关。

3. 有体液不足的危险与高热、使用退热药物及液体摄入减少有关。

六、治疗原则和护理措施

1. 休息，多饮水，做好呼吸道隔离。防止由于高热使用退热药物如阿司匹林后，所引起的水分丢失过多。入量不足时可采用静脉补液。

2. 注意饮食营养，很多患儿由于不适或咽痛，表现为拒奶或食欲缺乏，应提供给患儿易消化、高热量、富含维生素的流食或半流食。

3. 促进患儿舒适，及时清除鼻腔及咽喉部分泌物，保证呼吸道通畅。鼻塞严重时可辅助用0.5%麻黄碱或0.5%麻黄碱液呋喃西林液滴鼻。婴幼儿尽量不用滴鼻液，因为婴幼儿的鼻黏膜很娇嫩，用滴鼻液会刺激鼻黏膜，影响其发育。加强口腔护理，保证口腔清洁，咽部不适或咽痛时可用温盐水或复方硼酸液漱口。

4. 对症护理　治疗以支持疗法及对症治疗为主，对发热和惊厥应及时处理。高热者在体温超过38.5℃时可口服对乙酰氨醛酚。抗病毒药物常用利巴韦林，抗生素只用于病情较重有继发感染或发生并发症者，常用的药物有青霉素、复方磺胺甲唑等。

5. 注意病情变化，注意观察患儿的体温、精神、皮肤黏膜、呼吸、尿液的性质和量的变化，以便早期发现其他合并症。

第四节　急性感染性喉炎

急性感染性喉炎为喉部黏膜急性弥漫性炎症。常见于6个月～3岁婴幼儿，以冬春季为多见。

一、病因

常为急性上呼吸道病毒或细菌感染的一部分，亦可并发于流行性感冒或其他传染病。由于小儿喉腔狭小，软骨柔软，黏膜血管丰富，黏膜下组织疏松，炎症时易充血水肿而出现喉梗阻。

二、临床特点

起病急，症状重，可有不同程度的发热，以犬吠样咳嗽、声嘶、喉鸣、吸气性呼吸困难为临床特征。一般白天症状较轻，夜间入睡后因喉部肌肉松弛，分泌物潴留阻塞致症状加剧。严重时迅速出现烦躁不安、吸气性困难、三凹征、青紫等缺氧症状。

三、诊断检查

根据临床典型的犬吠样咳嗽，吸气性困难，体检肺部无湿性啰音，并排除气管异物及气管受压，即可诊断。白细胞可正常或较高。

四、常见的护理问题

1. 低效性呼吸形态　与喉炎有关。

2. 有窒息的危险　与喉炎所致喉梗阻有关。

五、治疗原则和护理措施

1. 遵医嘱用药　一般可给予青霉素、氨基糖甙类或头孢菌素类联合用药。同时配合使用肾上腺皮质激素如泼尼松每日 1～2mg/kg，分服，可达到减轻水肿，缓解症状的作用。烦躁不安者给予镇静剂异丙嗪，以达到镇静和减轻喉头水肿的作用，一般情况避免使用氯丙嗪，以免使喉头肌松弛，加重呼吸困难。

2. 保持呼吸道通畅　吸氧，半卧位，雾化吸入，保持室内湿度＞60％，可有利分泌物排出，消除黏膜水肿，减轻呼吸困难等症状。

给患儿以关怀和心理支持。由于喉头水肿所致呼吸困难，患儿常有恐惧感，应多搂抱患儿，给予体贴和关怀。

3. 病情观察　喉梗阻是急性喉炎带来的致命危险。喉梗阻若不及时抢救，可因吸气困难而窒息致死。喉梗阻分为 4 度：1 度：患者仅于活动后出现吸气性喉鸣及呼吸困难，肺呼吸音清晰，心率无改变；2 度：患者于安静时亦出现喉鸣和吸气性呼吸困难，肺部听诊可闻喉传导音或管状呼吸音，心率较快（120～140 次/分）；3 度：除上述症状外，患者因缺氧而出现烦躁不安，呼吸困难严重，口唇及指趾发绀，双眼圆睁，惊恐万状，大汗，肺部听诊闻及呼吸音明显降低，心音钝，心率快（140～160 次/分）；4 度：患者出现意识改变，呼吸无力，面色发灰，肺部听诊闻及呼吸音几乎消失、心音无力、心律不齐的衰竭状态。一般在缺氧严重，或出现 3 度喉梗阻时，应及时做气管切开术。气管切开术的护理见第十八章第一节。

4. 保证患儿营养　喉炎患儿进食时容易呛咳而加重病情，喂哺时应将患儿抱起，宜进食清淡的流食、半流食。

第五节　哮　喘

一、定义

支气管哮喘简称哮喘，是一种以肥大细胞反应、嗜酸性粒细胞和 T 淋巴细胞参与的气道慢性炎症性疾病。这种慢性炎症是导致患儿气道高反应性的主要因素。本病的特点是反复发作、暂时性，以及带哮鸣音的呼气性呼气困难，常在夜间和（或）清晨发作、加剧，能自动或经治疗后缓解。1～6 岁儿童患病较多，大多在 3 岁以内发病。

二、病理变化

哮喘的主要病理变化为支气管平滑肌痉挛、炎性细胞浸润、上层基底膜增厚及气道黏膜水肿、上皮脱落混合细胞碎屑、黏液分泌增加、黏膜纤毛功能障碍，进而引起支气管黏膜肥厚与支气管内黏液栓塞。以上病理变化的结果造成气道腔狭窄，致使气道阻力增加，出现哮喘。

三、病因

(一) 病因

1. 遗传因素　支气管哮喘是多基因遗传疾病，具有很强的遗传倾向，发病受多种因素影响。

2. 过敏原　过敏物质大致分为三类：①引起感染的病原体及其毒素：呼吸道感染是引起儿童哮喘的主要原因，占婴幼儿哮喘的95%以上。②吸入物：通常自呼吸道吸入，引起哮喘最主要过敏原为尘螨、屋尘、真菌、花粉、羽毛等，特别是螨作为吸入性变应原。尘螨性哮喘好发于春秋季，且夜间发病者多见。此外，吸入变应原所致哮喘发作往往与季节、地区和居住环境有关；一旦停止接触，症状即可减轻或消失。③食物：主要为异性蛋白质，如牛奶、鸡蛋、鱼虾、香料等。食物过敏以婴儿期为常见，4～5岁以后逐渐减少。

3. 药物因素　常见诱发哮喘的药有两类：一类是阿司匹林及类似的解热镇痛药，可造成所谓内源性哮喘；如同时伴有鼻窦炎及鼻息肉，则称为阿司匹林三联征；这类哮喘常随年龄增长而减少，青春期后发病见少；另一类药物是β受体阻滞剂，如普萘洛尔（心得安）、心得平等。此外喷雾吸入剂亦可因刺激咽喉反射性引起支气管痉挛。

(二) 诱因

1. 气候改变　当气温、湿度、气压等改变时可诱发哮喘，故在寒冷季节或秋冬气候转变时发病较多。

2. 神经功能紊乱　哮喘患者遇有精神刺激、焦虑或过度兴奋，有时也可以作为发作的诱因。

3. 其他　运动性哮喘多见于较大儿童，剧烈持续（5～10分钟以上）的奔跑以后最易诱发哮喘，其持续时间短暂。

四、临床特点

起病或急或缓。婴幼儿哮喘发病前往往有1～2天的上呼吸道感染症状，与一般支气管炎类似；年长儿起病往往较突然，常以一阵咳嗽为开始，继而出现喘息、呼吸困难等，且多在夜间。

（1）急性发作时症状：急性发作时，患儿烦躁不安，端坐呼吸，耸肩喘息，咳嗽痰多或干咳，呼气性困难更为显著。患儿自诉胸闷、气短，甚至说话时字词不能连续。婴幼儿以腹式呼吸为主，因其胸廓柔软，常不出现端坐呼吸，但常喜家长抱着，情绪不安、烦躁等；年长儿可见颈静脉怒张，吸气时出现“三凹征”，即胸骨上窝、锁骨上窝、肋弓下部呈现凹陷，而在呼气时因胸腔内压增高，胸骨上下部反而凸出，严重时出现发绀，尤其在哮喘持续状态时，可并发心力衰竭。

(2) 发作间歇期症状：在此期病人常自觉胸闷不适，但多数患儿症状和体征全部消失。

(3) 咳嗽变异型哮喘的症状：气道高反应性是支气管哮喘发病的基础。由于气道高反应性的程度不同，临床上出现的症状也就不一样，少数患者只表现为呼吸道过敏的症状，如反复咳嗽、定时的阵咳及刺激后的痉咳。这种以咳嗽为主要表现的哮喘，也称咳嗽变异型哮喘，往往起病较早，多在3岁前就有表现。反复的哮喘发作经过一段长的时期，可能会导致肺气肿、桶形胸，严重者发育受阻。以上变化在儿童期若能获得有效的治疗，大部分都会恢复。

五、诊断检查

全国儿童哮喘防治协作组在1993年制定的儿童哮喘诊断标准是：

1. 婴幼儿哮喘诊断标准（计分法）：凡年龄＜3岁，喘息反复发作计分原则：①喘息发作＞3次3分；②肺部出现喘鸣音2分；③喘息突然发作1分；④其他特应性病史1分；⑤一、二级亲属中有哮喘病史1分。

总分≥5分者可诊断为婴幼儿哮喘。喘息发作只2次或总分≤4分者初步诊断为可疑哮喘（喘息性支气管炎）。

2. 3岁以上儿童哮喘诊断标准：喘息反复发作（或可追溯与某种变应原或刺激因素有关），发作时肺部闻及喘鸣音；平喘药有明显疗效。

3. 咳嗽变异性哮喘诊断标准：咳嗽持续或反复发作1个月，常在夜间（或清晨）发作，痰少，运动后加重。临床无感染征象，或经较长期抗生素治疗无效。用支气管扩张剂可使咳嗽发作缓解（基本诊断条件）。有个人过敏史或家族过敏史，气道呈高反应性，变应原皮试阳性等可作辅助诊断。

4. 病情分度

＞5岁的儿童可同时参考最大呼气流速（PEF）及PEF变异率。

(1) 轻度：短暂发作＜1～2次/周，夜间发作＜1～2次/月，发作间期无症状，PEF或第一秒用力呼气量（FEV_1）＞80％预计值，PEF变异率＜20％。

(2) 中度：发作＞1～2次/周，夜间发作≥2次/月，PEF或FEV_1为60％～80％预计值，PEF变异率20％～30％，活动受限制。

(3) 重度：经常发作及夜间发作，PEF及FEV_1＜60％预计值，PEF变异率＞30％，严重影响日常生活。

小儿哮喘的诊断一般不需特殊实验室检查，但需进一步判别及进一步了解其病因及发病机制，并考核疗效、评估预后，因此针对性地做一些实验室检查是必要的。

(1) 外周血检查：嗜酸粒细胞可增高（$>300\times10^6/L$）。

(2) X线检查：可见双肺透亮度增加，呈过度充气状态。如气道阻塞缓解，充气程度减轻。伴下呼吸道感染的患者可见肺纹理增多及炎症浸润阴影。

(3) 肺功能测定：严重阻塞者可发现通气量、用力呼气高峰流速、第一秒用力呼出量都小于预计值的25％。

(4) 动脉血气分析（ABG）：普遍存在血氧分压降低（PO_2），二氧化碳分压（PCO_2）可随发作的阶段不同变化。

(5) 皮肤过敏原检查：将可疑的抗原作皮肤试验有助于明确过敏原。皮肤挑刺法的结果较为可靠。

(6) 血清氨茶碱浓度：有效血浓度为10～15μg/ml，升高表示有药物滥用或过量，浓度低表示尚未达到有效剂量。

六、常见的护理问题

1. 低效性呼吸形态　与支气管痉挛、黏膜水肿引起的气道阻力增加有关。

2. 清理呼吸道无效　与支气管痉挛、无效咳嗽、痰多、分泌物黏稠以及疲劳有关。

3. 活动无耐力　与呼吸困难和低氧血症所致的疲劳有关。

4. 睡眠形态紊乱　与呼吸困难、焦虑、治疗和护理的干扰有关。

5. 焦虑　与呼吸困难，主观或实际失去控制和害怕窒息有关。

6. 有感染的危险　与呼吸功能降低，清理呼吸道无效和使用糖皮质激素有关。

7. 体液不足的危险　与入量不足和过分丢失水分有关。

8. 知识缺乏　缺乏有关哮喘防治的相关知识。

七、治疗原则和护理措施

(一) 治疗原则

1. 预防发作　是支气管哮喘现代治疗中的重要组成部分。有三级预防措施：①初级预防措施：主要是改善环境，消除诱发哮喘的各种因素。②二级预防措施：主要是早期诊断，及时治疗，防止病情发展。③三级预防措施：积极治疗，防止病情恶化，减少肺气肿、肺心病的发生。

2. 控制发作　主要应用气雾剂喷入或雾化器吸入进行解痉和抗感染治疗，用药物缓解支气管平滑肌痉挛，减轻气道黏膜水肿和炎症，减少黏液分泌，改善肺通气功能。常用的药物有：

(1) 糖皮质激素：抑制气道黏膜下炎症，增强β_2受体激动剂的扩张支气管作用。目前倾向早期使用吸入型激素，如必可酮。

(2) β_2受体激动剂：急性发作时应首选其吸入剂，见效快，用量少，副作用小。由于使用吸入剂时需手控和吸入同步，4～5岁以下小儿不易掌握，可改用雾化器给药。

(3) 茶碱类药物：是最常用的支气管扩张剂。由于氨茶碱有效血浓度范围狭窄，且有个体差异，故治疗中应密切注意毒性反应，如遇恶心、呕吐、烦躁不安，甚至呕血、耳鸣、谵妄、惊厥等，应立即停药。有心力衰竭、肝功能不全、发热或同时服用红霉素类药物时，由于药物排泄变慢，剂量应减少。

3. 处理哮喘持续状态　患儿出现呼吸困难、低氧血症（或发绀），应予以紧急处理，否则可导致肺通气衰竭而致死亡。主要采取吸氧、补液、纠正酸中毒，使用糖皮质激素、支气管扩张剂和镇静剂。必要时使用机械呼吸，其指征为：①严重的持续性呼吸困难；②呼吸音减弱，随之哮鸣音消失；③呼吸肌过度疲劳而使胸廓活动受限；④意识障碍，甚至昏迷；⑤吸入40%氧气而发绀仍无改善；$PaCO_2 \geq 9.3kPa$。

(二) 护理措施

1. 缓解呼吸困难　采取半卧位，必要时坐位，给予持续低流量吸氧，指导患儿进行深而慢的呼吸运动，以最大限度扩张胸腔，促进呼气阶段的延长，减少残余气体。

2. 密切观察病情　严密观察生命体征，尤其注意呼吸困难的病情变化；定期监测血氧浓度和血气值，以了解氧饱和度、氧分压和二氧化碳分压状态；及时评价治疗效果和药物副作用，特别是使用支气管扩张剂后，应密切监测药物对呼吸窘迫的疗效、不良反应及毒性反应。

3. 保持呼吸道通畅　给予雾化吸入治疗，湿化气道，稀释痰液；定时为患儿拍背，指导患儿有效咳嗽，促进分泌物排出；摄入足够的水分，补充体液，稀释分泌物黏度。评估呼吸道感染的症状：如体温升高、脉搏和呼吸加快、痰量增加或颜色改变、异常的呼吸音等。痰为黏液脓性的，应送痰培养，以确定为何种细菌感染。当听诊时发现某一固定位置的呼吸音减低，并有血氧分压下降和不能有效排除分泌物时，提示病人的症状加重。

4. 维持体液平衡　评估患儿体液不足的症状，如痰液黏稠、皮肤黏膜干燥、尿量减少等以确定问题的严重程度。根据医嘱静脉给液，若病人病情允许，应鼓励患儿多饮水以保证充足的液体摄入。监测病人的入量、出量和体重，作为估计体液充足与否的指标。脉搏加快、血压下降可表明体液不足。

5. 促进营养摄入　对于症状严重影响进食的哮喘患者，哮喘发作时，可口服少量液体，逐渐过渡到流食。少量多餐以获取营养，以免腹胀，因腹胀可干扰膈肌移动而影响呼吸功能。

6. 注意适当休息　有计划地组织治疗和护理工作，减少病人休息时对其的干扰。观察患儿是否有影响睡眠的呼吸暂停的症状和体征，是否有噩梦或由于白天睡眠时间过长而影响夜间睡眠；根据病人的情况及时给予干预。

7. 心理护理　护士在与病人接触过程中，态度镇静，行为稳健，给病人以支持。特别是哮喘的儿童，显得很害怕而且焦虑，甚至通常因呼吸用力觉得很累，又不能入睡。护士镇静，经常巡视患儿，有助于让患儿感到他们是安全的，而且在压力期会得到妥善照顾。向患儿解释操作过程，必要时要不断地重复，以加强彼此的相互理解和合作。护士与病人沟通时，尽可能让患儿只需用几个字来回答，避免疲劳。鼓励患儿双亲陪伴，以减轻患儿的焦虑。

8. 健康教育　帮助患儿及家属制定一个家庭护理计划，计划包括适当的活动和休息，所用药物的名称、剂量、时间、作用、不良反应及使用方法。在紧张的活动之前吸入支气管扩张剂，防止哮喘的发作；避免接触过敏物质和应激物质，提高患儿自控和减轻焦虑的能力。解释脱水对痰液黏稠和支气管痉挛的影响，指导患儿在水摄入量上的自我管理，确保充足的水分，避免脱水。解释可能引起感染的因素，并指导患儿及家属通过对痰液的性质、量和特征的评估，认识早期的感染症状。帮助患儿及家属认识可能诱发哮喘的因素并学会如何避免这些因素。强调遵照医嘱按时服药的重要性。教会患儿及家属在哮喘发作服用药物后症状未缓解或在夜间发生呼吸困难时，如何寻求医务人员的救护。教会患儿使用鼻吸气，缩唇式呼气的技巧，一天练习 10 次，避免肺泡萎陷并保持呼吸道通畅。

第六节　肺　炎

肺炎是由不同病原体或其他因素所致肺部的炎症，临床以发热、咳嗽、气促、呼吸困难及肺部固定湿啰音为特征，是小儿的常见病多发病，以冬春季节多见。不同的年龄阶段，引起肺炎的原因及临床表现有所不同。在婴幼儿期，由于机体防御能力较弱，病变不易局限，多发生支气管肺炎；年长儿以大叶肺炎及支原体肺炎为多见。本节着重讨论支气管肺炎。

支气管肺炎较多见于1岁以下婴儿，特别在合并营养不良、维生素D缺乏性佝偻病及先天性心脏病时，病情严重，病死率较高。

一、病因

支气管肺炎多为上呼吸道感染和支气管炎发展所致，亦可继发于麻疹、百日咳等呼吸道传染病。该病病原较复杂，细菌感染有肺炎球菌、金黄色葡萄球菌、链球菌、流感杆菌及大肠杆菌等；病毒引起的有腺病毒、流感病毒和副流感病毒、呼吸道合胞病毒等。支原体肺炎亦不少见。病原体常由呼吸道入侵，少数经血行入肺。

二、病理生理

肺炎病理生理发生发展过程见图7-4。

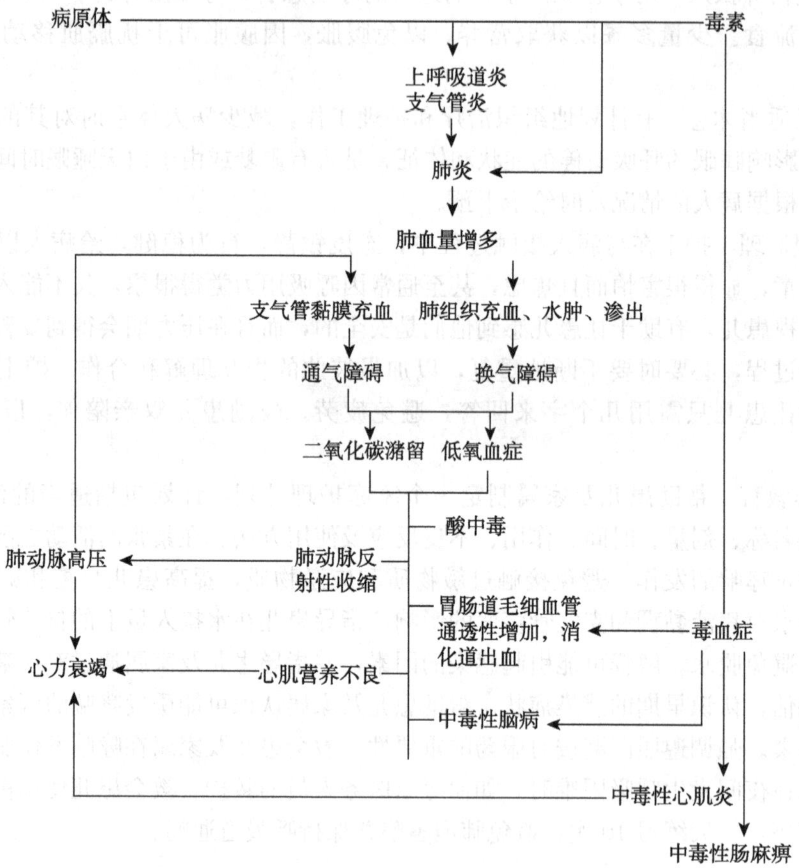

图7-4　肺炎病理生理发生发展示意图

三、临床特点

1. 轻症肺炎　仅表现为呼吸系统症状和相应的肺部体征。

大多起病急，主要表现为发热、咳嗽、气促和全身症状。①发热：热型不定，多为不规则热，新生儿和重度营养不良儿可不发热，甚至体温不升；②咳嗽：较频，初为刺激性干咳，以后咳嗽有痰，新生儿则表现为口吐白沫；③气促：多发生在发热、咳嗽之后，呼吸频率每分钟达40～80次，鼻翼扇动，重者可出现点头呼吸、三凹征、唇周发绀。肺部叩诊多正常，偶有浊音，可听到呼吸音减低及中小水泡音；④全身症状：精神不振、食欲减退、烦躁不安、轻度腹泻或呕吐。

2. 重症肺炎　除呼吸系统症状和全身中毒症状外，常有循环、神经和消化系统受累的表现。

(1) 循环系统：可出现心肌损害和心力衰竭。心肌炎表现为：面色苍白、心动过速、心音低钝、心律不齐，心电图示ST段下移和T波低平、倒置。心力衰竭时有：①心率突然>180次/分；②呼吸加快，>60次/分；③极度烦躁不安，面色苍白，明显发绀；④心音低钝，奔马律，颈静脉怒张；⑤肝脏增大；⑥少尿或无尿，颜面眼睑或下肢水肿，若出现前5项即可诊断为心力衰竭。

(2) 神经系统：轻度缺氧表现为烦躁或嗜睡。因缺氧、脑水肿而表现昏睡、昏迷、反复惊厥、前囟膨隆、球结膜水肿、脑膜刺激征、瞳孔对光反射消失。

(3) 消化系统：表现为食欲缺乏、腹胀、呕吐和腹泻，甚至吐咖啡样物和便血。若有中毒性肠麻痹时，腹胀严重会加重呼吸困难。

四、诊断检查

1. X线检查　胸部显示有片状阴影，即可诊断为肺炎。

2. 外周血检查

(1) 白细胞检查：细菌性肺炎白细胞总数及中性粒细胞数增多，并有核左移。病毒性肺炎白细胞总数正常或降低，分类有时可见异型淋巴细胞。

(2) 中性粒细胞碱性磷酸酶活性测定：病毒感染可抑制此酶的活性。一般用血涂片检查法计算此酶积分，若<60提示有病毒感染的可能，细菌性肺炎常>200。

3. 病原学检查　通过实验室做病毒、细菌和其他微生物病原学检查，对诊断和治疗具有意义。

五、常见的护理问题

(1) 气体交换受损：与肺部炎症致通气、换气功能障碍有关。

(2) 清理呼吸道无效：与呼吸道分泌物过多、痰液黏稠、咳嗽无力有关。

(3) 体温过高：与肺部炎症有关。

(4) 潜在并发症：心力衰竭、中毒性脑病、中毒性肠麻痹等。

六、治疗原则和护理措施

（一）治疗原则

积极控制感染，改善通气功能，对症治疗，防治并发症。

（二）护理措施

1. 保持呼吸道通畅

（1）开窗通风，保持室内空气新鲜，室温维持在18～22℃，湿度60%为宜。

（2）饮食宜给予易消化、营养丰富的流质、半流质饮食，少量多餐，多喂水。

（3）及时清除口鼻分泌物，分泌物黏稠者应用超声雾化或蒸汽吸入；分泌物过多影响呼吸时，应用吸引器吸出。

（4）帮助患儿取合适的体位并经常更换，翻身拍背，帮助痰液排出，防止坠积性肺炎；指导和鼓励患儿进行有效的咳嗽；根据病情或病变部位进行体位引流。

（5）按医嘱给予祛痰剂。

2. 改善呼吸功能

（1）凡有缺氧症状，应立即给氧。一般采用鼻导管给氧。氧流量为0.5～1L/min，氧浓度不超过40%，氧气应湿化，以免损伤呼吸道黏膜。缺氧明显者可用面罩给氧，氧流量2～4L/min，氧浓度50%～60%。若出现呼吸衰竭，则使用人工呼吸器。

（2）预防交叉感染，做好呼吸道隔离。①教导患儿及家长将带有痰迹或揩鼻子的废纸扔在固定的废物袋内，不要随意丢弃；②接触患儿后应迅速洗手；③感染与非感染的患儿分室居住。

（3）护理操作应集中完成，以减少刺激，避免哭闹。

（4）按医嘱使用抗生素治疗肺部炎症、改善通气，并注意观察药物的疗效及不良反应。

3. 对症护理　肺炎患儿病情变化快，护士应密切观察患儿的病情变化，及时发现问题，报告医生协同处理。

（1）监测体温：对高热的患儿，应采取降温措施；对体温不升的患儿应注意保暖。

（2）防治脑水肿：密切观察神志、瞳孔、囟门、呼吸等变化，若患儿出现脑水肿的症状和体征，应立即与医生进行抢救，给20%甘露醇降颅压。

（3）防治心力衰竭：患儿出现心力衰竭的症状、体征应立即报告医生，及时采用强心药物治疗，并减缓输液速度，给利尿药减轻前后负荷。

（4）防治肺水肿：若患儿口吐粉红色泡沫痰为肺水肿的表现，可给患儿吸入经20%～30%乙醇湿化的氧气，使泡沫破裂以改善气体交换，每次吸入时间不宜超过20分钟。严格执行医嘱供给液体，精确记录出入量，准确控制输液速度。

（5）防治消化系统并发症：肺炎的患儿常出现纳差、腹泻、呕吐、腹胀、便秘等消化系统功能紊乱症状。对肺炎的患儿，应减少经口喂哺的食物量，摄入的食物也应清淡，以流质、半流质为宜，减轻消化系统的负担。必要时采用胃肠外营养以供给机体所需的营养。对于严重腹胀的患儿可轻轻按摩腹部并改变体位，有助于排气，也可用肛管排气法（肛管插入肠道8～10cm处，另一端置入盛水的瓶中）排出气体，减轻腹胀。

4. 心理护理　护士与患儿和家长建立和谐关系。护士应态度和蔼、安详、亲切地与孩子接触，操作时应向孩子解释不熟悉的操作过程和仪器。掌握孩子的睡眠周期，以计划护理活动。鼓励家长参与孩子的护理工作，帮助家长和孩子建立康复的信心。

5. 健康教育　①评估患儿家长护理患儿的知识和能力；②鼓励家长按时为孩子服药，避免复发；③指导家长保证患儿休息，避免过劳，逐渐恢复活动；适量增加高营养、高维生素食物以恢复体力；④加强肺部保健，经常翻身、叩背，促进痰液排出，超短波物理疗法可促进炎症吸收；⑤积极防治合并的贫血、佝偻病等。

第七节　脓　气　胸

一、病因及发病机制

小儿脓气胸大多继发于肺部感染如肺炎、肺脓肿、脓胸，婴幼儿较多见。肺炎或脓胸可使肺部边缘的肺泡或小支气管破裂，形成支气管胸膜瘘管，使胸膜腔与支气管互相通连，发生气胸。如胸膜腔内有脓液、即成脓气胸。小婴儿葡萄球菌肺炎时，肺内小脓肿极易破裂入胸腔而成脓气胸。

二、临床特点

脓气胸的临床表现是兼有脓胸与气胸的特征，如果以脓胸为主，大多数患儿则表现为高热不退；婴儿发生脓胸时，只显示中度的呼吸困难加重，较大病儿则出现较重的中毒症状和呼吸困难。张力性脓气胸发生时，突然出现呼吸急促、鼻翼扇动、发绀、烦躁、咳嗽频繁；体检患侧呼吸运动减弱，肋间隙饱满；叩诊浊音、呼吸音减低，婴儿脓液不多时呼吸音降低可不明显。脓气胸时叩诊可有鼓音。脓胸或脓气胸时气管可偏向健侧。胸部X线及超声波检查不但可明确诊断，还可判断积液程度和位置。

三、治疗原则和护理措施

（一）排除脓液和气体，解除胸腔压力

对非张力性脓气胸的患儿，如脓液较多，且以压迫症状为主，以及对张力性脓气胸的患儿须立即采用闭式引流法。

（1）应用目的：排气、排出脓液、维持纵隔的正常位置，有利肺脏早期膨胀。

（2）装置：脓腔闭式引流装置是一个相对密闭系统，最常用的方法是将引流管连于床旁的水封瓶，引流管接于水封瓶的流入玻璃管，玻璃管的下端浸于水面之下2～3cm。接瓶橡皮管的高度要求1m。小儿大哭可使负压猛烈增高，因此小儿需卧床。管子不能打折，瓶内装水高5cm（图7-5）。

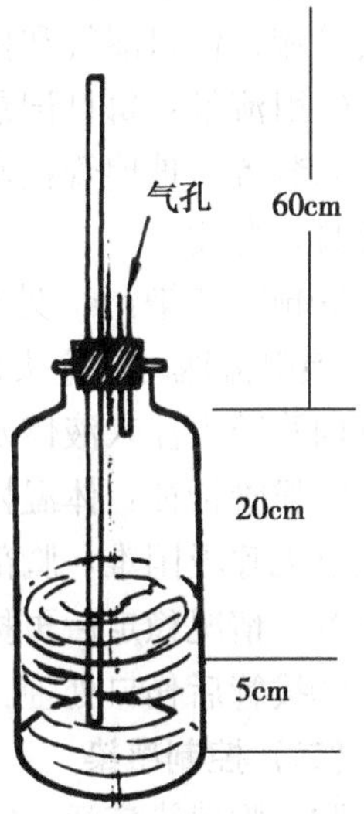

图7-5　闭式引流装置

（3）体位及引流部位

①体位：小儿与成人不同，操作时卧位为宜。

②引流部位

排液：穿刺部位多在第6肋间腋中线。排气：穿刺部位在胸前壁锁骨中线第二、三肋

间。如既要排气又要排液，可插入上、下两根管分别引流，亦可用Y型管连接水封瓶（图7-6）。

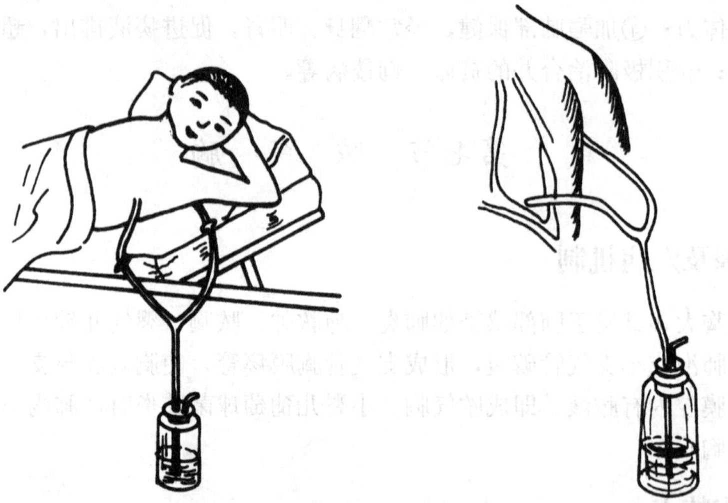

图7-6　胸腔闭式引流术示意图

（4）密切观察

①波动：有波动表示通畅，不漏气。无波动为接管或脓腔已闭合得很小而固定。

②负压：上下波动水柱的负压为0.981kPa（10cmH_2O）。无负压为漏气，须检查是否有气管瘘、伤口漏气和接管漏气。

③引流量：每日记录瓶内水增加量，如引流量每日不超过20ml，则可拔管。

④装置：玻璃管在水面下2～3cm为宜，且应直立，保证气孔、接管全部通畅；引流管不能打折弯曲。

⑤预防感染：a. 处理胸管、引流系统及胸管插入部位时，应严格执行无菌操作原则；b. 更换引流瓶时，应夹闭胸管，并保持其无菌；c. 水封瓶内装无菌生理盐水；d. 禁忌经引流管向胸腔内注入液体及药物。

⑥拔管指征：体温恢复正常，引流管通畅，引流液24小时少于50ml，水下管无气泡，病人已无呼吸困难，胸部X线检查，胸腔内已无气体及液体存留，肺已膨胀良好，可先夹管观察，情况稳定后再拔管。

⑦拔管后伤口处理：用油纱堵住伤口。

（二）控制感染

脓气胸感染广泛，需要全身使用抗生素控制。抗生素则应根据药物敏感试验选用。给药时应定时定量，现用现配。

（三）改善全身情况

出现脓气胸时，由于蛋白质渗出量很大，细菌及其毒素对身体产生的有害影响是多方面的，所以患儿常出现全身抵抗力降低，贫血明显和营养不良。对脓气胸的患儿应加强营养，多吃高蛋白、高热量、易消化的流质、半流质食物，少食多餐。必要时可通过静脉补液和输血来改善全身情况。

第八章　消化系统疾病患儿的护理

第一节　小儿消化系统的解剖生理特点

一、吞咽能力

足月新生儿在出生时已具有较好的吸吮、吞咽功能。

二、唾液

出生时唾液腺发育不够完善，唾液分泌少，以后随唾液腺的发育而迅速增加。唾液中淀粉酶含量低，至3～4个月时达成人量的1/3，故3个月以下小儿不宜喂淀粉类食物。

三、口腔

新生儿硬腭穹窿部较平坦，舌短而宽，咀嚼肌发育良好，双颊有脂肪垫，口唇黏膜皱襞隆起，有利于吸吮。口腔黏膜柔嫩、较干燥而易受损伤和发生局部感染。

四、食管

新生儿食管纤弱，状如漏斗，腺体缺乏，弹力组织和肌层尚不发达。

五、胃

1. 婴儿胃呈水平位，贲门括约肌发育不成熟，控制能力差，而幽门括约肌发育良好；婴儿吮奶时常吞咽空气过多，易发生溢奶。
2. 胃容量出生时为30～60ml，1～3个月时90～150ml，1岁时250～300ml。哺乳时进入胃内的乳汁一部分可流入十二指肠，故实际哺乳量常超过上述胃容量。
3. 胃排空时间随食物种类不同而异，水为1.5～2小时，母乳2～3小时，牛乳3～4小时。
4. 出生后，胃液中含凝乳酶、胃蛋白酶、脂肪酶和盐酸，但胃酸和酶的分泌较少，酶的活力低。

六、肠

婴儿肠道面积相对较大，肌层比较薄，适于消化和吸收较大量流质食物。肠系膜较长，肠活动性大，易发生肠套叠或肠扭转。乙状结肠较长，易出现便秘。直肠肌层发育不全，黏膜及黏膜下层固定较差，易发生直肠脱垂。肠壁通透性高，对营养物质和毒素均易吸收。肠液呈碱性，含多种酶。出生时肠道无细菌生长，出生后数小时细菌侵入至胃肠道。肠道菌群特点随喂养的乳类而异，单纯母乳喂养儿以双歧杆菌为主，人工喂养和混合喂养儿肠内的大肠杆菌、嗜酸杆菌、双歧杆菌和肠球菌所占比例几乎相等。

第二节　小儿体液平衡特点和液体疗法

一、小儿体液平衡特点

小儿体液占体重比例较大，新陈代谢旺盛，但由于器官功能发育不够成熟，肺、肾和缓冲系统的调节能力较差，受环境因素和疾病的影响，极易出现水、电解质及酸碱平衡紊乱。

（一）体液总量和分布

小儿年龄愈小，体液总量相对愈多，主要是间质液的比例较高，血浆和细胞内液量的比例和成人相近（表 8－1）。

表 8－1　不同年龄的体液分布（占体重%）

体液分布	足月新生儿	1 岁	2～14 岁	成人
体液总量	78	70	65	55～60
细胞内液	35	40	40	40～45
细胞外液	43	30	25	15～20
间质液	37	25	20	10～15
血浆	6	5	5	5

（二）体液的成分

小儿体液成分与成人相似，唯出生后数日内新生儿血钾、氯、磷和乳酸偏高，血钠、钙和碳酸盐偏低。

（三）水的交换

正常人体液保持动态平衡，每天需水量和热量消耗成正比。小儿水的需要量相对较大，交换率高。婴儿体内外水的交换量相当于细胞外液的 1/2，而成人仅为 1/7，婴儿水的交换率是成人的 3～4 倍。因此，婴儿对脱水的耐受能力差，比成人更容易发生脱水。

1. 不显性失水　不显性失水量一般比较恒定，由于小儿生长发育快，新陈代谢旺盛，所需热量较多，其不显性失水量也较多，按体重计算约为成人的 2 倍。

2. 消化道的液体交换　正常人每日分泌大量消化液，其中绝大部分被再吸收，仅少量由粪便排出。小儿年龄愈小，消化道液体交换愈快，所以比成人更易因消化功能障碍造成水和电解质的失衡。

3. 肾脏排尿　小儿年龄愈小，肾脏的调节能力愈不成熟，其浓缩和稀释功能较差，酸化尿液和保留碱基能力较低。

二、脱水

脱水指体液总量尤其是细胞外液量的减少，由于水的摄入量不足和（或）损失量过多所致。除失水外，还伴有钠、钾和其他电解质的丢失。

(一) 脱水程度

指患病后累积的体液损失量。临床上一般分为三度。

1. 轻度脱水　失水量为体重的5%以下。精神稍差，略有烦躁不安，皮肤稍干燥，弹性尚可。眼窝和前囟稍凹陷，哭时有泪，口唇黏膜略干，尿量稍减少。

2. 中度脱水　失水量为体重的5%～10%。精神萎靡或烦躁不安，皮肤苍白、干燥、弹性较差。眼窝和前囟明显凹陷，哭时泪少，口唇黏膜干燥，四肢稍凉，尿量明显减少。

3. 重度脱水　失水量为体重的10%以上。呈重病容，精神极度萎靡，表情淡漠，昏睡甚至昏迷。皮肤发灰或有花纹、干燥、弹性极差。眼窝和前囟深陷，眼闭不合，两眼凝视，哭时无泪，口唇黏膜极干燥。因血容量明显减少可出现休克症状如心音低钝、脉细速、血压下降、四肢厥冷、尿极少或无尿。

(二) 脱水性质

在脱水的同时亦伴有电解质的丢失，但不同病因引起的脱水，其水和电解质（主要是钠）丢失的比例可不同，因而导致体液渗透压的改变。据此将脱水分为等渗性脱水、低渗性脱水和高渗性脱水三种。

1. 等渗性脱水　临床比较常见。水和电解质成比例丢失，血清钠为130～150mmol/L。患儿细胞外液容量及循环血容量减少，但细胞内液量无明显改变。细胞内、外液的渗透压均正常。多发生在一般的腹泻、呕吐以及短时间的饥饿之后。临床上表现为一般脱水症状。

2. 低渗性脱水　电解质的丢失多于水分的丢失，血清钠浓度低于130mmol/L。由于细胞外液渗透压减低，水向细胞内转移，造成细胞内水肿，使细胞外液容量进一步减少。多见于营养不良伴慢性腹泻或摄入水量正常而摄入钠盐极少时。临床特点为：①因细胞外液的减少明显，脱水症状较其他两种类型严重，较早发生休克；② 肾血流量不足，肾功能不良；③严重低钠者可有脑细胞水肿，出现嗜睡、惊厥或昏迷等神经系统症状。

3. 高渗性脱水　水分的丢失多于电解质的丢失，血清钠大于150mmol/L。由于细胞外液渗透压增高，细胞内液水分向细胞外液转移，出现细胞内脱水。多见于腹泻伴高热，不显失水增多而给水不足，口服或静脉输入含盐过高液体。临床特点为：①患儿口渴明显；②尿量锐减；③机体产生脱水热；④出现神经系统兴奋征象：烦躁不安，严重者可抽搐；⑤脱水症状不明显。

三、低钾血症

当血钾低于3.5mmol/L时称为低钾血症。其病因可分为：①钾的摄入不足：长期不能进食或进食甚少；②经消化道失钾过多：见于呕吐、腹泻、胃肠引流或肠瘘；③经肾排钾过多：应用排钾利尿剂、醛固酮增多症等；④其他途径失钾：烧伤、透析治疗不当等；⑤各种原因造成的碱中毒。

主要临床表现为神经肌肉兴奋性减低：患儿精神萎靡、躯干和四肢肌无力、腱反射减弱或消失、腹胀、肠鸣音减弱或消失，甚至出现弛缓性瘫痪或呼吸肌麻痹。心电图可见特殊表现：ST段降低，Q-T间期延长，偶见U波。

治疗要点：①治疗原发病；②每日补充氯化钾3mmol/kg，严重低钾每日可给4～6mmol/kg，一般患儿可口服，口服困难或严重低钾者可静脉补钾，一般应用0.15%溶液，最浓不得>0.3%，一日内滴注时间不应短于8小时。补充钾盐应在扩容利尿、改善肾功能之后。细胞内液钾的恢复较慢，一般须持续补钾 4～6 日，当病情好转后应改为口服补钾。

四、酸碱平衡紊乱

当细胞外液中［HCO_3^-］和［H_2CO_3］的比值不能维持在 20∶1 时，pH 即发生改变，出现酸中毒或碱中毒。这时如经过肺和肾的代偿调节，两者的比值和 pH 仍能维持在正常范围内，称为代偿性酸中毒或碱中毒；反之则称为失代偿性酸中毒或碱中毒。

（一）代谢性酸中毒

主要由于［H^+］增加或［HCO_3^-］减少所致。发生原因：①腹泻、肾小管酸中毒时碱性物质大量丢失；②饥饿时酸性代谢产物增多或肾脏排出障碍；③长期服用氯化钙、水杨酸等酸性物质等。轻度酸中毒症状不明显，仅有呼吸稍增快；较重的酸中毒时出现呼吸深快、精神萎靡、烦躁不安、恶心呕吐、昏睡、昏迷。新生儿和小婴儿的呼吸代偿功能较差，酸中毒时其呼吸改变常不典型，往往仅有精神萎靡、拒食和面色苍白。

轻症经输液后，随着循环情况及肾功能改善，不需补充碱性溶液，也能自行恢复。酸中毒较重者须用碱性溶液，可选用碳酸氢钠或乳酸钠。

（二）代谢性碱中毒

由于［H^+］减少或［HCO_3^-］增多所致。见于胃肠道损失酸性物质过多，使用碱性药物过多，应用利尿剂或因其他原因引起的低钾血症、低氯血症等。主要表现有呼吸浅慢、头痛、烦躁、手足麻木、低钙性手足搐搦或惊厥。另外还有低血钾的表现。

治疗首先应去除病因，纠正脱水，多数患儿只需静脉滴注生理盐水即可恢复。严重的低氯性碱中毒（血氯$<$70mmol/L，或 pH$>$7.6）可选用氯化铵。

（三）呼吸性酸中毒

因 CO_2 排出障碍导致 CO_2 潴留及［H_2CO_3］增高所致。见于呼吸道梗阻、肺部疾患、呼吸肌麻痹或呼吸中枢抑制。主要为 $PaCO_2$ 增高、pH 降低、血钾增高。

治疗上主要是去除病因，改善通气功能。若为混合性酸中毒，重点应放在建立有效通气基础上，再酌情输入 1.4%碳酸氢钠。

（四）呼吸性碱中毒

由于换气过度，血液中 CO_2 过度减少，血浆［H_2CO_3］值下降。见于长时间剧烈啼哭、高热、神经系统疾病、低氧、早期水杨酸中毒、CO 中毒等。主要表现为呼吸增强、手足搐搦、$PaCO_2$ 降低、pH 值增高。

治疗主要为去除病因，呼吸改善后，呼吸性碱中毒可随之好转，有手足搐搦时可补充钙剂。

五、液体疗法

（一）常用溶液及其配制

1. 非电解质溶液　常用 5%和 10%葡萄糖溶液。前者为等渗溶液，后者虽为高渗溶液，但输入体内后葡萄糖逐渐被氧化成水和 CO_2，因此在输液时可视为无张力溶液，仅用于补充水分和部分热量，不能起到维持血浆渗透压的作用。

2. 电解质溶液　用于补充体液容量，维持体液渗透压，以及酸碱和电解质的平衡。

（1）0.9%氯化钠溶液（生理盐水）和复方氯化钠溶液（林格氏液）：均为等张溶液。生

理盐水含 Na^+ 及 Cl^- 各 154mmol/L，其 Na^+ 含量与血浆相仿，但 Cl^- 含量比血浆含量高 1/3，不含 HCO_3^-，大量输入可使血浆 HCO_3^- 被稀释，血氯增高，发生稀释性酸中毒。

(2) 碱性溶液：用于纠正代谢性酸中毒。常用的有：①碳酸氢钠溶液：可直接增加缓冲碱，迅速纠正酸中毒。1.4%溶液为等张液，5%为高张液，在紧急抢救酸中毒时，亦可不稀释而静脉推注，但不宜多用。②乳酸钠溶液：须在有氧条件下，经肝脏代谢生成 HCO_3^- 而起缓冲作用，起效缓慢。在休克、缺氧、肝功能不全、新生儿期或乳酸潴留性酸中毒时不宜使用。制剂为 11.2%溶液，稀释 6 倍成为 1.87%的等张溶液。

(3) 氯化钾：用于纠正低钾血症。常用 10%或 15%氯化钾溶液，配制成 0.2%～0.3%溶液，静脉缓慢滴注，切不可静脉直接推注，否则有发生心肌抑制而死亡的危险。

3. 混合溶液　为适用于不同情况的补液需要，常把各种溶液按不同比例配制成混合溶液使用。①1∶1 溶液：由 1 份生理盐水和 1 份 5%～10%葡萄糖组成，为血浆渗透压的一半即 1/2 张液。常用于轻、中度等渗性脱水。②2∶1 溶液：即由 2 份生理盐水和 1 份 1.4%碳酸氢钠（或 1.87%乳酸钠）组成，Na^+ 与 Cl^- 之比为 3∶2，与血浆相仿，为等张液。常用于低渗性脱水。③2∶3∶1 溶液：即由 2 份生理盐水、3 份 5%～10%葡萄糖液和 1 份 1.4%碳酸氢钠组成，为 1/2 张液。④4∶3∶2 溶液：即由 4 份生理盐水、3 份 5%～10%葡萄糖液和 2 份 1.4%碳酸氢钠组成，为 2/3 张液。常用于低渗性脱水。

4. 口服补液盐溶液（ORS 溶液）　世界卫生组织推荐使用的口服补液盐溶液对急性腹泻脱水患者有良好疗效。其配方为：氯化钠 3.5g，枸橼酸钾 1.5g，葡萄糖 20.0g，口服前以温开水 1000ml 溶解，其电解质渗透压为 220mmol/L 总渗透压为 310，为 2/3 张溶液。

(二) 补液的原则和方法

液体疗法的目的是纠正水和电解质紊乱，恢复机体正常生理功能。要正确掌握补液过程中的定量、定性、定速问题。

1. 定量　补液量应包括三部分：累积损失量、继续损失量和每日生理需要量。

(1) 补充累积损失量：要按脱水程度估计，轻度脱水应补 30～50ml/kg，中度脱水 50～100ml/kg，重度脱水 100～150ml/kg。

(2) 补充继续损失量：要根据临床症状，按实际损失来估计，如腹泻、呕吐、高热等损失。

(3) 补充生理需要量：可按每日 60～80ml/kg 计算。

以上三部分合计，在禁食情况下，24 小时应供给的液体总量为：轻度脱水 90～120ml/kg，中度脱水 120～150ml/kg，重度脱水 150～180ml/kg。上述补液量适用于婴幼儿补液，3 岁以上小儿补液时应酌减 1/4 或 1/3。

2. 定性　主要根据脱水性质来确定输液的种类。在补液过程中要遵循先浓后淡、先盐后糖、先快后慢、见尿补钾、惊跳补钙的原则。

补充累积损失量时，低渗性脱水补 2/3 张含钠液，等渗性脱水补 1/2 张含钠液，高渗性脱水补 1/3～1/5 张含钠液。若判断脱水性质有困难，可先按等渗性脱水处理。在纠正脱水的过程中要注意纠正酸碱失衡，特别是钾的失衡。静脉补给钾盐必须严格控制剂量（氯化钾每日 0.15～0.2g/kg）、浓度（0.2%～0.3%）及速度（每日总量的滴注时间不应少于 8 小时），并应在肾功能恢复、开始排尿后补给。轻、中度酸中毒无须另行纠正，因为在输入的溶液中已含有一部分碱性溶液，而且经过输液后，随着循环和肾功能改善，酸中毒常可纠正。对重度酸中毒可另用碱性溶液。

3. 定输液速度 ①原则是先快后慢，要根据脱水的程度和性质确定；②重度脱水伴有周围循环衰竭、休克时，应迅速滴入或直接静脉推注等张含钠液，以迅速扩充血容量；③低渗性脱水输液速度应快些，高渗性脱水速度宜慢些，否则容易发生惊厥；④一般累积损失量（约为补液总量的1/2）应于8～12小时内补足，继续损失量和生理需要量则在补充累积损失量后的12～16小时内均匀输入。

（三）补液注意事项

（1）严格根据输液要求，保证每小时应输入的液量正确。另外要保证液体的质量、准确的浓度，遵医嘱规范操作。

（2）认真观察补液效果。如果补液合理，一般于补液后3～4小时应有排尿，表明血容量开始恢复。在补液后8～16小时内皮肤弹性恢复和眼窝凹陷消失，表明脱水已纠正。若补液后眼睑出现水肿，可能是钠盐补入过多；相反补液后尿多而脱水并未纠正，可能是葡萄糖液输入过多，宜提高电解质比例。

（3）注意观察生命体征，及时发现输液反应或滴注速度不当。

（4）详细记录出入量，包括输入液体的种类和剂量、口服液体、大便次数，并估计每次由大便丢失的水分、尿量及呕吐量等。

第三节 腹 泻 病

腹泻病是一组由多病原、多因素引起的，以大便次数比平时增多及大便性状有改变为特点的消化道综合征。6个月至2岁婴幼儿的发病率高。腹泻病是造成小儿营养不良、生长发育障碍的主要原因之一。

一、病因及分类

根据病因可分为感染性和非感染性两大类，以前者更为多见。

（一）易感因素

婴幼儿时期较易发生腹泻，除小儿消化系统的解剖生理特点外，还与以下因素有关：①神经系统调节功能差，容易发生肠道功能紊乱；②婴儿食物以液体为主，进入量多，胃肠道负担重；③分泌型IgA较低对感染防御差；④婴幼儿水分代谢旺盛，一旦失水容易发生体液紊乱；⑤母乳中分泌型IgA有抗大肠杆菌的作用，故人工喂养较母乳喂养儿发生腹泻者多；⑥婴幼儿尚未建立正常肠道菌群，易受疾病、药物、环境等因素影响而发生菌群失调而致肠道感染。

（二）感染因素

1. 病毒性 人类轮状病毒是秋、冬季婴幼儿腹泻的常见病原体，其次有星状和环状病毒、诺沃克病毒、埃可病毒、柯萨奇病毒等。

2. 细菌性 大致分为两种：一种为肠毒素性细菌，如致病性大肠杆菌、霍乱弧菌等；另一种为肠侵袭性细菌，如侵袭性大肠杆菌、空肠弯曲菌、沙门氏菌等。

3. 原虫性 梨形鞭毛虫、阿米巴原虫、隐孢子虫等。

4. 真菌性 以白色念珠菌最为常见。

（三）非感染因素

1. 食饵性腹泻　喂养不当常引起腹泻，尤其人工喂养者较多见。喂养时食物量过多、过少或质不当，如过早喂大量淀粉或脂肪类食物或突然改变食物品种等，均易引起腹泻。

2. 症状性腹泻　全身性疾病如上呼吸道感染、肺炎、尿路感染等可以引起大便次数增多。

3. 过敏性腹泻　如对牛奶或大豆过敏可引起腹泻。

4. 其他　气候突然变化，腹部受凉使肠蠕动增加；天气过热时消化液分泌减少，而由于口渴又吃奶过多，均易诱发腹泻。

二、发病机制

（一）感染性腹泻

1. 肠毒素性肠炎　由各种产生肠毒素的细菌所致。一般细菌不侵入肠黏膜，不产生病理形态学变化。临床特点是除腹泻脱水外，多数无发热等其他全身症状，粪便中无白细胞。

2. 侵袭性肠炎　由各种侵袭性细菌所致。细菌侵入肠黏膜组织，引起充血、水肿、炎症细胞浸润、溃疡和渗出等病变，排出含有大量白细胞和红细胞的菌痢样粪便。另外，侵袭性细菌引起肠炎时，肠系膜淋巴结均可肿大。

3. 病毒性肠炎　病毒侵入肠道后，在小肠绒毛顶端的柱状上皮细胞上复制，使细胞发生空泡变性、坏死，其微绒毛肿胀、不规则和变短；受累的肠黏膜上皮细胞脱落，遗留不规则的裸露病变；固有层可见淋巴细胞浸润。

（二）非感染性腹泻

当进食过量或食物成分不恰当时，消化过程发生障碍，食物不能充分消化和吸收，积滞于小肠上部，同时酸度减低，有利于肠道下部细菌上移与繁殖，使食物产生发酵和腐败过程，使消化功能更为紊乱。分解产生的乳酸等使肠腔内渗透压增高，并协同腐败性毒性产物（如胺类）刺激肠壁，使肠蠕动增加，引起腹泻。

三、临床表现

腹泻分轻型、重型两种。

（一）轻型腹泻

多为饮食不当或肠道外感染所致。主要是胃肠道症状：食欲缺乏，偶有溢乳或呕吐，大便次数每日可达10余次，每次大便量不多，稀薄或带水，呈黄色或黄绿色，常见白色或黄白色奶瓣和泡沫，有酸味。大便镜检可见大量脂肪球。精神尚好，无脱水症状。

（二）重型腹泻

多由肠道内感染所致。

1. 全身症状　一般状态较差，可出现高热或体温低于正常、烦躁不安、精神萎靡甚至昏迷。

2. 胃肠道症状　食欲低下，常有呕吐，严重者可吐出咖啡样液体。大便次数明显增多，每日10至数10次。大便呈黄绿色、黄色或微黄色，量多，呈蛋花汤样或水样，可有少量黏液。光镜下可见脂肪球及少量白细胞。

3. 水、电解质和酸碱平衡紊乱症状

（1）脱水：由于吐、泻丢失体液和摄入量不足，使体液总量尤其是细胞外液量减少，导致不同程度的脱水。按脱水性质可分为等渗、低渗和高渗性脱水。临床呈不同表现（参见本章第二节）。

（2）代谢性酸中毒：由于腹泻丢失大量碱性物质；进食少和肠吸收不良，摄入热量不足，体内脂肪分解产生大量酮体；脱水血液浓缩，组织灌注不良和缺氧，乳酸堆积；肾血流量减少，肾功能减低，酸性代谢产物潴留；腹泻患儿有不同程度的酸中毒（参见本章第二节）。

（3）低钾血症：由于进食少、钾摄入不足、吐泻失钾过多引起低钾血症（参见本章第二节）。

（4）低钙和低镁血症：由于进食少、吸收不良和从大便中丢失钙、镁，可使体内钙、镁减少。血钙降低可出现烦躁不安、手足搐搦，甚至惊厥等症状。低镁血症表现为神经肌肉兴奋性增高，如烦躁、抽搐、肌肉震颤等。

四、诊断检查

根据发病季节、病史、临床表现和大便性状易于做出临床诊断。常用的实验室检查有：

1. 病原学检查　疑为细菌感染者，应作大便细菌培养。疑为病毒感染者作病毒学检查。白色念珠菌感染可镜检大便真菌孢子及假菌丝。

2. 大便常规检查　可检查是否有白细胞、红细胞、吞噬细胞及脂肪球。

3. 血常规　白细胞总数及中性粒细胞增多提示细菌感染，寄生虫感染或过敏性病变者嗜酸性粒细胞增多。

4. 血生化测定　检测血钠、氯、钾、pH 等以了解电解质及酸碱平衡情况。

五、常见护理问题

1. 体温过高　与肠道感染有关。
2. 体液不足　与腹泻、呕吐丢失过多和摄入量不足有关。
3. 营养失调　低于机体需要量，与体液丢失过多，营养摄入不足有关。
4. 皮肤完整性受损　与腹泻大便次数增多刺激臀部皮肤有关。
5. 焦虑/恐惧　与住院与家人分离、对医院环境陌生及患病有关。
6. 家庭应对无效　与患儿住院和父母知识缺乏有关。

六、治疗原则和护理措施

治疗原则包括：调整饮食、维持水和电解质平衡、合理用药、加强护理。

（一）饮食疗法

减轻胃肠道负担，恢复功能。腹泻患儿除严重呕吐者暂时禁食外，一般原则上不需禁食；母乳喂养者继续喂母乳，可缩短每次喂乳时间，暂停辅食；人工喂养者暂停牛奶和其他食物，可先喂以等量米汤或稀释的牛奶，逐渐过渡到正常饮食。

（二）控制感染

细菌感染者结合大便细菌培养和药物敏感试验结果选用针对病原菌的抗生素。

（三）液体疗法

1. 口服补液　用于腹泻时脱水的预防，以及无明显周围循环障碍轻度脱水的患儿。

（1）补液量：补充累积损失量，轻度脱水 50～80ml/kg，中度脱水 80～100ml/kg，于 8～12小时补完。脱水纠正后，可将 ORS 用等量水稀释，按病情需要随时口服。

（2）补液方法：2 岁以下患儿每 1～2 分钟喂 5ml，稍大的患儿可用杯子少量多次喝。若呕吐，停 10 分钟再喂，每 2～3 分钟喂 5ml。

（3）注意事项：ORS 液为 2/3 张含钠液，为防止高钠血症，应适当补充水分，尤其在继续补液阶段。新生儿、心肾功能不全、休克及明显腹胀者不宜用 ORS 液。

2. 静脉补液　适用于中度以上脱水或吐泻较重的患儿。补液原则：先快后慢、先浓后淡，有尿补钾。

（1）第一天补液：①补液总量：包括累积损失量、继续损失量和生理需要量；对少数营养不良，心、肺、肾衰竭的患儿应根据具体病情分别作较精确的计算；②补液种类：等渗性脱水用 1/2 张含钠液，低渗性脱水用 2/3 张含钠液，高渗性脱水用 1/3 张含钠液；③补液速度：根据脱水程度及继续损失的量和速度遵循先快后慢的原则；④纠正酸中毒、低钾、低钙和低镁血症。

（2）第二天和以后的补液：主要补充生理需要量和继续损失量，继续补钾、供给热量。

（四）加强护理

（1）维持静脉输液通畅，保证足够的液体入量。

①认真计算输液量，避免造成循环负荷过重。

②经常检查输液是否通畅，静脉注射部位有无渗漏。

③对较小的婴儿应固定输液部位，避免因活动造成头皮针滑脱。

（2）增进患儿舒适感：经常为婴儿更换尿布，做好臀部护理，每次大便后应用清水洗净臀部，并涂以鞣酸软膏。

（3）密切观察病情变化

①密切观察生命体征变化，观察有无低钾、低钙等电解质紊乱症状。

②观察脱水表现以及输液后症状是否改善。

③观察大便和呕吐的次数和性状，及时留取大便标本送检。

④准确记录全天出入量。

（4）对肠道感染性腹泻患儿要做好床边隔离，注意洗手，防止交叉感染。对患儿衣物、尿布、用具及便盆应分类消毒。指导家属及探视人员执行隔离制度，特别是洗手措施。

（5）满足患儿情绪和心理上的需要：经常抚摸、搂抱婴儿，并与患儿交谈。对较大儿童提供一些娱乐方式，如给患儿一些玩具、讲故事等。

（6）健康教育

①向家长解释腹泻的原因，潜在并发症以及相关的治疗措施。

②指导家长正确洗手并做好污染尿布及衣服的处理、出入量的监测以及脱水表现的观察。

③说明调整饮食的重要性。

④指导家长配置和使用 ORS 溶液，强调应少量多饮，呕吐不是禁忌证。

⑤注意饮水卫生，食物应新鲜、清洁，食具消毒。

⑥教育小儿饭前便后洗手，勤剪指甲，加强患儿体格锻炼，适当户外活动。

⑦宣传母乳喂养的优点，指导合理喂养。

⑧气候变化时防止患儿受凉或过热。

⑨避免长期滥用广谱抗生素。

第四节 消化道出血

引起小儿消化道出血的常见疾病有消化道溃疡、急性坏死性肠炎、食道静脉曲张症。尤其以前二者为多见。

一、消化性溃疡患儿的护理

消化性溃疡主要发生在十二指肠和胃，以青壮年发病为多，但可见于任何年龄，包括新生儿。由于诊断技术的进步，近年小儿被确诊病例逐渐增多。

（一）病因及病理变化

病因尚不完全清楚，溃疡的形成是不同因素导致的共同的病理变化。与发病有关的因素有：①遗传：25%～50%十二指肠溃疡患者有家族史；②黏膜抵抗力：缺氧、血流灌注不足和药物等均可损伤黏膜完整性；③幽门螺旋杆菌感染：已被证实是首要致病因素；④其他：环境、精神行为和饮食习惯等与发病有关。

（二）临床表现

不同年龄患儿临床表现不同，年龄越小，越不典型。

（1）新生儿期：发病急，多为伴发于败血症、休克、心脏病、重度窒息等病症的应激性溃疡。主要症状为呕血、便血和胃、十二指肠穿孔。

（2）婴幼儿期：主要症状为反复呕吐、生长停滞和胃肠道出血。

（3）学龄前期：常脐周疼痛，食后常加重；食欲差，反复呕吐或胃肠道出血。

（4）学龄期：与成人相似。上腹痛呈周期性发作，多为钝痛。胃溃疡常为饭后痛，十二指肠溃疡多在饭前，进食后可减轻或缓解，并常有夜间痛。可有流涎、返酸、恶心呕吐。患儿常消瘦，慢性失血可致粪便潜血阳性和贫血。

（三）诊断检查

（1）X线钡餐检查：儿童时期发现典型的溃疡龛影者为数不多，大多数表现为胃滞留增多、胃蠕动增强、幽门痉挛梗阻、十二指肠球部充盈欠佳、黏膜粗糙紊乱、局部压痛等间接征象。

（2）内镜检查：可直接发现溃疡灶。对上消化道出血的患儿，应尽可能在24～48小时内行紧急内镜检查，凡在一周内检查者大多可见出血灶，绝大多数由十二指肠球部溃疡所致。

（3）胃液分析：仅有部分病例胃液酸度增高。

（4）大便潜血试验：素食3天后检查，阳性者提示溃疡有活动性。

（四）常见护理问题

（1）营养失调：低于机体需要量，与胃肠道出血有关。

（2）疼痛：与溃疡病有关。

(3) 有体液不足的危险：与反复呕吐、胃肠道出血有关。

(4) 潜在的并发症：胃、十二指肠穿孔，幽门梗阻。

(5)（父母）焦虑/恐惧：与患儿住院有关。

(6)（父母）知识缺乏（特定的）。

（五）治疗

1. 药物治疗

(1) 抗酸剂或 H_2受体拮抗剂：常用西咪替丁和雷尼替丁，三餐后及睡前各服一次，6～8 周为 1 疗程。

(2) 黏膜保护剂：如硫糖铝和胶体铋剂，于三餐前 30 分钟及睡前各服 1 次，6～8 周为 1 疗程。

(3) 根除幽门螺旋杆菌：目前常合并应用胶体铋剂和抗幽门螺旋杆菌药物。

2. 外科治疗　凡大量或反复出血经内科治疗无效、溃疡穿孔或幽门梗阻用鼻胃管引流 72 小时仍无好转时，应考虑外科手术。

（六）护理

(1) 保证患儿充足的睡眠和休息，生活起居要规律。

(2) 养成良好的饮食习惯，给予患儿营养丰富、易消化饮食。不食粗糙和刺激性大的食物，如酸辣、生冷、油炸、浓茶及咖啡等，避免过饱过饥。定时进餐，不吃零食，睡前不加餐。向患儿及家长强调饮食控制的重要性。

(3) 观察疼痛的时间、程度和性质，严格遵医嘱用药。

(4) 注意观察生命体征变化，特别注意有无贫血、失血性休克等并发症，及早发现，及早处理。

(5) 准确记录出入量，观察大便颜色，及时送检，作大便潜血试验。

(6) 给予患儿及家长精神支持和心理护理，消除其紧张、焦虑情绪，并做好卫生宣教。

二、急性坏死性肠炎

急性坏死性肠炎发病急骤，是小肠急性炎症，因有广泛性出血，故又称急性出血性肠炎。各年龄小儿均可患病，多见于学龄儿童，以 4～10 岁占绝大多数。春夏季发病较多。

（一）病因

儿童时期病因一直不太明确，现在倾向于进食了 C 型产气荚膜梭状芽孢杆菌及其产生的 β 肠毒素污染的食物所致。当体内存在使胰蛋白酶活性降低的因素时，使其破坏肠毒素的能力减弱而容易发病。

（二）临床表现

起病急，突然腹痛并加重。腹痛位于脐周或上腹部，呈持续钝痛，伴有阵发性加剧。不久即出现腹泻，大便呈红色糊状或赤豆汤样血水便，有时可见灰白色坏死物质，有特殊腥臭味。腹胀明显，可有呕吐，常出现水、电解质和酸碱平衡紊乱；多有发热、精神萎靡、嗜睡、面色灰白，可于 1～2 日内出现严重的毒血症和休克。

（三）诊断检查

腹部 X 线检查可见典型改变：小肠局限性扩张充气、肠间隙增宽、病变肠管僵直、间以有张力的胀气肠袢，直立位可见大小不等的液平面，结肠呈无气状态，部分病例可见肠壁囊状积气。

（四）常见护理问题

（1）疼痛：与急性坏死性肠炎有关。

（2）腹泻：与肠道细菌感染有关。

（3）体液不足：与血水便、呕吐有关。

（4）营养失调：低于机体需要量，与血水便、禁食有关。

（5）舒适的改变：腹胀，与肠道细菌感染有关。

（6）有皮肤完整性受损的危险：与腹泻有关。

（7）（父母）焦虑/恐惧：与患儿住院有关。

（五）治疗原则和护理措施

（1）禁食：疑诊本病即应禁食，确诊后继续禁食，直到大便潜血阴性、腹胀消失和腹痛减轻后试行进食。从流质、半流质、少渣饮食，逐渐恢复正常饮食，应给予营养丰富易消化食物。

（2）控制感染：可选用氨苄西林等静脉滴注。

（3）纠正水、电解质和酸碱平衡紊乱，早期发现和治疗休克。静脉输液纠正脱水、酸中毒，迅速恢复有效循环血量，必要时输血浆或全血。

（4）对症治疗：出血量多者给止血剂；腹痛可注射阿托品。

（5）手术治疗：对出现完全性肠梗阻、肠穿孔或大量出血者，可切除病变肠段。

（6）腹胀严重及时作胃肠减压，注意观察减压效果，保持引流通畅，观察引流液的性质和量，每 12 小时更换贮液瓶一次，准确记录出入量。

（7）做好清洁卫生：注意便后洗净臀部，及时更换污染的衣物和床单，护理患儿前后注意洗手，做好污物处理。

（8）做好患儿及家长的心理护理。

第九章　循环系统疾病患儿的护理

第一节　小儿循环系统概论

一、心脏的胚胎发育

胚胎第 2 周开始形成原始心脏，第 8 周即成为具有 4 腔的心脏。同时动脉总干被动脉隔分开，形成主动脉和肺动脉。主动脉向左后旋转并与左心室相连，肺动脉向右前旋转并与右心室相连。在此期间如受到某些物理、化学和生物因素的影响，则易引起心血管发育异常，造成先天畸形。

二、胎儿血液循环和胎儿新生儿循环转换

（一）胎儿血液循环

血液在胎盘进行营养和气体交换后，含氧量较高的动脉血经脐静脉进入胎儿体内，在肝脏下缘分流为二支：一支入肝脏与门静脉汇合后经肝静脉进入下腔静脉；另一支经静脉导管直接进入下腔静脉，与来自下半身的静脉血混合，共同流入右心房。来自下腔静脉的血液（以动脉血为主）进入右心房后，一部分经卵圆孔流入左心房，再经左心室流入升主动脉，主要供应心脏、脑和上肢（上半身）；另一部分流入右心室。从上腔静脉回流的来自上半身的静脉血进入右心房后，由于胎儿肺脏无呼吸功能，肺血管阻力高，约 80％流入右心室，只有少部分进入肺动脉。进入右心室的血液经动脉导管流入降主动脉，供应腹腔器官和下肢（下半身），同时血液经脐动脉回至胎盘，再次进行营养和气体交换。由此可见，胎儿期供应脑、心、肝和上肢血液的血氧含量远比供应下半身的高。

（二）胎儿新生儿循环转换

出生后血液循环发生以下变化：脐带结扎，胎盘血液循环停止；呼吸建立，肺泡扩张，肺脏开始进行气体交换；肺循环压力降低，从右心室流入肺内的血液增多，以致回流到左心房的血液增多；左心房压力增高，当左心房压力超过右心房时，卵圆孔的瓣膜则发生功能性关闭，到出生后 5～7 个月解剖上大多闭合。由于肺循环压力降低，体循环压力升高，使流经动脉导管内的血流逐渐减少，最后停止，形成功能性关闭。另外，还因动脉血氧含量增高，致使动脉导管平滑肌收缩，故动脉导管逐渐闭合。出生后 3～4 个月 80％的婴儿以及 1 岁时 95％的婴儿形成解剖上的闭合。

三、正常各年龄小儿心脏、心率、血压的特点

（一）心脏大小和位置

小儿心脏体积相对比成人大，随着年龄的增长，心脏重量与体重的比值下降。心脏在胸腔的位置随年龄增长而改变。新生儿和＜2 岁儿童的心脏多呈横位，心尖冲动位于左侧第 4

肋间、锁骨中线外侧1cm处，心尖部主要为右心室。3～6岁儿童心尖冲动已位于左侧第5肋间、锁骨中线处，心脏由横位转为斜位，左心室形成心尖部。7岁以后心尖位置逐渐移到锁骨中线以内0.5～1cm处。

（二）心率

小儿新陈代谢旺盛，交感神经兴奋性较高，心率较快，随年龄增长而心率逐渐减慢。新生儿平均120～140次/分，1岁以内110～130次/分，2～3岁100～120次/分，4～7岁80～100次/分，8～14岁70～90次/分。

小儿心率和脉搏易受各种内外因素的影响，如进食、活动、哭闹和发热等。因此，应在小儿安静或睡眠时测量脉搏。

（三）血压

由于小儿心搏出量较少，动脉壁的弹性较好和血管口径相对较大，故血压偏低；随着年龄的增长血压逐渐升高。新生儿收缩压平均8.0～9.3kPa（60～70mmHg），1岁9.3～10.7kPa（70～80mmHg），2岁以后收缩压可按公式计算，收缩压（kPa）＝年龄×0.27＋10.7，或收缩压（mmHg）＝年龄×2＋80

舒张压为收缩压的2/3。收缩压高于此标准2.67kPa（20mmHg）为高血压，低于此标准2.67kPa（20mmHg）为低血压。下肢的血压比上肢约高2.67kPa（20mmHg）。

第二节　先天性心脏病概论

先天性心脏病是小儿时期最常见的心脏病，发生率为0.7%～0.8%，而早产儿中其发生率为成熟儿的2～3倍。近年来，由于心血管检查、心血管造影和超声心动图等的应用，在低温麻醉和体外循环下心脏直视手术的发展，以及介入导管的开展，使临床上对先天性心脏病的诊断、治疗和预后水平都有了显著的提高。

一、病因和预防

先天性心脏病的病因尚未完全明确，现已了解，遗传和环境因素能影响心脏的胚胎发育，使心脏某一部分发育停顿或异常而引起先天性畸形。遗传因素主要包括染色体易位与畸变、单一基因突变、多基因病变和先天性代谢紊乱。环境因素中主要是宫内感染，如风疹、流行性感冒、流行性腮腺炎和柯萨奇病毒感染等。此外，还包括孕母患糖尿病、系统性红斑狼疮等疾病，接触过量放射线和服用某些药物如抗癌药、甲苯磺丁脲（甲糖宁）等。

对孕母加强保健工作，特别是在妊娠早期，积极预防风疹、流感等病毒性疾病和避免与有关的致病因素接触，对预防先天性心脏病是很重要的。

二、分类

根据左右心腔或大血管间有无直接分流和临床有无青紫，可将先天性心脏病分为三类：

（一）左向右分流型（潜伏青紫型）

平时由于体循环压力高于肺循环，血液从左向右分流而不出现青紫。当屏气、剧烈哭闹或任何病理情况致肺动脉和右心室压力增高并超过左心压力时，血液自右向左分流而出现暂时性青紫，故此型又称潜伏青紫型。常见的有室间隔缺损、房间隔缺损和动脉导管未闭等。

（二）右向左分流型（青紫型）

由于畸形的存在（如右心室流出道狭窄），致右心压力增高并超过左心，而血液从右向左分流或大动脉起源异常时，使大量静脉血流入体循环，出现青紫。常见的有法洛四联症和大动脉错位等。

（三）无分流型（无青紫型）

在心脏左、右两侧或动、静脉之间无异常通路或分流，如主动脉缩窄和肺动脉狭窄等。

第三节　临床常见的先天性心脏病

一、室间隔缺损

室间隔缺损是最常见的先天性心脏病，在我国约占小儿先天性心脏病的一半。

室间隔缺损可单独存在，也可与房间隔缺损、动脉导管未闭、肺动脉狭窄、大动脉错位等并存。根据缺损的位置不同，按发生率高低依次是：①室间隔膜部缺损；②室间隔肌部缺损；③干下型缺损（漏斗隔肌肉缺损）。

（一）病理生理

室间隔缺损所引起的分流是自左向右，所以一般无青紫。分流使左心房和左心室的负荷加重，肺循环血量增加。随着病情的发展或分流量大时，可产生肺动脉高压，此时自左向右分流量减少，最后出现双向分流或反向分流。当肺动脉高压显著，产生自右向左分流时，临床出现持久性青紫，即称艾森曼格综合征。

（二）临床表现

临床表现决定于缺损的大小。小型缺损（缺损＜$0.5cm/m^2$）多发生于室间隔肌部，可无明显症状，生长发育不受影响，仅体检时发现心脏杂音。中型缺损（缺损为 $0.5 \sim 1.0cm/m^2$）时左向右分流多，影响生长发育，患儿消瘦、乏力、气短，易患肺部感染。体检可见心界扩大，胸骨左缘第三、四肋间可闻及Ⅲ～Ⅳ级粗糙的全收缩期杂音，并可触及收缩期震颤， 肺动脉第二音增强或亢进。大型缺损（缺损＞$1.0cm/m^2$）伴有肺动脉高压者，出现右向左分流，患儿呈现青紫，此时心脏杂音较轻而肺动脉第二音显著亢进。

室间隔缺损易并发支气管肺炎、充血性心力衰竭、肺水肿和亚急性细菌性心内膜炎。膜部和肌部的室间隔缺损有自然闭合的可能（20%～50%），一般发生在 5 岁以下，尤其是 1 岁以内幼儿中。干下型室间隔缺损未见有自然闭合者。

（三）诊断检查

1. 胸部 X 线检查　小型缺损者无明显改变。中、大型缺损者心外形增大，以左心室增大为主，左心房也常增大，晚期可出现右心室增大。肺动脉段突出，肺血管影增粗。

2. 心电图　小型缺损者正常或有轻度左心室肥大。中、大型缺损者左心室肥大或伴有右心室肥大。

3. 超声心动图　M 型超声心动图可见左心室、左心房和右心室内径增大，主动脉内径小。二维超声心动图可显示室间隔回声中断，并可提示缺损的位置和大小。多普勒彩色血流显像可直接见到分流的位置、方向和大小。

4. 右心导管检查　右心室血氧含量高于右心房，右心室和肺动脉压力正常或升高。有时心导管可通过缺损进入左心室。

（四）治疗

缺损小者不一定需要治疗，但应定期随访。中型缺损临床上有症状者宜及早在体外循环心内直视下作修补术，1 岁以内手术可避免肺血管病变。大型缺损在 6 个月以内发生难以控制的充血性心力衰竭和反复罹患肺炎者应手术治疗；6 个月至 2 岁的婴儿，肺动脉压力持续升高，大于体循环的1/2，或 2 岁以后肺循环血量与体循环血量之比＞2∶1，也应手术修补缺损。任何大小的干下型室间隔缺损，因有主动脉瓣关闭不全的危险，均应手术。

近年来随着介入医学的发展，国内已有多个医院开展心导管介入治疗，用自动张开自动放置装置（Amplatzer 装置）经心导管堵塞室间隔缺损，主要用于室间隔膜部缺损。

二、房间隔缺损

房间隔缺损占先天性心脏病发病总数的 20%～30%，女性较多见。

房间隔缺损根据解剖病变的不同分为：第一孔（原发孔）未闭型和第二孔（继发孔）未闭型，临床以后者多见。

（一）病理生理

血液自左心房向右心房分流，分流量的大小取决于缺损大小和双心室顺应性。分流造成右心房和右心室负荷过重而增大、肺循环血量增多和体循环血量减少。分流量大时可产生肺动脉高压，当右心房压力＞左心房压力时，则可产生右向左分流，出现持续性青紫。

（二）临床表现

缺损小者可无症状。缺损大者由于肺循环充血，易患肺炎，并因体循环血量减少而表现为气促、乏力和影响生长发育。

体检：可见心前区隆起，心尖冲动弥散，心浊音界扩大，胸骨左缘 2、3 肋间可闻及Ⅱ～Ⅲ级收缩期喷射性杂音，肺动脉瓣区第二音亢进并呈固定分裂。

（三）诊断检查

1. 胸部 X 线检查　心脏外形呈轻至中度扩大，以右心房、右心室增大为主，肺动脉段突出，肺门血管影增粗，胸透可见肺门“舞蹈”征，主动脉影缩小。

2. 心电图　典型表现为电轴右偏和不完全性右束支传导阻滞，部分病例尚有右心房和右心室肥厚。

3. 超声心动图　M 型超声心动图显示右心房和右心室内径增大。二维超声心动图可见房间隔回声中断，并可显示缺损的位置和大小。多普勒彩色血流显像可观察到分流的位置、方向和大小。

4. 右心导管检查　可发现右心房血氧含量高于上、下腔静脉平均血氧含量，心导管可由右心房通过缺损进入左心房。

（四）治疗

缺损较大影响生长发育者，需于学龄前做房间隔缺损修补术；也可通过导管用双面蘑菇伞（Amplatzer 装置）关闭房缺，适用于继发孔型房缺。

三、动脉导管未闭

动脉导管未闭（PDA）约占先天性心脏病发病总数的 15%，女性较多见。

小儿出生后，随着呼吸的开始，肺循环压力降低，动脉导管约于15小时内功能性关闭。多数（80%）婴儿于出生后3个月左右解剖上完全关闭。若持续开放并出现左向右分流即为动脉导管未闭。

（一）病理生理

血液自主动脉向肺动脉分流，分流量取决于导管粗细和主、肺动脉压差。由于肺循环血量增加，回流到左心房和左心室的血量增多，所以出现左心房和左心室扩大，室壁肥厚。长期大分流高压冲击可造成肺动脉压力增高，致右心室肥大和衰竭，当肺动脉压力超过主动脉时，即产生右向左分流，造成下半身青紫，亦称差异性发绀。

（二）临床表现

导管较细者，临床可无症状，仅在体检时发现心脏杂音。导管粗大者，分流量大，表现为气急、咳嗽、乏力、多汗、生长发育落后等。偶见扩大的肺动脉压迫喉返神经而引起声音嘶哑。

体检：可见患儿多消瘦，轻度胸廓畸形，胸骨左缘第2、3肋肋间可闻及粗糙响亮的连续性机器样杂音，占据整个收缩期和舒张期，于收缩末期最响，向左上和腋下传导，于杂音最响处可触及震颤。婴儿期合并肺动脉高压或心力衰竭时，主动脉与肺动脉舒张期压力差很小，故仅有收缩期杂音；分流量大者，因相对性二尖瓣狭窄而在心尖部出现舒张期隆隆样杂音，肺动脉瓣区第二心音增强或亢进，脉压多大于5.3kPa（40mmHg），周围血管征阳性，包括水冲脉、毛细血管搏动和股动脉枪击音等。有显著肺动脉高压者可出现下半身青紫。

（三）诊断检查

1. 胸部X线检查　导管较细、分流量小者可无异常发现。导管粗、分流量大者有左心室和左心房增大，肺动脉段突出，肺门血管影增粗，肺野充血。有肺动脉高压时，右心室亦增大，主动脉弓往往有所增大。

2. 心电图　导管细的心电图正常。导管粗和分流量大的可有左心室肥大和左心房肥大，合并肺动脉高压时右心室肥大。

3. 超声心动图　M型超声心动图显示左心房和左心室内径增宽，主动脉内径增宽，左心房内径/主动脉内径>1.2。二维超声心动图有时可显示肺动脉与降主动脉之间有导管的存在。多普勒彩色血流显像可直接见到分流的方向和大小。

4. 右心导管检查　肺动脉血氧含量高于右心室，肺动脉和右心室的压力可正常、轻度升高或显著升高。部分患者导管可通过未闭的动脉导管，由肺动脉进入降主动脉。

（四）治疗

任何动脉导管未闭，均应手术或介入治疗予以关闭，手术结扎或切断缝扎法即可治愈，必要时任何年龄均可手术。心导管介入治疗可选用弹簧圈（coil）或蘑菇伞（Amplatzer装置）堵塞动脉导管。对动脉导管未闭早产儿，于出生后第一周内可应用吲哚美辛（消炎痛），以促使导管平滑肌收缩而关闭导管。

四、法洛四联症

法洛四联症是存活婴儿中最常见的青紫型先天性心脏病，其发病率约占各类先天性心脏病的10%。

法洛四联症是由以下4种畸形组成：①肺动脉狭窄；②室间隔缺损；③主动脉骑跨；

④右心室肥厚。其中以肺动脉狭窄最重要，对患儿的病理生理和临床表现有重要影响。

（一）病理生理

由于肺动脉狭窄，血液进入肺循环受阻，引起右心室代偿性肥厚，右心室压力增高。肺动脉狭窄严重时，右心室压力超过左心室，此时右向左分流，血液大部分进入骑跨的主动脉，主动脉除接受左心室的血液外，还直接接受一部分来自右心室的静脉血，输送到全身各部，因而出现青紫。另外由于肺动脉狭窄，肺循环进行气体交换的血流减少，更加重了青紫的程度。在动脉导管关闭前，肺循环血量减少程度较轻，青紫可不明显。随着动脉导管的关闭，青紫日益明显。

（二）临床表现

临床症状的严重程度与肺动脉狭窄程度呈正比，主要表现为青紫。动脉导管关闭后多数青紫逐渐明显，有些在出生后不久即有青紫。青紫常于唇、球结合膜、口腔黏膜、耳垂、指（趾）等处明显。由于血氧含量下降，稍一活动，如吃奶、哭闹、活动等，即可出现气急和青紫加重。患儿多有蹲踞症状，每于行走或活动时，因气急而主动下蹲片刻再起立行走。蹲踞时下肢屈曲，增加体循环阻力，减少右向左的分流，从而增加肺血流量。此外，下肢屈曲使静脉回心血量减少，减轻了心脏负荷，使动脉血氧饱和度提高，缓解缺氧状态。由于患儿长期缺氧，致使指、趾端毛细血管扩张增生，局部软组织和骨组织也增生肥大，随后指（趾）端膨大如鼓槌状，称为杵状指（趾）。少数患儿由于脑缺氧可有头晕、头痛。婴儿有时在吃奶或哭闹后出现阵发性呼吸困难，严重者可引起突然昏厥、抽搐，称为缺氧发作。这是由于在肺动脉漏斗部狭窄的基础上，突然发生该处肌部痉挛，引起一时性肺动脉梗阻，使脑缺氧加重所致。此外，由于长期缺氧，红细胞增加，血液黏稠度高，如脱水血流变慢易引起脑血栓，若为细菌性血栓，则易形成脑脓肿。

体检：可见患儿发育落后，重者智能亦落后。心前区可隆起，胸骨左缘第 2～4 肋间可闻及Ⅱ～Ⅲ级喷射性收缩期杂音，一般以第 3 肋间最响，肺动脉第二音减弱或消失。

（三）诊断检查

1. 实验室检查　周围红细胞增多，血红蛋白和红细胞比容增高。

2. 胸部 X 线检查　心脏大小正常或稍增大。典型者心影呈靴形，系由右心室肥大使心尖上翘和漏斗部狭窄使心腰凹陷所致。肺门血管影缩小，肺纹理减少，透亮度增加。

3. 心电图　心电轴右偏，右心室肥大，也可右心房肥大。

4. 超声心动图　二维超声心动图可显示主动脉径宽并向右移位。右心室内径增大，流出道狭窄。左心室内径缩小。多普勒彩色血流显像可见右心室直接将血液注入骑跨的主动脉。

5. 右心导管检查　心导管容易从右心室进入主动脉，说明主动脉骑跨；心导管若从右心室进入左心室，说明有室间隔缺损。心导管不易进入肺动脉，若能进入肺动脉，则将心导管从肺动脉向右心室退出时，可记录到肺动脉和右心室之间的压力差。患者右心室压力增高，肺动脉压力降低。根据连续的压力曲线还可判断肺动脉狭窄的类型。股动脉血氧饱和度降低，证明有右向左的分流存在。

6. 心血管造影　造影剂注入右心室，可见主动脉和肺动脉几乎同时显影。主动脉影增粗且位置偏前、稍偏右。此外，尚可显示肺动脉狭窄的部位、程度以及肺动脉分支的形态。

（四）治疗

以根治手术治疗为主。手术年龄一般在 2～3 岁以上。在体外循环下做心内直视手术，切除流出道肥厚部分，修补室间隔缺损，纠正主动脉右跨。如肺血管发育较差不宜做根治术，则以姑息分流手术为主，以增加肺循环血流量。待年长后一般情况改善时再做根治术。

缺氧发作时的紧急处理：发作轻者，置患儿于膝胸位即可缓解。重者需皮下注射吗啡 0.1～0.2mg/kg，并及时吸氧和纠正酸中毒等。此外可口服普萘洛尔（心得安）预防其发作。

五、肺动脉狭窄

肺动脉狭窄发病率占先天性心脏病总数的 10%～20%。按狭窄部位的不同，可将其分为肺动脉瓣狭窄、漏斗部狭窄和肺动脉分支狭窄，其中以肺动脉瓣狭窄最常见。

（一）病理生理

由于肺动脉瓣狭窄，右心室排出受阻，压力升高，导致右心室肥厚。当右心室失代偿时，右心房压力也升高，出现右心衰竭。如伴有房间隔缺损或卵圆孔未闭，可产生右向左分流而出现青紫。

（二）临床表现

早期或轻者可无症状。重者可有乏力、心悸和气急，可发生心力衰竭。

体检：轻者生长发育尚可。可见心前区隆起，胸骨左缘搏动较强。肺动脉瓣区可触及收缩期震颤，并可闻及响亮的喷射性全收缩期杂音，向颈部传导。如右心室代偿失调而扩大，则于三尖瓣区可闻及收缩期吹风样杂音，同时可有颈静脉怒张、肝大、下肢水肿等右心衰竭表现。

（三）诊断检查

1. 胸部 X 线检查　肺野清晰，肺纹理减少。右心室扩大，有时右心房亦扩大。

2. 心电图　轻者正常。中度以上狭窄者，显示不同程度的电轴右偏，右心室肥厚，部分患者有右心房肥厚。

3. 超声心动图　右心室和右心房内径增宽，右心室前壁和室间隔增厚。扇形切面显像可见肺动脉瓣增厚和活动受限。漏斗部狭窄可见右心室流出道狭小。多普勒超声检查可估测跨瓣压差。

4. 右心导管检查　右心室收缩压增高，而肺动脉收缩压降低。导管从肺动脉到右心室连续测压，可记录到压力阶差，一般大于 2kPa（15mmHg）。根据连续压力曲线变化可判断狭窄类型。

（四）治疗

轻度狭窄者不需治疗。如右心室肥厚逐渐加重，右心室收缩压超过 9.3kPa（70mmHg）或右心室与肺动脉压力阶差大于 5.3kPa（40mmHg）时，宜及早手术。瓣膜狭窄型用球囊导管扩张狭窄的肺动脉瓣，以达到治疗目的。

第四节　先天性心脏病患儿的护理

一、护理评估

（一）健康史

应注意：①母孕期前3个月内有无病毒感染史、接触放射线和服用影响胎儿发育的药物；②患儿是否有青紫，如有，应问清何时发现、与活动或哭闹的关系，是一时性的还是持续性的；③有无喂养困难、声音嘶哑、反复患呼吸道感染或喜欢蹲踞病史；④发病年龄：婴幼儿期反复出现心力衰竭，提示先天性心脏病的存在。3岁以前发现的心脏病以先天性心脏病的可能性为大。

（二）体格检查

应评估①生长发育是否落后，有无其他畸形；②心脏检查注意心脏大小和位置，有无心前区杂音，杂音的性质、响度，肺动脉第2音增强或减弱；③周围血管征：比较上、下肢动脉搏动和血压，有无脉压增宽、毛细血管搏动和大动脉枪击声。

（三）了解辅助检查

①胸部X线检查；②心电图；③超声心动图等信息的意义。复杂畸形患儿如果必须做其他检查，如心导管检查、心血管造影、放射性核素心血管造影、磁共振成像等做好术前准备。

（四）心理社会因素

评估患儿有无因先心病生长发育落后，不能按时入托、入学，活动受限而情绪低落或紧张，有的患儿因面容发绀而自卑。家长和年长患儿因治疗的高费用及手术的风险而焦虑和恐惧。

二、一般护理

评估患儿，记录生命体征，监测体液平衡、准备患儿接受诊断和治疗。预防呼吸道窘迫，预防缺氧。减少心脏负担、对患儿及其父母的卫生宣教。

三、手术前护理

（一）常见护理问题

（1）活动无耐力：与先天性心脏病体循环血量减少或血氧饱和度下降有关。

（2）营养失调：低于机体需要，与喂养困难及体循环血量减少、组织缺氧有关。

（3）成长发展改变：与先天性心脏病体循环血量减少或血氧下降影响生长发育有关。

（4）潜在并发症：感染、脑血栓、心力衰竭。

（5）焦虑：与疾病的威胁和对手术担忧有关。

（二）护理措施

（1）评估患儿病情和生长发育状况、记录生命体征和出入量、监测体液平衡、准备患儿接受诊断检查和治疗。

（2）建立合理的生活制度，保证睡眠、休息，根据病情安排适当活动量。集中护理，避免情绪激动和大哭大闹。严重患儿应卧床休息。

（3）注意营养搭配，供给充足能量、蛋白质和维生素，保证营养需要，增强体质。对喂养困难的小儿要耐心喂养，可少量多餐，避免呛咳、呼吸困难。心功能不全有水钠潴留时，应无盐或低盐饮食。

（4）预防感染，注意体温变化，按气温改变及时加减衣服，避免受凉引起呼吸系统感染。注意保护性隔离，以免交叉感染。做小手术时如拔牙，给予抗生素预防感染，防止感染性心内膜炎发生。一旦发生感染应积极治疗。

（5）注意观察，防止法洛四联症患儿因活动、哭闹、便秘引起缺氧发作，如发生应将小儿置于膝胸卧位，给予吸氧，并与医生合作给予吗啡及普萘洛尔（心得安）抢救治疗。

（6）对右向左分流的先天性心脏病青紫病例，要注意供给充足液体，防止因血液浓缩，增加血液黏稠度导致血栓栓塞。发热、出汗、吐泻时应多饮水，必要时可静脉输液。

（7）观察有无心率增快、呼吸困难、端坐呼吸、吐泡沫样痰、水肿、肝大等心力衰竭的表现，如出现及时与医生取得联系。使用强心药洋地黄类的患儿，注意洋地黄的毒副作用（详见本章第五节）。

（8）做好心理护理，对患儿关心爱护、态度和蔼，建立良好的护患关系，消除患儿的紧张。对家长和患儿耐心解释病情和检查治疗经过，取得他们的理解和配合。

（9）进行健康教育，使家长掌握先天性心脏病的日常护理，建立合理的生活制度，保证适当的营养与喂养，合理用药，预防感染和其他并发症，定期复查，调整心功能到最好状态，使之能安全到达手术年龄，安度手术关。

四、手术后护理

（一）常见护理问题

（1）有心输出量减少的危险：与心脏手术创伤影响心脏收缩力有关。

（2）有组织灌注量改变的危险：与手术引起血容量改变有关。

（3）有不能维持自主呼吸的危险：与麻醉及心脏手术有关。

（4）疼痛：与手术创伤有关。

（5）有低效性呼吸形态的危险：与手术对骨骼、肌肉损伤有关。

（6）清理呼吸道无效：与伤口疼痛影响咳嗽排痰有关。

（7）有体液过多的危险：与体外循环血液稀释有关。

（二）护理措施

（1）患儿手术结束后，将其置于监护室专人严密监护下。护士应了解患儿手术的经过及目前情况。然后给患儿接监护仪监护，带气管插管的，要接呼吸机（应预先按患儿年龄、体重调好各种指标）和各种引流管、测压管，定时记录心率、心律、血压、呼吸、中心静脉压等各种生命体征，根据变化随时调整治疗。

（2）按医嘱定时给予止痛药，减少患儿痛苦。

(3) 管理好机械通气，定时吸痰，定时测血气，调整氧浓度。

(4) 定时给患儿翻身、叩背，协助排痰。

(5) 体外循环后的患儿适当限制水、盐入量，增加胶体液，维持正常血细胞压积，保证有效血容量。

(6) 使用血管活性药物时，应严格掌握点滴速度，最好使用输液泵。

(7) 严格无菌操作，避免医源性感染。

(8) 注意心理护理，尊重患儿，各种操作应尽量给患儿解释清楚，及时与家长沟通，取得理解、合作。

第五节　充血性心力衰竭

充血性心力衰竭是指心脏在充足的回心血量的前提下，心搏出血量不能满足周身循环和组织代谢的需要而出现的一种病理状态。主要表现为心功能减退、肺静脉淤血和体循环充血，是小儿常见重危急症。

一、病因

充血性心力衰竭的病因可分为：

1. 心血管因素　包括容量负荷过重，如先天性心脏病左向右分流；心肌收缩力减弱，如心肌炎；梗阻性病变，如心瓣膜狭窄、主动脉狭窄。

2. 非心血管因素　包括呼吸系统疾病、中枢神经系统疾病、严重贫血、脓毒败血症、婴儿期缺氧酸中毒、低血糖等。

二、临床表现

年长儿与成人相似，主要表现为乏力、气急、食欲减退、多汗、腹痛、咳嗽、尿少和水肿。体检可见肤色苍白，颈静脉怒张，心脏扩大，心率过速，心音减低、奔马律。呼吸急促，重者端坐呼吸，肺底部可闻及湿啰音。肝脏肿大有压痛，肝颈反流试验阳性。

婴幼儿的特点主要表现为肤色苍白、气促、喂养困难、烦躁多汗、哭声低弱、心动过速和肝脏肿大，颈静脉怒张、水肿和肺部湿啰音等体征不常见。

三、诊断检查

1. 临床表现诊断标准　①安静时心率增快，婴儿＞180 次/分，幼儿＞160 次/分，不能用发热或缺氧解释者；②呼吸困难，青紫突然加重，安静时呼吸＞60 次/分；③肝脏肿大，超过肋缘下 3cm 或 3cm 以上，或在短时间内较前增大 1.5cm 以上；④心音明显低钝或出现奔马律；⑤突然烦躁不安，面色苍白或发灰，不能用原发疾病解释者；⑥尿少和下肢水肿，除外营养不良、肾炎、维生素 B_1 缺乏等原因造成者。

2. 其他检查

(1) 胸部 X 线检查：心影扩大，搏动减弱，肺纹理增多，肺部淤血。

(2) 心电图检查：有助于病因诊断和指导洋地黄的应用。

(3) 超声心动图检查：可见心房和心室腔扩大，心室收缩间期延长，射血分数降低，心脏舒张功能不全。二维超声心动图有助于心衰的病因判断。

诊断的主要依据是上述临床表现前 4 项，应结合其他各项检查进行综合分析。

四、治疗原则

除对病因或原发病积极治疗外，治疗目的是改善心功能、去除过量潴留的钠和水、降低氧耗和纠正代谢紊乱。

1. 一般治疗

(1) 休息：卧床减轻心脏负担，烦躁、哭闹患儿可适当给镇静剂。

(2) 饮食与入量：应少量多餐，限制水、钠摄入量。每日总液体入量宜控制在 65～75ml/kg 以下，以 10%葡萄糖液为主，根据生理需要和血液中电解质浓度调整输入液体的电解质量。伴有酸中毒时应给予碱性药物纠正，一般应用常规计算量的一半即可。

(3) 吸氧：对气急和发绀的患儿应及时给予吸氧。

2. 洋地黄制剂　洋地黄能增强心肌的收缩力、减慢心率，从而增加心搏出量，改善体、肺循环。地高辛为小儿最常用的洋地黄制剂，既可口服，又能静脉注射，作用时间和排泄速度均较快，疗效出现在中毒之前，剂量容易调节。小儿常用剂量和用法见表 9-1。

表 9-1　洋地黄制剂临床应用

洋地黄制剂	给药法	洋地黄化总量 (mg/kg)	每日平均维持量	效力开始时间	效力最大时间	中毒作用消失时间	效力完全消失时间
地高辛	口服	<2 岁 0.05～0.06 >2 岁 0.03～0.05 (总量不超过 1.5mg)	1/5 洋地黄化量，分 2 次	2 小时	4～8 小时	1～2 天	4～7 天
	静脉	口服量的 1/2～2/3		10 分钟	1～2 小时		
毛花苷 C (西地兰)	静脉	<2 岁 0.03～0.04 >2 岁 0.02～0.03		15～30 分钟	1～2 小时	1 天	2～4 天

小儿心力衰竭多急而重，故多采用首先达到洋地黄化的方法，然后根据病情需要继续用维持量。病情较重或不能口服者可选择地高辛，首次给洋地黄化总量的 1/2，余量分 2～3 次，每隔 4～6 小时静脉注射 1 次，多数患儿可于 8～12 小时内达到洋地黄化。能口服的患儿，开始给予口服地高辛，首次给洋地黄化总量的 1/3 或 1/2，余量分为 2 次，每隔 6～8 小时给予。对轻度慢性心衰者，也可地高辛维持量 5～7 天，进行缓慢洋地黄化。洋地黄化后 12 小时可开始给予维持量，剂量为每日 1/5～1/4 化量。

3. 利尿剂　利尿剂可使潴留的钠、水排出，减少血循环量，使回心血量减少，降低心室压力。对急重病例，可选用呋塞米（速尿）每次 1mg/kg 静脉滴注，必要时 8～12 小时可重复，最多每天 6mg/kg。慢性心力衰竭一般联合应用双氢克尿噻（每日 2～3mg/kg）和螺内酯（安体舒通）（每日 1.5～3.5mg/kg），并间歇用药，防止电解质紊乱。

4. 其他药物治疗　对慢性心衰，目前强调血管紧张素转换酶抑制剂的使用，如卡托普利、依那普利等口服。血管扩张剂可选择性降低前后负荷，增加搏出量，心室充盈量下降，肺部充血的症状得到缓解。常用的药物有硝普钠，酚妥拉明等静脉点滴，小剂量开始，直至获得疗效。经上述抗心衰治疗后仍无好转，可加用β受体阻滞剂。

五、护理

（一）常见护理问题

1. 心输出量减少　与原发心脏疾病或继发于其他系统疾病的功能性障碍有关。

2. 体液过多　与心衰时醛固酮系统被激活，致水钠潴留有关。

3. 气体交换受损　与心衰时肺淤血有关。

4. 潜在并发症　洋地黄中毒。

（二）护理措施

1. 安静、卧床休息　平卧或半卧位，休息可以降低代谢、减少氧耗、减轻心脏负担。要尽量避免引起婴儿哭闹，鼓励较大患儿保持稳定情绪。衣服要宽松，被子要松软，以利呼吸。患儿取半卧位，青紫型先天性心脏病患儿取膝胸卧位，以减少静脉回流。

2. 饮食　一般给低盐饮食，钠盐每日0.5～1g，重症患儿有时给无盐饮食。要少食多餐，防止横膈抬高。婴儿喂奶也要少量多次，奶头孔宜稍大，但须注意呛咳。吸吮困难者采用滴管，必要时可用鼻饲。水肿严重时应限制入量。静脉补液时滴速不可过快，以防加重心衰。无盐饮食影响食欲，可适当加调味品，如糖、醋或无盐酱油等，并可更换烹调方法，使患儿易于接受。

3. 吸氧　呼吸困难和青紫时应给氧气吸入，有急性肺水肿如吐粉红色泡沫痰时，可将氧气湿化瓶中换置40%～50%乙醇，吸入后可使泡沫表面张力减低而破裂，改善气体交换。

4. 详细记录出入量　定时测量体重，了解水肿增减情况。

5. 保持大便通畅，避免排便用力　鼓励患儿食用纤维较多的蔬菜、水果等。必要时服用缓泻剂或给予甘油栓或开塞露通便，或每晚睡前服用少量食用油。

6. 密切观察病情

（1）注意观察生命体征，脉搏必须数满1分钟，必要时监测心率。

（2）应用洋地黄制剂时的护理：洋地黄的治疗量和中毒量相近，且无已知的解毒药，故应用此药时要注意给药方法，仔细核对剂量，密切观察洋地黄的中毒症状。

①每次应用洋地黄前应测量脉搏，必要时听心率。婴儿脉率＜90次/分，年长儿＜70次/分时须与医生联系，考虑是否继续用药。心电图P－R间期较用药前延长50%或出现异位搏动（ORS增宽的室性期前收缩）时须停止用药。

②注意按时按量服药：为了保证洋地黄剂量准确，应单独服用，勿与其他药物混合。如患儿服药后呕吐，要与医生联系，决定补服或用其他途径给药。

③熟悉洋地黄的毒性反应：心率过慢、心律失常、恶心呕吐、食欲减退、色视、视物模糊、嗜睡、头痛、昏迷等。

④洋地黄制剂的疗效指标：心率减慢、肝脏缩小、呼吸改善、尿量增加、安静、食欲好转等。

（3）应用利尿剂的护理

①呋塞米（速尿）或利尿酸静脉注射后，10～20分钟开始显效，可维持6～8小时。双氢克尿噻口服1小时后开始出现利尿作用，可维持12小时。利尿药宜于清晨或上午给予，以免夜间多次排尿影响睡眠。

②避免低钾，应鼓励患儿进食含钾丰富的食物，如牛奶、柑橘、菠菜、苋菜、豆类等。还应观察低钾的表现，如四肢无力、腹胀、心音低钝、心律失常等，一经发现，应及时与医生联系。

（4）硝普钠遇光可降解，故使用或保存时应避光，药要随用随配，变色的溶液应废弃。

第六节 心律失常

正常心脏激动起源于窦房结，并按一定频率和顺序依次传导至结间束、房室结、房室束、左右束支和蒲顷野纤维而达心室肌，使心脏进行有节律的收缩和舒张活动。当心脏激动的起源、频率或传导不正常时，则出现心律失常。

一、过早搏动

过早搏动（期前收缩）简称早搏，是由心脏异位兴奋点所发放的冲动所引起，为小儿最常见的心律失常。按异位起搏点的部位可分为房性、交界性和室性早搏，以后者最多见。

（一）病因

常见于无器质性心脏病的小儿。可由疲劳、精神紧张、自主神经不稳定等所引起，但也可发生于病毒性心肌炎、先天性心脏病和风湿性心脏病。另外，拟交感胺类、洋地黄、奎尼丁、锑剂中毒及缺氧、酸碱平衡失常、电解质紊乱（低血钾）、心导管检查、心脏手术等均可引起早搏。健康学龄儿童约1%～2%有过早搏动。

（二）临床表现

常无任何症状，年长儿可主诉心悸和心前区不适。听诊可发现心搏提前，其后有一较长的间歇，心音强弱不一致。

（三）辅助检查

心电图检查有助于诊断。房性早搏的心电图特征：①P波提前出现，其形态与窦性P波不同，但方向一致；②P－R＞0.1秒；③早搏后有不完全性代偿性间歇；④QRS形态正常，若继以畸形的QRS－T波，为心室内差异传导所致。

交界性早搏的心电图特征：①QRS波提前出现，其形态、时限与正常窦性相同；②早搏所产生的QRS波前或波后有逆行P波，或嵌入QRS波之中。若逆行P波在QRS波之前，则P－R＜0.1秒；若在QRS波之后，则P－R＜0.2秒；代偿间歇往往不完全。

室性早搏的心电图特征：①QRS波提前出现，形态异常，宽大，QRS波＞0.1秒，T波与主波方向相反；②QRS波前无P波；③代偿间歇完全；④有时在同一导联出现形态不一、配对时间不等的室性早搏，称为多源性早搏。

（四）常见护理问题

（1）舒适的改变：心悸、胸闷与心脏早搏有关。

（2）活动无耐力：与心脏早搏发作频繁有关。

（五）治疗原则和护理措施

首先进行病因治疗，避免诱因。如早搏次数不多，无自觉症状者可不必用药。如早搏次数＞10次/分，有自觉症状，或在心电图上呈多源性者，则应给予治疗。对室上性（房性或交界性）早搏可选用普萘洛尔（心得安）（每日1mg/kg，分2～3次）、洋地黄、维拉帕米

（异搏定）治疗。室性早搏可选用普罗帕酮（心律平）、普萘洛尔、苯妥英钠治疗。对洋地黄过量或低血钾的患儿，除应停用洋地黄外，还应给予氯化钾。

（六）预后

取决于原发病，而与早搏的种类及其严重程度无关。早搏常可持续多年，不少病人的期前收缩（早博）最后终于消失，少数病人可发展为更严重的心律失常，如室性心动过速等。

二、阵发性心动过速

阵发性心动过速是异位心动过速的一种，按其发生部位分室上性（房性或交界性）和室性两种，室上性心动过速多见。

（一）室上性心动过速

室上性阵发性心动过速为儿科急诊之一，若不及时治疗易导致心力衰竭或心源性休克。本病可发生于任何年龄，以婴儿期为多见。

1. 病因　多数患儿无器质性心脏病。感染、疲劳、精神紧张、过度换气、心脏手术、心导管检查等常为诱发因素。也可发生在先天性心脏病、预激综合征、心肌炎等疾病的基础上。

2. 临床表现　小儿常突然烦躁不安，面色青灰或灰白，呼吸增快，脉搏细弱。年长儿还可自诉心悸、心前区不适、头晕等。发作时心率突然增快，婴儿常达200次/分以上，年长儿可达180次/分以上，一次发作可持续数秒至数日。本病常突然发作，突然终止，可反复发作多次，发作时心率较固定而规则。发作超过24小时者容易发生心力衰竭。

3. 辅助检查　心电图检查：P波形态异常，多与前一心动周期的T波重叠，无法辨认。如能见到P波，则P－R间期甚短。QRS波形态同窦性，P－R间隔绝对匀齐，心室率婴儿200～300次/分，儿童180～200次/分。

根据发作突然起止，反复发作史，心律绝对规则，心音强度一致，心率往往超出一般窦性范围，再结合上述心电图特征可作出诊断。

4. 常见护理问题

（1）舒适的改变：心悸、头晕，与室上性心动过速发作有关。

（2）活动无耐力：与室上性心动过速发作有关。

（3）潜在并发症：心力衰竭、心源性休克。

5. 治疗原则和护理措施

（1）兴奋迷走神经：压迫眼球或颈动脉窦（不能同时压迫两侧），或用压舌板刺激咽部使之产生恶心、呕吐。通过以上方法，可兴奋迷走神经，使房室结内传导减慢、不应期延长，以期终止发作。

（2）洋地黄类药物：此类药物能增强迷走神经张力，减慢房室交界处传导，使室上性阵发性心动过速转为窦性心律，并能增强心肌收缩力，控制心力衰竭。可选用地高辛或毛花苷C（西地兰），静脉缓慢注射，其剂量参照“充血性心力衰竭”一节。

（3）普罗帕酮（心律平）：每次1～1.5mg/kg，以5%葡萄糖溶液稀释后缓慢静脉注射。

（4）β受体阻滞剂：可试用普萘洛尔静脉注射。重度房室传导阻滞、支气管哮喘和心力衰竭者禁用。

（5）维拉帕米（异搏定）：此药为选择性钙离子拮抗剂，抑制Ca^{2+}进入细胞内，疗效显著。不良反应为血压下降，并能加重房室传导阻滞。

(6) 升压药物：通过升高血压，产生加压反射，兴奋迷走神经。对室上性阵发性心动过速伴有血压低者更适宜。常用制剂有甲氧胺（美速克新命）、苯肾上腺素（新福林）等。有器质性心脏病和高血压者不宜应用升压药物。

(7) 电学治疗：对个别药物疗效不佳或并发重症心力衰竭或心源性休克者，可考虑用直流电同步电击转律。有条件者可用经食道心房调搏或经静脉右心房调搏，终止室上速。

(8) 射频消融疗法：对于发作频繁、症状明显、药物治疗无效或不能耐受药物毒副作用的逆传型房室折返心动过速患儿，采用射频消融治疗，疗效良好。

6. 预防

发作终止后可口服地高辛维持量1个月，如有复发，则于发作控制后再服2～3个月。也可应用普萘洛尔。

（二）室性心动过速

凡有连续3～5次或以上的室性早搏发生时，临床上称为室性心动过速。这是一种少见的严重的心律失常，易发展为心室颤动，可致猝死，应紧急处理。

1. 病因　病因不甚清楚。可由心脏手术、心导管检查、重症心肌炎、先天性心脏病、感染、缺氧、电解质紊乱等原因引起。

2. 临床表现　发病很急，在原有心脏病的基础上突然烦躁不安、苍白、呼吸急促。年长儿可主诉心悸、心前区疼痛，严重者可有心源性休克、充血性心力衰竭和阿—斯综合征等。体检发现心率增快，常在150次/分以上；可有心律不齐和第一心音强弱不等。

3. 诊断检查　心电图检查：心室率常在150～250次/分之间，R－R间期可略有变异，QRS波畸形，时限增宽（＞0.10秒），P波与QRS波呈干扰性房室脱节，P波频率较QRS波为慢，有时可见到室性融合波或心室夺获现象。

4. 常见护理问题

(1) 舒适的改变：心悸、心前区疼痛，与室性心动过速有关。

(2) 潜在并发症：心力衰竭、心源性休克、心搏骤停。

5. 治疗原则和护理措施

除病因治疗外，还包括药物治疗和电学治疗。

(1) 药物治疗：可以应用利多卡因0.5～1.0mg/kg静脉滴注或缓慢推注。必要时可每10～30分钟重复，总量不超过5mg/kg。也可选用普罗帕酮（心律平）。普鲁卡因胺静脉滴注也有效，剂量为每次1.4mg/kg，以5%葡萄糖稀释成1%溶液，于心电图监视下以每分钟0.5～1 mg/kg速度滴入，如出现心率明显改变或QRS波增宽应立即停止用药。

(2) 电学治疗：对药物治疗无效伴严重血流动力学改变、心功能不全者，可应用同步直流电击复律。

(3) 注意密切观察病情：最好用心电监护，做好抢救准备。出现心搏骤停时应一面进行心肺复苏，一面通知医生共同进行抢救。

三、房室传导阻滞

房室传导阻滞是激动自心房到心室通过房室结区时传导速度减慢或发生阻滞。阻滞可以是部分的（Ⅰ度或Ⅱ度），也可以是完全性的（Ⅲ度）。

（一）病因

Ⅰ度房室传导阻滞在小儿中较常见，多由风湿热引起，也可发生于心肌炎、先天性心脏病洋地黄类药物中毒以及正常小儿。

Ⅱ度房室传导阻滞可见于风湿热、心肌炎、严重缺氧、先天性心脏病和心脏手术后。

完全性（Ⅲ度）房室传导阻滞，小儿较多见。按其病因可分为获得性与先天性两种。前者以心脏手术后引起的最为常见，其次为心肌炎、新生儿低血钙、酸中毒等。先天性房室传导阻滞中约有50%患儿的心脏并无形态学改变，部分患儿可由大型室间隔缺损和心内膜弹力纤维增生症等原因引起。

（二）临床表现

1. Ⅰ度房室传导阻滞　临床听诊除第一心音减弱外，并无其他特殊体征。心电图表现为按年龄和心率校正，P－R间期超过正常高值。部分正常小儿静卧后P－R间期延长，直立或运动后可使P－R间期缩短至正常，此种情况说明P－R间期延长与迷走神经的张力过高有关。

2. Ⅱ度房室传导阻滞　临床表现偶有心悸、胸闷、头晕、乏力、晕厥。听诊可发现心律不齐、脱漏搏动。心电图改变可以分为两种类型：①莫氏Ⅰ型亦称文氏型：P－R间期逐次延长，R－R间期逐渐缩短，甚至发生心室漏搏。心室漏搏的前后两个R波的距离小于最短的R－R间期的两倍。此型临床上较多见；②莫氏Ⅱ型亦称莫氏型：P－R间期恒定，但心室搏动呈规律性的脱漏。此型易发展为完全性房室传导阻滞。

3. Ⅲ度房室传导阻滞　临床表现不一，因心率很慢，患儿自觉乏力、眩晕、心悸、活动时气短。严重者表现为阿—斯综合征发作，甚至猝死。某些小儿则表现为心力衰竭和对应激状态的耐受力降低。体检：心率减慢，一般40～60次/分，心律规则，第一心音强弱不等。X线检查多数患儿有心脏增大。

心电图P波与QRS波之间彼此无关，P－P间隔与R－R间隔各有其固定规律，无固定的P－R间期。心房率较心室率快。心室波形有两种形式：①QRS波的形态、时限正常，表示阻滞在房室束之上，以先天性患者居多；②QRS波有切迹，时限延长，说明起搏点在心室内或者伴有束支传导阻滞，常为外科手术所引起。

（三）常见护理问题

1. 舒适的改变　心悸、气短、眩晕，与房室传导阻滞有关。
2. 活动无耐力　与房室传导阻滞影响心搏出量有关。
3. 潜在并发症　心力衰竭，心搏骤停。

（四）治疗原则和护理措施

1. Ⅰ度房室传导阻滞应着重病因治疗，其本身不需治疗，预后一般较好。

2. Ⅱ度房室传导阻滞治疗应针对原发疾病。当心室率过缓，心脏搏出量减少时可用阿托品、异丙肾上腺素治疗，病情轻者可以口服，病情严重时则以静脉给药为宜。

3. Ⅲ度房室传导阻滞需密切观察病情，进行心电监护；少数患者无症状，心室率不太缓慢，可以不必治疗，但需随访观察。凡有低排血量症状或阿—斯综合征表现者需进行治疗。由心肌炎或手术暂时性损伤引起者，肾上腺皮质激素可消除传导阻滞周围水肿和炎症反应，恢复传导功能。

4. 心率＜45次/分者，应用阿托品或拟交感胺类（如异丙肾上腺素等）。

5. 对药物治疗无效的严重房室传导阻滞者，可安装人工心脏起搏器。对急性获得性Ⅲ度房室传导阻滞者临时性起搏效果很好，对Ⅲ度房室传导阻滞持续存在，并有阿—斯综合征发作者则须应用埋藏式永久性心脏起搏器。

6. 对使用起搏器的患儿应教会家长如何观察起搏器工作是否正常，并告知患儿及家长让患儿避开强磁场及微波影响，以免起搏器发生故障而出现危险。

第七节　病毒性心肌炎

病毒性心肌炎是病毒侵犯心脏所致的炎性过程。除心肌炎外，部分病例可伴有心包炎和心内膜炎。本病轻者预后大多良好，重者可发生心力衰竭、心源性休克，甚至猝死。近年统计，小儿病毒性心肌炎的发病率在上升，但重症患儿仍占少数。

一、病因

任何病毒感染均可能累及心脏。柯萨奇和埃可病毒已被公认为是引起绝大多数病毒性心肌炎的病原体。常见的病毒感染如麻疹、风疹、水痘、腮腺炎、肝炎等也偶见并发心肌炎。

二、病理变化

病变分布可为局灶性、散在或弥漫性，多以心肌间质组织和附近血管周围单核细胞、淋巴细胞和中性粒细胞浸润为主，少数为心肌变性，包括肿胀、断裂、溶解和坏死等变化。慢性病例多有心脏扩大、心肌间质炎症浸润和心肌纤维化形成瘢痕组织。心包可有浆液渗出，个别发生粘连。病变可波及传导系统，甚至导致终生心律失常。

三、临床表现

轻症患儿症状较少，常不被重视，体检可发现心动过速、期前收缩等。典型病例在起病前常有发热、周身不适、咽痛、肌痛、腹泻和皮疹等前驱症状；心肌受累时患儿常诉疲乏、气促、心悸和心前区不适或腹痛。体检发现心脏扩大、心搏异常、安静时心动过速、第一心音低钝、出现奔马律或心包摩擦音，严重时血压下降，甚至发展为充血性心力衰竭或心源性休克。

四、辅助检查

1. 实验室检查　可分离病毒和从恢复期血清中检测相应抗体。血清心肌酶谱测定，包括血清磷酸激酶（CPK）及其同工酶（CK－MB），在疾病早期增高，且较敏感。乳酸脱氢酶（LDH）及其同工酶（LDH_1），从疾病早期即增高，而且持续较久。血清谷草转氨酶亦相应增高。病程中多有抗心肌抗体增高。

2. X线检查　心影正常或增大，合并心包积液时心影显著增大、心搏动减弱。心功能不全时两肺呈淤血表现。

3. 心电图检查　呈持续性心动过速，多导联ST段偏移和T波低平、双向或倒置，QT间期延长，QRS波群低电压。心律失常以早搏为多见，尚可见到部分或完全性窦房、房室或室内传导阻滞。

五、常见护理问题

（1）活动无耐力：与心肌收缩力下降、组织供氧不足有关。

（2）潜在并发症：心律失常、心力衰竭、心源性休克。

六、治疗原则和护理措施

1. 休息　减轻心脏负担，急性期卧床休息，退热后3～4周再逐渐增加活动量。恢复期继续限制活动量，一般不少于6个月。重症患儿心脏扩大者，卧床1/2～1年，心脏仍不见缩小时可延长卧床时间。有心力衰竭者应严格卧床休息，待心衰控制、心脏情况好转后再逐渐开始活动。

2. 药物治疗的护理　目的是促进心肌病变的恢复和改善心脏功能。

（1）肾上腺皮质激素：在早期一般不用，起病10天内尽可能不用，仅限于抢救危重病例及其他治疗无效的病例。口服泼尼松，每日1～1.5mg/kg，用3～4周；症状缓解后逐渐减量，停药。对反复发作或病情迁延者，可考虑较长期的激素治疗，疗程不少于半年。对于急重抢救病例可采用大剂量，如地塞米松每日0.3～0.6mg/kg，或氢化可的松每日15～20mg/kg，静脉滴注。

（2）维生素C：大剂量维生素C可改善心肌代谢及促进心肌康复，剂量为每日100～200mg/kg，以葡萄糖液稀释成10％～25％溶液静脉注射，每日1次，1个月为一疗程。

（3）其他促进心肌代谢的药物：①静脉点注极化液，将胰岛素4～6U、10％氯化钾8ml加入到250ml 10％葡萄糖液中，静脉滴注，每日或隔日1次；②静脉滴注能量合剂，将三磷腺苷20mg、辅酶A 50 U、细胞色素C 30mg、维生素B_6 100mg溶于250ml 10％葡萄糖液中，每日或隔日静脉滴注；③肌肉注射辅酶Q_{10}；④静脉滴注1，6-二磷酸果糖，剂量为0.7～1.6ml/kg，最大量不超过2.5ml/kg（75mg/ml），每日1次，每10～15日为一疗程；⑤口服维生素E。

（4）心力衰竭和心源性休克的抢救参阅有关章节。

3. 严密观察病情　定时观察并记录精神状态、面色、呼吸、心律、心率和血压的变化，对严重心律失常者须持续心电监护，发现问题及时与医生联系采取紧急措施。护士做好抢救药物和器械的准备，以备抢救时使用。

4. 症状和药物不良反应的护理　胸闷、气促、心悸应休息，心力衰竭或心律失常者要遵医嘱使用强心药和抗心律失常药，必要时可给予吸氧。

心肌炎时，心肌敏感性增高，使用洋地黄剂量应偏小，注意观察有无心率过慢；出现新的心律失常和恶心、呕吐等消化系统症状，暂停用药并与医生联系处理，避免洋地黄中毒。对使用的抗心律失常药要了解其作用机制、不良反应和注意事项。

5. 并发症的护理　心肌炎常有传导阻滞或早搏存在，应密切观察患儿，及时发现病情变化并报告医生，进行相应处理。

第十章　造血系统疾病患儿的护理

第一节　小儿造血和血象的特点

一、造血特点

小儿造血可分为胚胎期造血和生后造血。

（一）胚胎期造血

胚胎期造血分成三个不同的造血期：

1. 中胚层造血期　胚胎约第3周起，首先在卵黄囊血岛中出现原始造血成分，在胚胎第6～8周血岛开始退化，这种造血活动明显减少，至12～15周时消失。

2. 肝（脾）造血期　自胚胎第5～6周起，肝脏出现造血功能，4～5个月时达高峰，6个月后逐渐减退。胚胎约于第8周脾脏也参与造血，至胚胎5个月后造红细胞和粒细胞功能减退至消失，但造淋巴细胞的功能可维持终身。

3. 骨髓造血　从胚胎第4个月骨髓开始出现造血活动，并迅速地成为主要造血器官，直至出生2～5周后成为唯一的造血场所。

胸腺从胎儿期直至出生后为生成淋巴细胞的重要器官。淋巴结从胚胎第11周开始，参与淋巴细胞的生成。

（二）出生后造血

1. 骨髓造血　出生后主要是骨髓造血，是生成红细胞、粒细胞和巨核细胞的唯一器官，也可生成淋巴细胞和单核细胞。出生后头几年内，所有骨髓均为红髓，全部参与造血。在5～7岁时长骨干中出现脂肪细胞（黄髓）。随着年龄增长，黄髓逐渐增多，而红髓逐渐减少，至成人时红髓仅限于脊椎、胸骨、肋骨、颅骨、锁骨、肩胛骨、骨盆及长骨的近端。黄髓是潜在的造血组织，当造血需要增加时，它可转变为红髓而恢复造血功能。由于小儿在出生后头几年缺少黄髓，故造血的代偿潜力甚小，如果造血需要增加时，就易出现骨髓外造血。

2. 骨髓外造血　正常情况下出生后2个月，骨髓外造血停止。当婴幼儿处于感染、急性失血或溶血等需要增加造血时，肝、脾和淋巴结可随时适应需要，恢复到胎儿时期的造血状态，因而出现肝、脾、淋巴结增大。同时末梢血液中可出现有核红细胞或（和）幼稚中性粒细胞。这是小儿造血器官的一种特殊反应现象，称“骨髓外造血”。

二、血象特点

（一）红细胞数及血红蛋白含量

由于胎儿处于相对缺氧状态，故红细胞和血红蛋白量均较高，出生时红细胞计数为5.0×10^{12}～7.0×10^{12}/L，血红蛋白量约150～220g/L。出生后随着自主呼吸的建立，血氧含量增加，红细胞生成素减少。胎儿红细胞较大，寿命较短，而致破坏较多（生理性溶血）。

婴儿生长发育迅速，循环量迅速增加等，使红细胞计数和血红蛋白量逐渐降低，至2～3个月时红细胞数降至3.0×10^{12}/L，血红蛋白降至110g/L以下，出现轻度贫血，称为“生理性贫血”。“生理性贫血”呈自限性，一般不需治疗。3个月后两者又缓慢增加，约于12岁时达成人水平。

网织红细胞计数在出生3天内为0.04～0.06，于出生后4～7天迅速下降，3个月后回升，以后与成人数值相同。

（二）白细胞数与分类

出生时白细胞总数为15×10^9～20×10^9/L，出生后6～12小时达21×10^9～28×10^9/L，然后逐渐下降。6～12个月白细胞数维持在10×10^9/L左右，8岁以后接近成人水平。

白细胞分类主要看中性粒细胞与淋巴细胞比例的变化。出生时中性粒细胞约占0.60～0.65，淋巴细胞约占0.35。随着白细胞总数的下降，中性粒细胞的比例亦相应下降，出生后4～6天两者比例相等，称为第一次交叉；随后淋巴细胞约占0.6，中性粒细胞约占0.35，至4～6岁时两者又相等，称为第二次交叉；以后白细胞分类与成人相似。

（三）血小板计数

血小板数与成人相似，为150×10^9～250×10^9/L。

（四）血容量

小儿血容量相对较成人多，新生儿血容量约占体重的10%，平均300ml。儿童约占体重的8%～10%。成人血容量约占体重的6%～8%。

第二节　小儿贫血

一、概述

（一）定义

贫血指的是末梢血液中单位容积内红细胞数、血红蛋白量或红细胞压积低于正常。婴幼儿和儿童的红细胞数和血红蛋白量随年龄不同而有差异。根据世界卫生组织的资料，6个月～6岁小儿血红蛋白低于110g/L，6～14岁小儿血红蛋白低于120g/L是诊断小儿贫血的标准。6个月以下的婴儿由于生理性贫血等因素，血红蛋白值变化较大，目前尚无统一标准。中华儿科学会血液组暂定：血红蛋白在新生儿期＜145g/L，1～4个月＜90g/L，4～6个月＜100g/L者为贫血。

（二）贫血分类

1. 按贫血的程度分类　根据外周血血红蛋白含量可分为4度：①血红蛋白从正常下限～90 g/L者为轻度；②正常下限～60g/L者为中度；③正常下限～30 g/L者为重度；④血红蛋白＜30 g/L者为极重度。新生儿血红蛋白为144～120g/L者为轻度，120～90 g/L者为中度，90～60 g/L者为重度，＜60 g/L者为极重度。

2. 病因分类　按贫血的原因不同可将贫血分为3类：

（1）失血性贫血：是由失血过多所致的贫血。失血原因可为急性失血如创伤或出血性疾病的大出血和慢性失血如溃疡病、钩虫病的少量出血。

（2）溶血性贫血：是由红细胞破坏增加所致的贫血。红细胞内因（如红细胞膜缺陷和红细胞酶缺陷）和免疫、感染、化学、物理等外因均可造成红细胞的破坏增加。

（3）红细胞或血红蛋白生成不足性贫血：是由造血物质不足（如铁、叶酸、维生素 B_{12} 缺乏）、骨髓造血功能障碍（再生障碍性贫血）所致的贫血。

二、营养性缺铁性贫血

缺铁性贫血（iron deficiency anemia，IDA）是由于体内铁缺乏致使血红蛋白合成减少而引起的一种小细胞低色素性贫血，又称营养性小细胞性贫血，是小儿贫血中最常见的一种，任何年龄均可发病，但多见于6个月～2岁的小儿，对小儿健康危害较大，是我国重点防治的小儿疾病之一。

（一）铁的来源和需要量

1. 铁的来源　铁的来源主要有：

（1）红细胞释放的铁：衰老的红细胞破坏后所释放的铁几乎全部被再利用。

（2）从食物中摄取的铁：食物中的铁分为血红素铁和非血红素铁，前者吸收率高而后者吸收率低。一般食物中所含的铁仅1.7%～25%能被吸收。植物性食物中大豆、黑木耳、发菜、海带等含铁较高，但属于非血红素铁，故铁盐吸收率低；动物性食物尤其肉类中含铁高且为血红素铁，铁吸收率高。二价铁比三价铁容易被吸收。同时食入的维生素C、果糖，氨基酸以及胃液中的盐酸均有利于铁的吸收，而食物中的磷酸、草酸和植酸则有碍于铁的吸收。铁的吸收主要在十二指肠及空肠上段进行。

2. 需要量　小儿时期由于不断生长发育，因此每日需从饮食中补充的铁量较成人多，需0.5～15mg/日，各年龄小儿每天摄入总量不宜超过15mg。

（二）病因和发病机制

1. 病因

（1）体内贮铁不足：正常足月新生儿自母体获得的铁及出生后红细胞破坏释放的铁，足够出生后4～5个月利用，如早产、双胎、胎儿失血及母亲严重贫血均可使胎儿铁贮存不足。

（2）铁的摄入量不足：这是导致缺铁性贫血的主要原因。人奶和牛奶含铁量均低（＜0.21mg/dl），如不及时添加含铁较多的辅食，则易发生缺铁性贫血。

（3）生长发育过快：随体重增长血容量相应增加，生长速度愈快，铁的需要量相对愈大，愈易发生缺铁。婴儿至1岁时体重增至出生时的3倍，早产儿可增至5～6倍，故婴儿期尤其是早产儿最易发生缺铁性贫血。

（4）铁的丢失或消耗过多：正常婴儿每天排出的铁量相对比成人多，每失血1毫升就相当于失铁0.5毫克，故无论何种原因引起的长期小量失血都是发生缺铁性贫血的重要原因，如肠息肉、钩虫病等慢性失血，用不经加热处理的鲜牛奶喂养婴儿可造成牛奶过敏而致肠出血。长期反复患感染性疾病，可因消耗增多而引起贫血。

（5）铁的吸收障碍：食物搭配不合理可影响铁的吸收。慢性腹泻不仅造成铁的吸收不良，而且铁的排泄也增加。

2. 发病机制

（1）缺铁对血液系统的影响：铁是合成血红蛋白的原料，当体内铁缺乏时血红素形成不足，导致血红蛋白合成减少，因而新生的红细胞内血红蛋白含量不足，细胞质不足，细胞变小。但缺铁对细胞的分裂、增殖影响较小，故红细胞数量减少的程度不如血红蛋白明显，从而形成小细胞低色素性贫血。

（2）缺铁对其他系统的影响：人体肌红蛋白和一些酶（如细胞色素C、单胺氧化酶、核糖核酸还原酶等）均含有与蛋白质结合的铁，这些酶与生物氧化、组织呼吸、神经介质的分解与合成有关。缺铁可使这些酶的活性降低，细胞功能紊乱，因而引起一系列临床表现。

（三）临床表现

任何年龄均可发病，以6个月至2岁最多见。

1. 一般表现　发病缓慢，皮肤、黏膜逐渐苍白，以口唇、口腔黏膜及甲床较为明显。易感疲乏无力，不爱活动。年长儿可诉头晕、眼前发黑、耳鸣等。

2. 髓外造血的表现　由于骨髓外造血反应，肝、脾、淋巴结常轻度肿大。年龄愈小，病程愈久、贫血愈重，则肝脾肿大愈明显。

3. 非造血系统症状

（1）消化系统症状：食欲减退，可有呕吐、腹泻；少数有异食癖，如嗜食泥土、煤渣等；可出现口腔炎、舌炎或舌乳头萎缩。

（2）神经系统症状：表现为烦躁不安或萎靡不振、精神不集中、记忆力减退、智力多低于同龄儿。

（3）心血管系统症状：明显贫血时心率增快，心脏扩大，严重者可发生心力衰竭。

（4）其他：因细胞免疫功能降低，常合并感染。可因上皮组织异常而出现反甲。

（四）诊断检查

1. 血象　血红蛋白量降低比红细胞数减少明显，呈小细胞低色素性贫血。外周血涂片可见红细胞大小不等，以小细胞为多，中央淡染区扩大。网红细胞数正常或轻度减少。白细胞、血小板大致正常。

2. 骨髓象　增生活跃，以中幼和晚幼红细胞增生为主。各期红细胞胞体均较小，胞浆量少，染色偏蓝，因而显示胞浆成熟程度较胞核差。粒细胞和巨核细胞系多属正常。

3. 铁代谢检测

（1）血清铁蛋白（SF）$<12\mu g/L$，提示缺铁。

（2）红细胞游离原卟啉（FEP）$>0.9\mu mol/L$，提示细胞内缺铁。

（3）血清铁（SI）$<10.7\mu mol/L$（$60\mu g/dl$）有意义。

（4）总铁结合力（TIBC）$>62.7\mu mol/L$有意义。

（五）治疗

主要原则为去除病因和补充铁剂。

1. 一般治疗　加强护理，注意营养，防治感染。

2. 祛除病因　根据不同病因，采取相应措施积极治疗，如治疗肠道慢性失血、驱除钩虫病。纠正不合理的饮食习惯。

3. 补铁治疗

（1）口服铁剂：选用二价铁盐，易吸收，常用制剂有硫酸亚铁（含铁20%）、富马酸亚铁（含铁30%）、葡萄糖酸亚铁（含铁11%）等。每次1～2mg元素铁/kg，每日3次。口服铁剂至血红蛋白达正常水平后2个月左右再停药，以补充铁的贮存。

（2）注射铁剂：注射铁剂较易出现不良反应，所以常在不能口服铁剂情况下选用静脉滴注，因刺激性较强需深部肌肉注射。

4. 输血治疗　一般情况下不需输血治疗。若重症贫血并发心功能不全或明显感染者建议输压积红细胞，注意一次输血量要小，速度要慢，以防加重心功能不全。

三、营养性巨幼红细胞性贫血

营养性巨幼细胞贫血是由于维生素 B_{12} 或（和）叶酸缺乏所致的一种大细胞性贫血。主要临床特点是贫血、神经精神症状、红细胞的胞体变大、骨髓中出现巨幼红细胞，用维生素 B_{12} 或（和）叶酸治疗有效。

（一）病因和发病机制

1. 维生素 B_{12} 和叶酸缺乏的原因

（1）饮食中供给不足：动物性食物如肉、蛋、肝、肾中含维生素 B_{12} 较多，植物性食物中绿叶菜、水果、谷类中含叶酸较多，但加热后被破坏。长期母乳喂养，不添加辅食容易发生维生素 B_{12} 缺乏；长期羊奶或奶粉喂养不添加辅食容易叶酸缺乏。

（2）吸收障碍：见于慢性腹泻、脂肪下痢、小肠切除等胃肠疾病时。慢性肝脏疾病可影响维生素 B_{12} 和叶酸在体内的贮存。

（3）需要量增加：婴儿生长发育较快，维生素 B_{12} 或叶酸的需要量增加，严重感染的患儿维生素 B_{12} 和叶酸的消耗量也增加，如摄入量不足容易缺乏而发病。

（4）药物的作用：长期应用广谱抗生素可使正常结肠内部分含叶酸的细菌被清除而减少叶酸的供应。抗叶酸代谢药物（如甲氨蝶呤、巯嘌呤等）抑制叶酸代谢而致病。长期服用抗癫痫药物（如苯妥英钠、苯巴比妥等）也可使叶酸吸收减少。

2. 发病机制　维生素 B_{12} 和叶酸是DNA合成过程中必需的辅酶，维生素 B_{12} 或叶酸缺乏都可致四氢叶酸减少，进而DNA合成减少，使幼稚红细胞分裂和增殖时间延长，导致细胞核的发育落后于胞浆（血红蛋白的合成不受影响）的发育，使红细胞的胞体变大，形成巨幼红细胞。进入血液循环的成熟红细胞寿命也较短，从而造成贫血。

维生素 B_{12} 与神经髓鞘中脂蛋白形成有关，当维生素 B_{12} 缺乏时，可导致中枢和外周神经髓鞘受损，因而出现神经精神症状。

（二）临床表现

本病以6个月～2岁幼儿多见，起病缓慢。

1. 贫血的一般表现　皮肤常呈现蜡黄色，睑结膜、口唇、指甲等处苍白，多呈虚胖或颜面轻度水肿，毛发稀黄发干，疲乏无力，常伴有肝、脾肿大。

2. 消化系统症状　常有厌食、恶心、呕吐、腹泻、舌炎和口腔炎等。

3. 神经精神症状　可出现烦躁不安、易怒等症状。维生素 B_{12} 缺乏者表现为表情呆滞、目光发直、反应迟钝、嗜睡、不认亲人、少哭不笑、智力和动作发育落后甚至退步。重症病人可出现不规则性震颤、感觉异常、共济失调、病理反射阳性等。叶酸缺乏不发生神经系统症状。

（三）诊断检查

1. 血象　红细胞数减少较血红蛋白量降低更明显。红细胞体积较大，中心淡染区不明显，还可见巨大幼稚粒细胞和中性粒细胞分叶过多现象。网红细胞数、白细胞和血小板常减少。

2. 骨髓象　增生明显活跃，以红细胞系统增生为主，粒、红系均出现巨幼变，巨核细胞的核分叶过多。

（四）治疗

1. 一般治疗　注意营养，及时添加辅食，防治感染。

2. 去除病因　对引起维生素 B_{12} 和叶酸缺乏的原因予以去除。

3. 维生素 B_{12} 和叶酸治疗　维生素 B_{12} 肌肉注射，每次 100μg，每周 2～3 次。叶酸口服，每次 5mg，每日 3 次，连用数周。单纯维生素 B_{12} 缺乏者，不宜加用叶酸，以免加重精神神经症状。

4. 重度贫血者可适当给予红细胞输注。

四、贫血患儿的护理

（一）常见护理问题

（1）营养失调：低于机体需要量，与铁、维生素 B_{12}、叶酸缺乏有关。

（2）活动无耐力：与贫血致组织、器官缺氧有关。

（3）有感染的危险：与机体免疫功能低下有关。

（4）有躯体运动障碍的危险：与躯干和四肢震颤及共济失调有关。

（二）护理措施

1. 饮食管理　及时添加辅食，纠正不良饮食习惯，补充含铁、维生素 B_{12}、叶酸的食物（瘦肉、鸡蛋、肝、绿叶菜、水果、谷类等）。注意饮食搭配（富含铁的动物性食品与富含维生素 C 的蔬菜搭配利于铁的吸收）。

2. 用药的护理

（1）口服铁剂应注意：口服铁剂应在两餐之间，以减少铁剂对胃肠黏膜的刺激。铁剂与维生素 C 同服，能促进铁剂的吸收。铁剂不宜与牛奶、钙片、茶水等同服。服药后牙齿发黑，大便发黑，停药后可恢复，属正常现象，可继续用药。肌肉注射铁剂时要深部肌肉注射。

（2）按时肌注维生素 B_{12}、口服叶酸，至血象恢复正常。

（3）观察疗效：一般情况下如果铁剂有效，患儿的网织红细胞在用药 3～4 天后升高，7～10天达高峰，2～3 周后渐降至正常；当血红蛋白逐渐增加时，症状逐渐好转。若用药三周仍无效须重新就医。

用维生素 B_{12} 治疗 2～4 天后精神好转，网织红细胞增加，6～7 天时可达高峰，2 周左右降至正常；随后红细胞和血红蛋白上升，一般 1～2 个月恢复正常。神经系统症状一般恢复较慢，少数病人须数月才恢复。口服叶酸后 1～2 天食欲好转，4～7 天网织红细胞增加达高峰，随后血红蛋白和红细胞增加，2～6 周后可恢复正常。

3. 预防感染　保护性隔离，尽量少去公共场所，患儿应安排在非感染病室，住院期间要减少探视，防止交叉感染。居室内注意保持空气新鲜。若有感染症状积极进行治疗。

4. 重症贫血要注意多卧床休息，减少耗氧；输液（输血）时，根据病情适当调节输液速度，不宜过快，以防心衰。

5. 防止受伤　预防咬伤，震颤严重时可使用牙垫，保护舌和口唇不被咬伤。注意安全，防止摔伤、碰伤。

6. 健康教育

(1) 鼓励母乳喂养，母亲的饮食要富含各种营养素。避免单纯羊奶喂养。

(2) 小儿须及时添加辅食，早产儿、低体重儿可在出生后 2 个月左右补充铁剂；培养良好的饮食习惯，避免偏食、挑食。

(3) 按时接受预防接种，重视体格锻炼，增强小儿体质，防止发生感染性疾病。

(4) 定时体格检查，包括血红蛋白测定，以便早期发现贫血和早期得到治疗。

第三节　出血性疾病

由于机体的正常止血功能发生异常所致的疾病统称为出血性疾病，临床上以自发性出血或轻微损伤后出血不止为特征。

根据发病机制不同，可将出血性疾病分为 3 类。①血管壁异常：如过敏性紫癜、维生素 C 缺乏和遗传性毛细血管扩张症等。②血小板异常：包括血小板减少（如原发性和继发性血小板减少性紫癜）和血小板功能异常（如血小板无力症）。③凝血功能异常：包括凝血因子缺乏（如血友病甲、乙、丙，凝血酶原缺乏症等）和抗凝物质增多（如各种凝血因子的抑制物、类肝素抗凝物等）。

下面重点介绍特发性血小板减少性紫癜、血友病和出血性疾病患儿常见的护理问题和护理措施。

一、特发性血小板减少性紫癜

特发性血小板减少性紫癜（idiopathic thrombocytopenic purpura，ITP） 又称自身免疫性血小板减少性紫癜，是小儿最常见的出血性疾病。其临床特点是皮肤和黏膜自发性出血，血小板减少，出血时间延长，血块收缩不良，骨髓巨核细胞成熟障碍等。病因可能与自身免疫有关。本病为自限性疾病，大多数患儿可于数月内自行康复。

（一）临床表现

本病分急性型与慢性型两种类型。

1. 急性型　较多见，占 70%～90%，多见于婴幼儿。出血前 1～3 周往往有急性病毒感染史。患儿起病急，以自发性皮肤和黏膜出血为突出表现，多为针尖大小的皮内或皮下出血点，或为瘀斑和紫癜；皮疹分布不均，通常以四肢为多，在易碰撞的部位更多见。也有以鼻出血或齿龈出血为主诉者，表现为呕血和黑便。偶见颅内出血，这是本病主要致死原因。出血严重者可致贫血，肝脾偶见轻度肿大，淋巴结不肿大。

本病呈自限性经过，85%～90%的患儿于发病后 1～6 个月内痊愈，10%的患儿呈慢性病程。

2. 慢性型　病程超过 6 个月，多见于学龄前和学龄儿童。慢性型起病缓慢，出血症状相对较轻，主要为皮肤黏膜自发性出血，呈发作和缓解交替状态，每次发作可持续数月甚至数年。反复发作后脾脏常轻度肿大，约 30%患者发病数年后可自然缓解。

（二）诊断检查

1. 血象　血小板计数常降低，急性型者血小板计数通常 $<20\times10^9/L$。慢性型者血小板一般为 $30\times10^9\sim80\times10^9/L$。出血时间延长，凝血时间正常，血块收缩不良。失血多者可有贫血。

2. 骨髓象　急性病例骨髓巨核细胞数增多或正常；慢性者常明显增多，幼稚巨核细胞增多，成熟巨核细胞减少及可见空泡、颗粒减少及胞浆少等细胞形态改变。

3. 血小板相关抗体 PAIgG 测定含量明显增高。

（三）治疗

1. 一般治疗。对症治疗，血小板过低、出血明显者需卧床休息，急性轻型不需特殊治疗，但应密切观察病情和保护患儿免受外伤。

2. 急性型血小板极低（10×10^9/L 以下）、伴或不伴出血是应用泼尼松治疗的适应证。泼尼松可抑制血小板抗体产生和降低毛细血管通透性。待血小板回升至接近正常水平后逐渐减量，疗程 2～4 周。

3. 大剂量丙种球蛋白 0.4g/(kg·d)，静脉滴注，连用 5 天；可与肾上腺皮质激素合用。

4. 出血导致明显贫血者可考虑输血。

5. 慢性型超过 1 年以上不能自然缓解者可考虑应用免疫抑制剂，如环磷酰胺等治疗，若无效并伴有出血时可考虑脾切除，但年龄需在六岁以上。

二、血友病

血友病是一组遗传性凝血功能障碍的出血性疾病。不同凝血因子缺陷或缺乏则引起不同亚型的血友病：①血友病甲：因凝血因子Ⅷ（又称抗血友病球蛋白，AHG）缺陷；②血友病乙：因凝血因子Ⅸ（又称血浆凝血活酶成分，PTC）缺陷；③血友病丙：由于凝血因子Ⅺ（又称血浆凝血活酶前质，PTA）缺乏。在先天性出血性疾病中以血友病最为常见，尤以血友病甲居多，约占 85%。据 1992 年的调查，血友病的患病率为 2.73/10 万。其共同特点为终身有自发的或轻微损伤后长时间的出血倾向。

（一）病因和发病机制

本病的病因是凝血因子Ⅷ、Ⅸ、Ⅺ缺乏，使凝血过程第一阶段的凝血活酶生成减少而引起血液凝固障碍，导致出血倾向。血友病甲、乙为 X 连锁隐性遗传，女性为携带者，男性发病，多有家族史。血友病丙为常染色体不完全隐性遗传，男女均可发病。

（二）临床表现

主要表现为轻微损伤后出血不止，出血部位有：

1. 皮肤、黏膜、肌肉和内脏　表现为皮肤瘀斑和皮下血肿，鼻出血和口腔黏膜出血，深部血肿时可有该部位的热、痛及附近器官的功能障碍和压迫症状。内脏出血包括消化道、呼吸道、泌尿道和颅内出血等。

2. 关节积血　为本病特点，多见于易受损伤的关节，如膝、踝等关节。急性期多表现为局部红、肿、热、痛。若反复出血，血肿吸收不全则呈慢性过程，关节滑膜和骨质破坏，关节纤维化和强直畸形而丧失功能。

（三）诊断检查

凝血时间延长（轻型者正常），凝血酶原消耗不良，白陶土部分凝血活酶时间延长，凝血活酶生成试验异常，出血时间、凝血酶原时间和血小板正常。通过血友病纠正试验可明确其亚型。

（四）治疗原则　本病尚无根治疗法。

1. 预防出血　自幼养成安静的生活习惯，减少或避免外伤出血，尽可能避免肌肉注射，如因外科疾病需做手术治疗，应注意在术前、术中和术后输血或补充所缺乏的凝血因子。

2. 局部止血　对局部的出血应立即止血。如有伤口应做缝合术，软组织出血时可加压包扎。关节出血时应卧床休息，关节置于功能位，亦可局部冷敷，并用弹力绷带包扎。关节出血停止、肿痛消失时，可作适当体疗，以防止关节畸形。

3. 替代疗法　即补充凝血因子和失血量，以达到止血和纠正贫血的目的。

（1）输新鲜全血或血浆：血友病甲患儿需输新鲜血浆或冰冻新鲜血浆（无条件时可输 6 小时内采集的全血）。血友病乙和丙可输采血后 5 日以内的血浆。每次以 10ml/kg 为宜。出血多时宜输全血。

（2）凝血因子Ⅷ浓缩制剂：血友病甲可输注凝血因子Ⅷ浓缩制剂，有冷沉淀物和冻干浓缩制剂两种，国内常用后者。每袋含 200U（1U＝1ml 正常血浆中因子Ⅷ的含量），以 50～100ml 注射用水溶化后静脉滴注。首次剂量要足，以后每 12 小时重复 1 次，剂量减半。

（3）药物治疗：糖皮质激素对反复发作的关节积血和血尿有益，6-氨基己酸、对羧基苄胺等抗纤溶药物可防止已形成血块的溶解。

三、出血性疾病患儿的护理

（一）常见护理问题

（1）潜在并发症：出血：与血小板减少或凝血因子缺乏有关。

（2）有感染的危险：与出血期间机体免疫功能低下有关。

（3）疼痛：与组织间较大量出血有关。

（4）躯体移动障碍：与关节畸形有关。

（二）护理措施

1. 保护性隔离　住院患儿需与感染性疾病患儿分室居住，以免使疾病复杂化或导致严重后果。室内经常保持整齐清洁、空气新鲜湿润，定时通风换气和定期应用紫外线照射等。

2. 休息　血小板太低和严重出血的患儿需卧床休息，以预防或减轻出血。

3. 预防受伤　注意患儿的安全，保护患儿免受外伤，以防止从床上跌下。引导患儿做安静的游戏，所选玩具不会引起外伤。各种穿刺后，要注意压迫止血至不再出血，并以无菌敷料覆盖以防引起局部感染。

4. 注意患儿的脉搏、心率、血压、神志、面色和呼吸的改变，以便及早发现内出血。局部出血、尿血、呕血或便血时注意其持续时间和详细记录其出血量。

5. 密切观察出血情况，发现异常立即与医生联系。

（1）经常检查皮肤出血点和瘀斑，注意其增减情况。

（2）鼻出血多为鼻中隔出血，使患儿卧平，鼻部冷敷，并用 1∶1000 肾上腺素浸润的纱球或明胶海绵填塞鼻孔。如出血仍不止，急请耳鼻喉科医生以油纱条堵塞后鼻孔，或做其他止血的处理。注意按医嘱把堵塞的纱条拔出。若渗血较多，由鼻咽部而入胃中，刺激胃黏膜易引起呕血，注意所呕血液的性质。平时教导患儿勿以手指掏鼻孔，以免出血或引起感染。鼻前庭可涂少许液状石蜡以防鼻黏膜干燥。

（3）口腔黏膜和齿龈出血的防治：①预防出血：注意口腔卫生，饭后用复方硼沙溶液

（朵贝尔液）含漱，并使用软毛牙刷。应进软食，避免过热和刺激性食物，禁食坚硬、多刺的食物，以保护口腔黏膜和牙龈。②出血处理：可用云南白药、止血粉等外敷，或用明胶海绵加压止血。以棉签代替牙刷清洁牙齿和用棉球清洁口腔。可用1.5%过氧化氢含漱以防继发感染。

（4）警惕消化道出血：注意大便性状、颜色。注意观察面色、脉搏和血压。如失血过多，患儿面色苍白、出冷汗、烦躁不安、血压下降，提示为休克症状，立即准备输液并和医生联系。

（5）警惕颅内出血：患儿烦躁不安、头痛、恶心、呕吐、突然昏迷，应与医生联系进行紧急处理。

（6）关节腔出血的护理：患儿卧床休息，局部冷敷或用冰袋压迫。可用弹力绷带加压包扎关节，并抬高患肢，保持功能位，使受损关节固定少动，从而减少疼痛和防止继发出血。出血控制后根据医嘱逐步恢复活动。

6. 帮助家长正确理解患儿病情，配合治疗。鼓励年长患儿增强战胜疾病的信心。

第四节　急性白血病

白血病是造血系统的恶性增生性疾病。其特点是造血组织中某一血细胞系统过度增生，进入血液并浸润到各组织和器官。临床可见发热、出血、感染及局部浸润症状。据调查，我国10岁以下小儿白血病的发病率为3/10万～4/10万。任何年龄均可发病，但以学龄前期和学龄期多见。小儿白血病中90%以上为急性白血病，慢性白血病仅占3%～5%。

一、病因和发病机制

病因尚未完全明了。一般认为发病与以下因素有关。

1. 病毒因素　许多研究发现白血病细胞中存在病毒颗粒，发病机制尚不明，可能因病毒激活人体癌基因使其畸变，从而导致白血病的发生。

2. 物理和化学因素　电离辐射和致癌化学物质或因激活隐藏于体内的白血病病毒使癌基因畸变，或因机体的免疫监视功能降低，导致白血病。

3. 遗传因素　本病不属于遗传性疾病，但家族中可有多发性恶性肿瘤情况。患有其他遗传性疾病或严重联合免疫缺陷病的患儿，其白血病的发病率较普通小儿明显增高。单卵孪生儿中一个患白血病，另一个患病率为20%。对癌基因在染色体上的位置等研究结果显示，发病与遗传因素有关。

二、分类和分型

急性白血病根据其增生白细胞的种类分为两类：

（一）急性淋巴细胞白血病

1. 按形态可分为L_1、L_2和L_3型。

2. 按免疫学可分为T细胞型、B细胞型、无T和B细胞标记型。

（二）急性非淋巴细胞白血病

又分M_1、M_2、M_3、M_4、M_5、M_6、M_7七个亚型。

急性淋巴细胞白血病发病率高，目前治疗有进步，预后较前有好转。

三、临床表现

任何年龄均可发病，以 2～5 岁多见，大多起病较急，早期症状以面色苍白、乏力、纳差和鼻出血、牙龈出血较多见。临床表现有以下几方面：

1. 发热　多为不规则发热，发热原因之一是白血病发热，多为低热且抗生素治疗无效；另一原因是感染，多为高热。

2. 贫血　早期即可出现进行性苍白，以皮肤和口唇黏膜较明显，随贫血加重可出现活动后气促、疲劳无力等症状。

3. 出血　常见皮肤和黏膜出血，表现为紫癜、鼻出血、牙龈出血、消化道出血、血尿等，偶可颅内出血。

4. 白血病细胞浸润表现

（1）肝、脾、淋巴结肿大，以急性淋巴细胞型明显。

（2）骨和关节浸润，表现为骨痛、关节痛、胸骨压痛。X 线检查可见病变部骨质疏松、溶解，骨骺端有密度减低横线等改变。

（3）中枢神经系统浸润即脑膜白血病，多见于急性淋巴细胞型，表现为头痛、嗜睡、呕吐、颈抵抗，也可引起脑神经麻痹。脑脊液压力增高，蛋白增高，白细胞增多，脑脊液离心沉淀作涂片镜检可找到白血病细胞。

（4）睾丸浸润即睾丸白血病，表现为睾丸肿大、硬韧、触痛，阴囊呈红黑色。

（5）其他器官浸润，如皮肤浸润、心脏浸润、肾脏浸润、胃肠道浸润等。粒细胞白血病细胞浸润可形成绿色瘤，多见于眶骨、颅骨。

四、诊断检查

1. 血象　红细胞及血红蛋白均减少，呈正细胞正色素性贫血，血小板减少。白细胞计数高低不一，增高者约占 50%以上，以原始和幼稚细胞为主。

2. 骨髓象　骨髓检查是确立诊断和判定疗效的主要依据。白血病原始和幼稚细胞极度增生，幼红细胞及巨核细胞减少，少数表现为骨髓增生低下。

3. 组织化学染色和溶菌酶检查　有助于鉴别白血病细胞类型。

根据临床表现、血象（白细胞多数增高、少数减少，白细胞分类以原幼白细胞占多数，血小板减少）和骨髓象（某一系列细胞极度增生，且以原幼白细胞为主）的改变即可诊断，但需用组织化学染色以鉴别细胞类型。

不典型病例需与再生障碍性贫血、类白细胞反应、传染性单核细胞增多症等鉴别。

五、治疗原则

采用以化疗为主的综合治疗措施。其原则是早期诊断、早期治疗、严格分型、按型选方案、争取尽快完全缓解；同时要早期预防中枢神经系统白血病和睾丸白血病，重视支持疗法、造血干细胞移植等。

（一）支持疗法

1. 防治感染　作好保护性隔离，加强营养和护理。

2. 输血和成分输血　贫血明显者可给予输全血或浓缩红细胞。因血小板减少引起出血者，可输浓缩血小板治疗。

3. 防治高尿酸血症　化疗早期因大量白血病细胞分解而致高尿酸血症，因此要注意多饮水以利尿，化疗前碱化尿液，口服别嘌呤醇。

（二）化学药物治疗

1. 诱导缓解　是患儿能否长期无病生存的关键，联合数种化疗药物，最大限度杀灭白血病细胞，使达完全缓解。

急性淋巴细胞白血病多选柔红霉素、长春新碱、泼尼松、环磷酰胺等联合用药。急性粒细胞白血病多选择阿糖胞苷、柔红霉素、足叶乙甙等联合用药。

完全缓解时，患儿临床症状消失，外周血中找不到白血病细胞，血红蛋白＞90g/L，血小板＞100×10^{9}/L，骨髓中原始加早幼白血病细胞＜5%。

2. 巩固化疗阶段　在缓解状态下最大限度杀灭微小残留白血病细胞，防止早期复发。若达到完全缓解，体内白血病细胞由约10^{12}降至10^{8}个，虽然临床症状消失，血象和骨髓象基本正常，但如不继续化疗，短期内易复发。

3. 预防髓外白血病　防止骨髓复发和治疗失败，使患儿获得长期生存。

4. 维持及加强治疗　巩固疗效，达长期缓解或治愈。持续完全缓解 2.5～3.5 年者方可停止治疗。若无复发则可停药观察数年，多数进入无病长期生存。

六、护理

（一）常见护理问题

1. 有感染的危险　与白细胞的质和量异常、免疫抑制有关。
2. 活动无耐力　与贫血、感染有关。
3. 疼痛　与白血病细胞浸润骨、关节、组织、器官有关。
4. 体温过高　与感染有关。
5. 潜在并发症：出血，与血小板减少有关。
6. 潜在并发症：药物副作用，与化疗药反应有关。

（二）护理措施

1. 预防感染

（1）保护性隔离：白血病患儿应与其他病种患儿分室居住。粒细胞数极低和免疫功能明显低下者应住单间，有条件者住空气层流室或无菌层流床；尽量减少探视，探视者需戴口罩，洗干净手后再接触病人，避免交叉感染；每日消毒房间，定时开窗通风，保持室内空气新鲜。

（2）注意个人卫生：每日饭后、睡前用漱口水（如 0.02%碘伏、口泰）漱口。

保持肛周、会阴皮肤的清洁，避免发生肛周感染。勤换内衣、内裤，养成良好的卫生习惯。

2. 饮食　保证各种营养素的摄入，提高机体的抵抗力。饮食上要注意有营养、新鲜、易消化，不吃生、冷、不洁的食品。

3. 休息　在急性白血病的极期出血倾向明显，同时又接受大剂量的化学治疗，使机体十分虚弱，应绝对卧床休息，病情缓解后可适当活动。

4. 预防出血

（1）观察患儿全身有无出血倾向，观察其呼吸、血压、脉搏及精神状况有无改变。

（2）当血小板低于 $20\times10^{9}/L$ 时绝对卧床休息，避免下地活动。

（3）天气干燥时每日用薄荷油滴鼻，润滑鼻黏膜，预防鼻出血。

（4）饮食上注意不要吃过硬、油炸、刺激性强的食品，避免消化道黏膜损伤、出血。

（5）保持大便通畅，告知患儿若排便费力，应该及时告诉医务人员给予处理，不要自行用力排便，以免引起消化道甚至脑出血。

（6）提供安全的环境，勿让患儿玩锐器或不安全的玩具，以免受伤。

照射部位严格执行无菌消毒技术，最好减少肌肉注射，防止肌肉深部出血。注意皮肤清洁，加强皮肤护理。

5. 化疗护理

（1）保护静脉：化学药物易引起静脉炎。由于疗程长，故需要有计划地选择使用静脉，应自肢体的远端开始。

（2）掌握所用药物的药理作用、细胞周期的特异性、药物剂量和给药途径、可能产生的毒副作用。

（3）化学药物在新鲜配制后，一般在 1/2 小时用完，否则影响疗效。

（4）静脉给药时应注意点滴速度，防止药液外漏而致局部组织坏死。当出现药液外漏时应急用普鲁卡因进行局部封闭。

（5）中枢神经系统白血病时常用氨甲蝶呤鞘内注射，治疗后患儿需平卧 4～6 小时，并需观察药物反应，如恶心、头痛、发热等。

（6）注意观察化疗药物的各种毒副作用：①消化道：恶心、呕吐、食欲减退、黏膜溃疡或出血。治疗最好在饭后或睡前进行，可减少消化道反应。②造血系统：化疗药物抑制骨髓，导致白细胞和血小板下降，需定期检查血象。白细胞降低至 $3\times10^{9}/L$ 或以下，或急剧下降超过 50%，按医嘱暂停化疗。血小板过低时除按医嘱停止化疗外，应输血防止出血。密切观察血象，以便继续进行化疗。③神经系统：长春新碱可引起末梢神经毒性反应，如口唇、指（趾）端麻木，抬腿无力。停药后症状能消失。④泌尿系统：喜树碱、环磷酰胺可引起出血性膀胱炎，表现为尿频、尿急、尿痛和血尿。用药期间应鼓励患儿多饮水。

6. 健康教育

（1）使患儿和家长建立战胜疾病的信心，告诉家长坚持按时化疗的重要性。

（2）教会患儿及家长预防出血、感染的措施。

（3）因本病及化疗过程对身体消耗很大，所以应注意加强营养。又因不定期使用激素，同时要注意补钙。

（4）在化疗间歇期①定期复查血象。②遵照医嘱按时服药。③预防感冒，注意营养，适当活动，注意休息，不要过度疲劳。④出现出血、高热等情况及时到医院就诊。

第十一章　泌尿系统疾病患儿的护理

第一节　小儿泌尿系统概论

一、小儿泌尿系统的特点

（一）解剖特点

1. 肾脏　婴儿肾脏相对比成人大，其下端位置较低，位于第四腰椎水平，所以 2 岁以下小儿肾脏较易触到。

2. 输尿管　婴幼儿输尿管长而弯曲，管壁肌肉和弹力纤维发育不全，容易受压及扭曲，导致梗阻发生尿潴留而诱发尿道感染。

3. 膀胱　婴儿膀胱的位置相对较高，以后随年龄增长逐渐下降至骨盆内。

4. 尿道　新生女婴尿道长仅 1cm，外口暴露，接近肛门，易受细菌感染。男婴尿道虽较长，但常有包茎，积垢后也可引起上行性感染。

（二）生理特点

1. 新生儿及幼婴肾小管的功能不够成熟，小儿肾功能一般要到 1～1.5 岁时才达到成人水平，故在应激状态下较易发生水肿及钠潴留。

2. 另外由于新生儿对药物排泄功能差，用药种类及剂量均应慎重选择。

二、肾功能检查

（一）尿液检查

1. 尿的性质

（1）尿色：正常婴幼儿尿液呈淡黄色。

（2）酸碱度：接近中性或弱酸性，pH 多为 5～7。

（3）尿渗透压和尿比重：新生儿的尿渗透压平均为 240mmol/L，尿比重为 1.006～1.008，1 岁后接近成人水平。儿童尿渗透压通常为 500～800mmol/L，尿比重通常为 1.011～1.025。

（4）蛋白质：正常小儿尿中仅含微量蛋白质，定性为阴性。

（5）尿沉渣：红细胞＜3 个/HP，白细胞＜5 个/HP，管型一般不出现。

2. 每日尿量　小儿尿量个体差异较大：①正常婴儿每日排尿量为 400～500ml；②幼儿为 500～600ml；③学龄前儿童为 600～800ml；④学龄儿童为 800～1400ml。

（二）血液检查

长期以来，以血尿素氮（BUN）和血肌酐（Scr）来评估肾小球滤过率，在临床上得到广泛的应用。BUN 正常值新生儿为 1.8～6.4mmol/L（4～18mg/dl），婴儿及儿童为 2.5～6.4mmol/L（7～18mg/dl）。小儿 Scr 正常值为 27～62μmol/L（0.3～0.7mg/dl），随年龄增长及肌肉发育而增高。

（三）放射线检查

放射线检查包括腹部平片、静脉肾盂造影（IVP）、排尿性膀胱尿路造影及肾血管造影等。

（四）B超

B超可检测肾脏位置、大小，了解结构有无异常。

（五）肾脏穿刺活检

肾脏穿刺活检对明确病理分型、病变严重程度及活动情况起重要作用。由于此项检查有一定损伤性，须严格掌握适应证。

三、泌尿系统疾病患儿的护理原则

1. 保证充足的休息和睡眠，安排好日常生活和学习。
2. 根据病情合理安排饮食。
3. 密切观察病情变化，及早发现并发症。
4. 预防各种感染发生。
5. 给予患儿及家长情感支持及健康宣教。

第二节　急性泌尿系感染

泌尿道感染是肾盂肾炎、膀胱炎和尿道炎的总称。急性泌尿道感染是儿科常见病。年龄越小，局限性和特征性症状越不明显，容易漏诊。若诊断及时、治疗恰当，预后良好。

一、病因和发病机制

1. 宿主的易感因素

（1）由于小儿输尿管的解剖特点，因而易被压扁、扭曲发生尿潴留而导致感染。

（2）女婴尿道短、尿道口接近肛门，易被粪便污染；男婴包茎积垢，也易造成上行感染。

（3）泌尿系统异常，如先天性畸形可使尿流不畅，有利于细菌生长。

（4）急性传染病、营养不良时机体防御功能降低易患病。

2. 致病菌的特征

（1）致病菌：至少80%的泌尿道感染为大肠杆菌所致，其他致病菌有变形杆菌、绿脓杆菌、金黄色葡萄球菌等。

（2）感染途径：共有4种：①上行感染是最常见和主要的感染途径，多见于女孩；②血行感染多见于新生儿和幼婴；③淋巴感染；④直接蔓延。

二、临床特点

不同年龄组表现不同。

1. 新生儿　多由血行感染引起，以全身症状为主，轻重不一，从败血症伴黄疸到隐性细菌尿，可有发热、体温不升、体重不增、拒奶、腹泻、嗜睡、惊厥和黄疸。

2. 婴幼儿期　全身症状重，局部症状轻微。主要为腹痛、腹泻、呕吐、发热等。排尿时哭闹、夜间遗尿。

3. 年长儿　与成人相似，下尿路感染以膀胱刺激症状如尿频、尿急、尿痛为主；上尿路感染以发热、寒战、腰痛、肾区叩击痛为主。

三、诊断检查

1. 尿常规　清晨首次中段尿离心后镜检，白细胞≥5 个/HP 为异常，如白细胞成堆或有白细胞管型更具诊断意义。

2. 尿细菌学检查

（1）中段尿培养：中段尿培养菌落计数≥10^5/ml 则为真性菌尿。

（2）尿涂片找细菌：油镜下观察每个视野找到≥1 个细菌，示菌落计数＞10^5/ml。

3. 急性泌尿系感染　反复发作转为慢性感染时，须做影像学检查，包括：

（1）X 线检查：用以发现有无先天畸形、膀胱输尿管反流。

（2）B 超：用以了解肾大小、外形，有无梗阻和结石。

（3）核素检查：肾图可如实反映病变肾的功能改变。

四、常见护理问题

1. 体温过高　与泌尿道细菌感染有关。

2. 排尿异常　与膀胱、尿道炎症有关。

五、治疗原则和护理措施

1. 治疗原则　目的在于缓解症状、清除细菌、防止复发和保护肾功能。

（1）一般疗法：急性期卧床休息，多饮水以促进细菌毒素和炎性分泌物排出。

（2）抗菌治疗：最好根据尿培养时药物敏感试验结果选择用药。新生儿、小婴儿和重症患儿开始治疗时应静脉给药，一般口服治疗即可。疗程 10～14 日，停药后根据尿常规或尿培养结果考虑是否延长治疗。

常用药物有：阿莫西林（氨苄青霉素）（每日 50～100mg/kg）、阿米卡星（丁胺卡那霉素）（每日 5～8mg/kg）肌肉注射或静脉点滴，头孢唑啉或头孢拉定（每日 50mg/kg）静脉点滴。口服药有：羟氨苄青霉素、复方磺胺甲唑、诺氟沙星（年长儿）、呋喃妥因等。

2. 护理

（1）高热患儿及时降温，并鼓励患儿多饮水，勤排尿，减少细菌在膀胱内潴留。

（2）重症患儿须卧床休息，减少机体消耗，减轻肾脏负担。

（3）婴儿应勤换尿布，保持会阴部清洁干燥。

（4）密切观察病情，包括患儿一般状况、生命体征、有无药物不良反应等。

（5）复查尿常规和尿培养，了解病情和治疗效果。

六、预防

1. 做好卫生宣教。幼儿不穿开裆裤，勤换尿布，便后洗净臀部，保持清洁。女孩清洗外阴时从前向后擦洗，以减少污染机会。

2. 根治蛲虫及泌尿系统的先天性畸形，减少感染因素及局部刺激。

3. 避免不必要的导尿或留置导尿管。

第三节 急性肾小球肾炎

急性肾小球肾炎简称急性肾炎，是一组不同病因所致的感染后免疫反应而引起的急性弥漫性肾小球炎性病变，是儿科常见病。

一、病因

本病主要为A组β溶血性链球菌中的致肾炎菌株感染后引起的免疫复合物性肾炎，继发于呼吸道感染和皮肤感染。链球菌菌株的某些抗原与机体产生的相应抗体形成免疫复合物，沉着于肾小球，并激活补体，引起一系列免疫损伤和炎症。

二、病理生理

肾小球毛细血管内皮细胞和系膜细胞增生肿胀，伴有白细胞浸润。这些病变使肾小球毛细血管管腔变窄，甚至闭塞，结果导致肾小球血流量减少，肾小球滤过率降低，体内水、钠潴留，导致细胞外液容量扩张。另外免疫损伤使肾小球基膜断裂，血浆蛋白和红细胞、白细胞通过肾小球毛细血管壁渗出到肾小球囊内。

三、临床表现

本病常在前驱感染后1～3周起病，临床表现轻重不一。典型症状有；

1. 一般病例

(1) 水肿、少尿：常为最早出现的症状，先眼睑水肿而后渐及全身，为非凹陷性。尿量减少，甚至无尿。

(2) 血尿：起病时几乎都有血尿，轻者仅有镜下血尿；30%～50%患儿有肉眼血尿，尿色一般为茶色或烟蒂水样（酸性尿），或洗肉水样（中性或弱碱性尿）。肉眼血尿常在1～2周内消失，后转为镜下血尿，镜下血尿可持续数月。

(3) 高血压：约30%～80%患儿在发病后第一周有高血压，学龄前小儿＞120/80mmHg，学龄儿＞130/90mmHg，1～2周内随着利尿即降至正常。

2. 严重病例

部分患儿在疾病第2周内可出现下列严重症状。

(1) 严重循环充血：由于水、钠潴留，血浆容量增加而出现循环充血。①轻者仅有呼吸、心率增快，肝增大；②严重者出现呼吸困难、端坐呼吸、咳粉红色泡沫痰、两肺布满湿啰音、心脏扩大。

(2) 高血压脑病：血压急剧增高时，可出现高血压脑病。表现为剧烈头痛、烦躁不安、恶心、呕吐、复视或一过性失明，严重者出现突然惊厥、昏迷。

(3) 急性肾衰竭：严重少尿或无尿患儿可出现暂时性氮质血症、电解质紊乱和代谢性酸中毒。①一般持续3～5日，在尿量逐渐增多后，病情好转。②若持续数周仍不恢复，则预后较差。

四、诊断检查

1. 尿液检查　尿沉渣镜检有红细胞增多，尿蛋白＋～＋＋＋，可见透明、颗粒或红细胞管型。

2. 血液检查　①常见轻度贫血，血沉增快；②抗链球菌溶血素“O”滴度上升；③血清补体 CH_{50} 和 C_3 90％在病程早期明显降低，6～8 周之后恢复正常；④少尿期有轻度氮质血症，尿素氮、肌酐暂时升高。

五、常见护理问题

1. 体液过多　与肾小球滤过率下降有关。
2. 活动无耐力　与水肿、血压升高有关。
3. 潜在并发症　高血压脑病、严重循环充血、急性肾衰竭。
4. 知识缺乏　患儿及家长缺乏本病的护理知识。

六、治疗原则和护理措施

1. 治疗

（1）一般治疗：病初卧床休息并限制钠盐及蛋白量（见护理部分）。

（2）抗生素的应用：①给予青霉素肌肉注射 7～10 天；②青霉素过敏者改用红霉素，避免使用肾毒性药物。

（3）对症治疗

①利尿：有明显水肿、少尿、高血压及循环充血者可予利尿剂，一般口服氢氯噻嗪，每日 1～2mg/kg，分 2～3 次。

②降压：血压持续升高、舒张压高于 12.0kPa（90mmHg）时应给予降压药，首选硝苯地平（心痛定），口服，每日 0.25～0.5mg/kg，最多不超过 1mg/kg，分 3～4 次。

③高血压脑病：出现高血压脑病症状时立即用硝普钠静脉点滴，将 5～20mg 硝普钠溶于 5％100ml5％GS 溶液中，每分钟不宜超过 1μg/kg，以防发生低血压。

④严重循环充血：可给予强力利尿剂，明显肺水肿时可给予硝普钠（用法同上）。

⑤急性肾衰竭：维持水电平衡，必要时透析治疗。

2. 护理

（1）休息：①一般卧床休息 1～2 周；②待水肿消退、血压下降、肉眼血尿消失后可在室内轻度活动，并可户外散步；③在 1～2 个月内活动量宜加限制；④病后 3 个月避免剧烈活动；⑤Addis 计数正常则恢复正常生活。

（2）饮食管理：①严重病例食盐每日 60～120mg/kg；②有氮质血症时蛋白质每日 0.5g/kg；③供给高糖、高维生素饮食以满足小儿能量需要；④除非严重少尿或循环充血，一般不必严格限水；⑤在尿量增加、氮质血症消除后应尽早恢复蛋白质供应，以保证小儿生长发育的需要。

（3）严格记录出入量：准确记录 24 小时液体出入量，了解病情发展及治疗效果。

（4）注意观察病情变化。

①每周测量两次体重，了解患儿水肿增减情况。

②遵医嘱留尿标本做常规检查。

③注意监测患儿一般状态、生命体征变化，有无高血压脑病、严重循环充血及急性肾功能不全的症状，发现异常立即通知医生，及时处理。

④注意观察药物的疗效和药物的不良反应。

(5) 控制血压

①监测血压变化。

②卧床休息，限制钠盐摄人。

③遵医嘱给予降压药。

(6) 给予患儿和家长情感支持：肾脏疾病往往病程长，迁延不愈，家长在精神上、经济上都有较大负担，年长儿因怕耽误学习思想负担也较重。护士应态度和蔼，关心体贴患儿，耐心向患儿和家长讲解病情、治疗情况及预后，增强其战胜疾病的信心，消除其紧张、焦虑心理。

(7) 做好健康宣教：告诉家长有关疾病护理的知识，如休息的原则、饮食管理、如何观察病情变化和药物不良反应等，指导家长做好护理工作。

第四节　原发性肾病综合征

肾病综合征是一种多种原因所致以肾小球基底膜通透性增高导致大量血浆蛋白从尿中丢失引起的一组临床综合征，按病因分原发性、继发性和先天性三种。典型病例具有四大临床特点：①大量蛋白尿；②低白蛋白血症；③不同程度的水肿；④高胆固醇血症。原发性肾病综合征是儿科常见病，在泌尿系统中仅次于急性肾小球肾炎和泌尿道感染，居第三位。

一、病因

原发性肾病综合征病因尚不清楚。目前多认为本症的发病可能与细胞免疫功能紊乱有关。

二、病理生理

1. 因肾小球基底膜通透性增高，出现大量蛋白尿。

2. 导致继发性低白蛋白血症，血浆胶体渗透压明显下降，引起组织间隙水肿和血容量降低。

3. 血容量减少使醛固酮分泌增加，引起水钠潴留，又刺激抗利尿激素分泌，使尿量更少、水肿加重。

4. 低蛋白血症使肝脏合成胆固醇、甘油三酯、低密度和极低密度脂蛋白均增高，出现高脂血症。

三、临床特点

临床上将原发性肾病综合征分为两大类型。

1. 单纯性肾病　多于 2～7 岁起病，男女比例为 2∶1。起病缓慢，主要表现为水肿，开始眼睑、面部水肿，随后波及全身，呈凹陷性。并可有胸腔积液、腹腔积液、心包积液。阴囊水肿可使阴囊皮肤变薄而透明，甚至有体液渗出。病初患儿一般情况尚可，继之出现面色苍白、精神萎靡、食欲减退。水肿严重者可有少尿，一般无明显血尿和高血压。

2. 肾炎性肾病　多见于 7 岁以上学龄期儿童。水肿不如单纯性肾病显著，可出现①肉眼血尿；②不同程度高血压；③血清补体下降；④不同程度氮质血症。

四、诊断检查

1. 尿液分析　①尿蛋白定性多为＋＋＋～＋＋＋＋，24 小时尿蛋白定量＞0.05～0.1g/kg；②单纯性肾病偶有少量红细胞；③肾炎性肾病镜下血尿较常见，有时出现肉眼血尿。

2. 血液分析　①血浆总蛋白及白蛋白明显下降，白蛋白、球蛋白比例倒置；②血清胆固醇明显增高；③血沉显著增快；④肾炎性肾病补体 C_3 CH50 下降；⑤有不同程度氮质血症。

五、常见护理问题

1. 营养失调　低于机体需要量与大量蛋白质从尿中丢失有关。

2. 体液过多　与低蛋白血症导致的水钠潴留有关。

3. 有感染的危险　与机体免疫力下降有关。

4. 潜在并发症　药物副作用。

5. 焦虑　与病程长、病情反复有关。

六、治疗原则和护理措施

1. 治疗原则

(1) 休息：严重水肿和高血压时须卧床休息，应经常变换体位，一般无需严格限制活动。

(2) 饮食：①严重高血压和水肿时给予无盐饮食，适量限蛋白质，可给予适量优质蛋白质；②水肿患儿要限制盐的摄入（＜2g/d）。

(3) 药物

①利尿剂：a. 对水肿较重的患儿可给予利尿剂改善全身情况，一般用氢氯噻嗪、螺内酯分次口服；b. 对水肿显著且血容量相对不足的患儿可给低分子右旋糖酐或白蛋白，快速静脉滴入后再静脉推注呋塞米（速尿），常可产生良好的利尿效果。

②激素：肾上腺皮质激素为目前治疗肾病的主要药物，常用泼尼松。分为短程疗法和中长程疗法两种。总疗程 6 个月为中程疗法，9 个月为长程疗法。

③免疫抑制剂：可选用环磷酰胺、吗替麦考酚酯等，常和小剂量的激素联合应用，对激素耐药、激素依赖或频繁复发者有效。

2. 护理措施

(1) 水肿的护理

①严重水肿时，宜卧床休息。

②特别注意皮肤护理，男孩有阴囊水肿时宜在阴阜处垫海绵，并用丁字带支托；侧卧时，在两腿间置放枕头，避免压迫。

③眼睑肿胀者，可用生理盐水棉球擦拭分泌物，并抬高头部减轻水肿。

④每周称两次体重，测腹围，并记录出入量。

⑤急性期限制钠盐摄入，采取低盐或无盐饮食，病情缓解后不需限盐。

⑥经常更换体位，防止一侧身体长期受压。

（2）预防感染

①给予单独环境，减少与传染病患者接触，尤其在用激素和免疫抑制剂治疗期间，减少与外界的交往，以防交叉感染。

②特别注意皮肤清洁卫生，保护皮肤勿受损伤。

③重度水肿时尽量减少肌肉注射，以免引起注射处感染或引起深部脓肿。

（3）密切观察病情

①观察全身水肿情况。

②观察有无并发症出现，如感染、电解质紊乱、血栓形成及肾上腺危象等。

③观察生命体征变化、观察尿量及尿液性状的变化。

（4）遵医嘱给药，并注意观察有无药物不良反应发生。

（5）给予患儿及家长精神支持：多与患儿及其家属交谈，鼓励其说出内心的感受，如害怕、忧虑等。在恢复期，可组织一些轻松的娱乐活动，如看电视、讲故事。向患儿及其家长做好健康宣教，以增强信心，积极配合治疗，争取早日康复。

第五节　急性肾衰竭

一、定义

急性肾衰竭是指由于各种病因引起的短时间内肾功能急骤、进行性减退而出现的临床综合征。

二、病因及发病机制

1. 肾前性因素　任何原因引起心输出量减少和血容量不足都可引起肾血流量减少和肾小球滤过率下降，形成肾前性氮质血症。

2. 肾实质性因素　急性肾实质性疾病、肾缺血或肾毒性物质作用所致的急性肾小管坏死，形成肾性急性肾衰。

3. 肾后性因素　两侧输尿管道梗阻所致。

目前大多数认为，各种原因引起的持续性肾脏内血管痉挛、肾小球毛细血管滤过系数降低、肾小管损伤后导致滤过液返漏、损伤过程脱落碎片造成管腔堵塞、腔内压力增加而使肾小球滤过进一步减少等为本病的主要发病机制。

三、临床表现

可分为少尿性和非少尿性急性肾衰，以少尿性肾衰为多见。

当尿量在每日 250ml/m^2以下时称为少尿，每日尿量在 30～50ml 以下时称为无尿。临床可分为以下三个时期。

1. 少尿期

（1）由于尿少引起血液生化的改变，典型病例可有高血钾、高血磷、高血镁和低血钠、低血氯、低血钙的“三高三低”表现及代谢性酸中毒。其中高钾血症是造成死亡的主要原因。

（2）氮质血症：可见血尿素氮、血肌酐浓度增高和肌酐清除率下降，后者较为敏感。

（3）心血管系统改变：主要因体液负荷过大引起循环充血和高血压，甚至引起急性心力衰竭。

（4）感染：可为引起急性肾衰的病因，也可是病程中的继发感染。感染常使氮质血症加重。

（5）其他：病情严重时可见呕血、黄疸、肠麻痹、中毒性脑病等症状。

2. 多尿期　指尿量从少尿逐渐增加以至超过正常量的时期。若补液不及时可引起脱水和电解质紊乱。

3. 恢复期　尿量恢复正常，临床症状逐渐消失，血液生化也恢复正常。但肾功能完全恢复则需要较长时间。

四、诊断检查

1. 血液检查　可有贫血，白细胞减少，血小板减少，低钠血症，高钾血症，代谢性酸中毒，血清尿素氮、肌酐、尿酸及磷增高和血钙降低。

2. 胸部X线检查　可发现心脏大及水潴留所引起的肺充血。

3. 影像学检查　急性肾衰患儿须检查有无尿路梗阻，如摄腹平片、B超检查、肾核素扫描及必要时做逆行肾盂造影。

4. 肾穿刺检查　以判断肾衰的原因。

五、常见护理问题

1. 营养失调　低于机体需要量与氮质血症有关。

2. 有感染的危险　与机体抵抗力下降有关。

3. 焦虑　与患儿病情加重有关。

4. 家庭应对无效　与患儿病情危重有关。

5. 医护合作性问题

（1）水、电解质、酸碱平衡紊乱：与尿少引起血液生化的改变有关。

（2）心力衰竭：与体液负荷过大引起循环充血有关。

六、治疗原则和护理措施

1. 治疗原则　治疗原则包括三个方面

（1）恢复血容量、纠正肾灌注量不足、治疗肾前性氮质血症。若尿量不增，应用甘露醇和呋塞米。

（2）少尿性急性肾衰应严格掌握水、盐和钾的入量。供给充足的热量和必需氨基酸，一般由静脉输入或进行静脉高营养疗法。针对高钾血症可给子5%碳酸氢钠3～5ml/kg静脉注射，10%葡萄糖酸钙0.5～1ml/kg静脉注射。低钠血症一般无需补钠，只要严格限制入水量即可纠正。代谢性酸中毒根据情况进行治疗。

（3）对明显的尿毒症、顽固的高血钾、心力衰竭和肺水肿，应进行透析治疗。小儿腹膜透析疗效比成人好。

第十二章　神经系统疾病患儿的护理

第一节　癫　痫

一、定义

癫痫是一种由于脑功能异常所导致的慢性疾病，临床表现为两次及以上、甚至反复出现癫痫性发作的疾病过程。痫性发作是由于脑神经元异常放电所产生的突发性、一过性的行为改变，包括意识、运动、感觉、情感及认知等方面的短暂异常。

二、病因

1. 原发性癫痫　即未能找到任何获得性致病因素的癫痫，遗传因素可能起主要作用，又称原发性癫痫。

2. 症状性癫痫　即具有明确的导致脑功能受累的病因，又称继发性癫痫。

3. 隐源性癫痫　指尚未找到确切病因者。

三、临床发作类型

1. 部分性（局灶性）发作

(1) 简单部分性发作：以局灶性运动性发作多见，一般无意识障碍。表现为面部或四肢某部分的抽动，头、眼持续向相同方向偏斜，发作时间在10～20秒，发作后无不适情况。

(2) 复杂部分性发作：多数为精神运动性发作，发作时有意识障碍如突然凝视。异常放电多起源于颞叶或额叶，可伴有反复刻板的自动症如咀嚼、吞咽、奔跑、自言自语等行为。

(3) 部分性发作泛化成全身性发作。

2. 全身性发作

(1) 强直-阵挛发作：又称大发作，是小儿癫痫最常见的发作类型。发作时意识突然丧失，可突然跌倒或尖叫，肌肉呈强直性收缩，屏气发绀。强直症状持续数秒或数十秒之后出现节律性肢体阵挛抽动，口吐白沫，可有尿失禁，持续约1～5分钟逐渐停止。发作后进入深睡，醒后出现头痛、嗜睡、乏力等现象。

(2) 失神发作：发作时突然中止正在进行的活动而凝视，一般半分钟内意识恢复，可继续原来的活动。患儿对发作不能回忆。

(3) 肌阵挛发作：广泛性脑损伤的患儿多见。表现为全身或某部肌肉的突然短暂收缩，意识可不丧失。

(4) 失张力发作：发作性肌张力突然减低，伴有短暂意识丧失，以致姿势突然改变，跪下或跌倒。

(5) 痉挛：主要见于婴儿，发作呈特异的突然头与躯干前屈、似点头状，少数可突然呈头与躯干背屈等。

3. 癫痫持续状态　癫痫（或惊厥）一次发作持续30分钟以上，或两次发作间歇期意识不能完全恢复者，称为癫痫持续状态，为儿科急症。

四、诊断检查

1. 详细的病史　癫痫发作的详细描述、治疗情况、围产期和既往史、家族史、详细的体格检查和神经系统检查及小儿的智力状况。

2. 实验室检查　临床疑似继发性癫痫者应进行血生化及代谢病筛查，疑似颅内感染者应进行脑脊液检查，必要时查染色体。

3. 脑电图　是确诊癫痫的最重要的检查手段。发作时的异常放电可确定癫痫发作的性质，发作间期的脑电图应包括睡眠及清醒记录，必要时应做录像脑电图监测。

4. 神经影像学检查　对部分性发作，神经系统检查有局灶性体征，出生不久即发生惊厥。抗癫痫药物疗效不佳时应进行神经影像学检查，如头颅B超、CT及MRI等。

五、常见的护理问题

（1）有窒息的危险：与癫痫发作时喉痉挛、呼吸道分泌物增多有关。

（2）有受伤的危险：与癫痫发作时抽搐有关。

（3）潜在并发症：脑水肿、酸中毒、呼吸衰竭。

六、治疗原则和护理措施

1. 治疗原则

（1）病因治疗：积极寻找病因，针对病因进行治疗。

（2）抗癫痫药物或手术治疗：按照发作类型选择药物，以单种药物为主，注意毒副作用。对药物治疗无效、影响小儿生长发育的癫痫采用手术治疗。

表12-1　常用的抗癫痫药物

药名	剂量 mg/(kg·d)	半衰期 (h)	最佳血浓度 (μmol/L)	主要毒副作用
苯巴比妥	3～5	50～160	50～130	多动，兴奋，皮疹
苯妥英钠	3～6	7～60	40～80	齿龈肿胀，过量可致共济失调
卡马西平	10～30	8～20	15～45	嗜睡，步态不稳，白细胞数下降，肝功能受累
丙戊酸钠	15～40	11～20	300～600	嗜睡，食欲增加，肝功能受累
扑痫酮	10～25	6～15	25～50	多动，兴奋，皮疹
氯硝西泮	0.02～0.2	20～60	60～220	嗜睡，过快加量可致肌无力，皮疹
ACTH	20IU/d，2～4周后改为泼尼松			脑实质可逆性萎缩

（3）癫痫持续状态的治疗：首选劳拉西泮止惊，0.05～0.1mg/kg静注，总量<4mg；或氯硝西泮0.01～0.06mg/kg静注；或地西泮0.25～0.5mg/kg静注，必要时30分钟重复

一次。同时保持呼吸道通畅；防止脑水肿，保护脑功能；纠正内环境紊乱。

2. 护理措施

（1）指导家长、学校和患儿对癫痫有正确认识，说明长期规律治疗的重要性。教育家长和患儿必须严格遵医嘱用药，不得随意调整药量，取得医患双方的相互信任和合作。

（2）安排正常合理的学习和生活，对患儿要关心和爱护，减少其忧虑和自卑感。保持情绪稳定，生活要有规律，限制一些具有危险性的运动，避免可能诱发癫痫的各种诱因。

（3）注意长期药物治疗的毒副作用，定期监测血药浓度。

（4）发作时的护理：①立即松解患儿衣服，取平卧位，头偏向一侧，清除口鼻咽部分泌物，以保持呼吸道通畅。必要时放置牙垫，防止咬伤。发绀时予以吸氧。②详细记录生命体征、意识状态、发作次数、抽搐部位及持续时间、有无大小便失禁等。③配合医生迅速而准确地用药，癫痫持续状态时立即建立静脉通路，以保证及时有效的药物治疗。④如患儿昏迷则应按昏迷护理。

（5）健康教育：做好婚前检查，防止近亲结婚；做好围产期保健，产前注意保护母体身体健康，避免各种可能导致癫痫的致病因素，如产伤、窒息、感染等因素的发生。对患儿应给予更多的关心爱护，避免社会歧视。

第二节　化脓性脑膜炎

一、病因

1. 病原菌　病原菌种类与患儿的发病年龄有关。新生儿及两个月以下的小婴儿以革兰阴性杆菌和金黄色葡萄球菌为主；3 个月至 3 岁的小儿以流感嗜血杆菌及肺炎链球菌多见；脑膜炎双球菌脑膜炎（即流行性脑脊髓膜炎）在流行季节各年龄组均可发病，以年长儿为多见。

2. 机体的免疫与解剖缺陷　各种原因引起的免疫功能低下、神经与皮肤的解剖异常可使小儿机体防卫能力减低，使一些平时少见的致病菌如表皮葡萄球菌、绿脓杆菌等乘虚而入，导致发病。

二、流行病学

任何年龄均可发病。90％以上的病例在出生后 1 个月至 5 岁之间发病。本病主要经呼吸道分泌物或飞沫传播。与本病患儿密切接触、居室拥挤、通风不良、非母乳喂养都是导致患病的易感因素。脑膜炎双球菌所致者多在冬春季发病。流感嗜血杆菌及肺炎链球菌脑膜炎多见于冬季。

三、发病机制

多数化脓性脑膜炎的致病菌是由血行播散而来的。其常见入侵途径有上呼吸道、胃肠道、皮肤黏膜、新生儿脐部等。细菌由感染灶入血后发生菌血症或败血症，并随着血液循环到达脉络丛与脑膜，进入脑脊液引起炎症反应。炎症反应以软脑膜、蛛网膜和表层脑组织为主，可波及到脑室内膜，导致脑室管膜炎。重者累及邻近脑实质，导致脑细胞和间质水肿、神经细胞死亡。炎症累及周围颅神经，可引起失明、面瘫、耳聋等。少数化脓性脑膜炎由于邻近组织感染，如面部软组织感染、中耳炎、乳突炎、鼻窦炎等，直接累及脑膜。部分由鼻漏、脑脊膜膨出和贯通性脑外伤等继发感染所致。

四、临床表现

起病方式有两种：①骤发起病者可迅速出现休克、皮肤瘀斑、意识障碍及驱散性血管内凝血的征候，多见于暴发型流脑；②亚急性起病者多为流感嗜血杆菌或肺炎链球菌脑膜炎，于发病前数日常有上呼吸道炎症或胃肠道症状。

主要症状为突起高热，年长儿诉头痛，小婴儿缺乏典型的症状和体征，表现易激惹、哭声高尖、目光凝视、拒乳等。神经系统表现有：①脑膜刺激征：颈抵抗、布氏征及克氏征阳性；②颅内压增高：头痛、喷射状呕吐，婴儿表现为前囟饱满、颅缝增宽，重者意识改变，呼吸循环功能受累，出现脑疝；③部分或全身性惊厥发作；④局限性神经系统体征：部分患儿有颅神经受累或肢体瘫痪等。

五、并发症

1. 硬膜下积液　1岁以内婴儿流感嗜血杆菌脑膜炎多见。表现为经治疗体温不退或退而复升，出现进行性头围增大、颅内压增高及意识障碍，颅透照或CT可确诊。

2. 脑性低钠血症　又称抗利尿激素不适当分泌综合征（SIADH）。由于炎症累及下丘脑及神经垂体，导致抗利尿激素不适当分泌，使脑水肿加重甚至昏迷。

3. 脑室管膜炎　多见于革兰阴性杆菌感染且治疗不及时的婴儿。表现为经抗生素治疗后仍发热不退、惊厥频繁、前囟饱满，CT示脑室扩大，脑室穿刺液中白细胞数增高和蛋白质含量增多，糖含量降低。

4. 脑积水　炎性渗出物阻碍脑脊液循环所致。

5. 其他神经系统损害　表现为失明、耳聋、继发性癫痫及智力发育障碍等。

六、诊断检查

早期正确的诊断和治疗是决定预后的关键。因此对于发热并伴有神经系统异常症状和体征的患儿应及时进行如下检查，以明确诊断。

1. 外周血象　白细胞总数明显升高，分类以中性粒细胞为主。

2. 脑脊液检查　压力升高，外观混浊；白细胞总数显著增多，以中性粒细胞为主；糖含量显著降低；蛋白质含量增多。脑脊液涂片可找到病原菌，细菌培养阳性。有时在疾病早期菌血症时，脑脊液常规及生化检查完全正常，而脑脊液或血液细菌培养可为阳性，须经过12～24小时后再次复查。

3. 血培养　虽然不一定取得阳性结果，但对新生儿和婴幼儿来说，血培养是明确病原的重要检查。

4. 皮肤瘀斑涂片　寻找脑膜炎双球菌是早期病因诊断的方法之一。

5. 影像学检查　头颅B超、CT等可发现脑水肿、脑室扩大、硬脑膜下积液等病变。

七、常见的护理问题

1. 体温过高/体温过低　与颅内感染有关。

2. 有受伤的危险　与惊厥发作有关。

3. 疼痛（头痛）　与颅内压增高或腰椎穿刺有关。

4. 潜在并发症　颅内高压、脑疝等。

5. 营养失调：低于机体需要量　与摄入不足、机体消耗增多有关。

八、治疗原则和护理措施

1. 治疗原则

（1）抗生素治疗：由于本病严重、进展迅速，应及早选用能透过血脑屏障的药物，采用静脉注射的方法进行治疗。在病原菌未明时，目前主张选用头孢曲松 100mg/（kg·d）或头孢噻肟 200mg/（kg·d）。对于已知病原菌者，参照药敏试验给药。用药疗程 2～3 周，一般至临床症状消失、脑脊液正常后，再用药 3～5 天。有并发症者适当延长给药时间。

（2）对症及支持疗法：保证足够的能量和营养供给，注意水、电解质平衡；急性期应用肾上腺皮质激素，以减轻脑水肿、防止脑膜粘连；降低颅内压；控制惊厥；纠正呼吸循环衰竭等。

（3）防治并发症。

2. 护理措施

（1）保证患儿卧床休息，给予营养丰富、易消化的饮食。不能进食者可鼻饲，但需注意抬高床头，将患儿头部偏向一侧，防止呕吐物误吸引起窒息。

（2）密切观察病情，注意患儿神志、精神、面色、囟门、瞳孔、生命体征及神经系统症状和体征的变化，警惕脑疝或呼吸衰竭等并发症的发生，发现异常及时与医生联系，并积极配合抢救。

（3）做好皮肤护理，保持皮肤的清洁干燥，防止褥疮。

（4）口腔护理：用生理盐水或漱口液清洗口腔，保持口腔清洁。

（5）保证静脉通畅，注意输液速度，有计划地使用和保护静脉。

（6）腰穿及硬脑膜穿刺后，患儿应平卧 1 小时，观察反应。穿刺部位用无菌纱布覆盖，避免感染。

（7）高热、惊厥、昏迷护理参阅有关章节。

（8）健康教育：主动向患儿家长介绍病情、用药原则和护理方法，使其主动配合。为恢复期的患儿制定相应的功能训练计划，指导家长具体的护理措施，减少后遗症发生。

九、预防

保持室内空气新鲜，阳光充足。加强体格锻炼，按时预防接种，提高机体免疫力。对上呼吸道感染、中耳炎、鼻窦炎及皮肤感染者，应及时彻底治疗，防止化脓性脑膜炎的发生。

第三节　病毒性脑膜炎和脑炎

一、病因

病毒性脑炎和病毒性脑膜炎均为中枢神经系统急性炎症。多数由肠道病毒、虫媒病毒、腮腺炎病毒及疱疹病毒所致，但临床上只有约 1/4 的病例可查出确切的致病病毒。本病病程多具有自限性。

二、流行病学

不同病毒导致的脑膜炎、脑炎有不同的发病季节、地理、动物接触史等特点。如肠道病毒感染多于夏季发生，在人和人之间直接传播。虫媒病毒是通过携带病毒的蚊、虱等叮咬而使人致病，如夏秋季发生的乙型脑炎。疱疹病毒脑炎多为散发，可为直接接触感染或病前有过疱疹病毒感染史。

三、发病机制

病毒通过两种途径侵犯中枢神经系统，一种为血行播散，病毒自呼吸道、胃肠道或经昆虫叮咬侵入人体后，首先在淋巴系统繁殖，然后进入血液形成病毒血症，最后透过血脑屏障，侵犯脑膜引起炎症，或进入神经细胞内进行繁殖，直接破坏神经组织。另一种途径为病毒直接侵犯中枢神经系统，导致神经系统的炎症反应，表现为脑组织水肿、变性及坏死等。

四、临床表现

病情轻重不一，多呈急性发病，病前有呼吸道或胃肠道症状。常见表现为发热、头痛、呕吐、精神异常或意识障碍。

以脑膜炎为主者，头痛、呕吐比较明显，有前囟隆起、颈项强直、脑膜刺激征阳性，精神异常和意识障碍较轻。以脑炎为主者，常出现昏迷、惊厥、肢体张力改变、视觉障碍和颅神经麻痹，锥体束征阳性。严重者可有脑疝，或因脑干受损出现中枢性呼吸、循环衰竭。

有些病毒感染可伴有特征性的临床表现，如单纯疱疹病毒性脑炎常有口唇或角膜疱疹、周身皮损；腮腺炎病毒性脑炎常有腮腺肿大等。

多数病例可完全恢复，少数患儿可遗留某些后遗症如癫痫、听力障碍、肢体瘫痪以及不同程度的智力低下等。

五、诊断检查

诊断主要依据病史、临床表现及实验室检查。实验室检查包括：

1. 外周血象　白细胞总数正常或偏低。

2. 脑脊液检查　压力增高，外观清亮或微混。白细胞数轻度增加，早期以中性粒细胞为主，但很快转为以淋巴细胞为主。蛋白质轻度增高，糖含量正常。

3. 病原学检查　部分患儿可从脑脊液中分离出病毒，或血清学检查病毒抗体阳性。恢复期患儿血清特异性抗体滴度较急性期高 4 倍以上时具有诊断意义。

六、常见的护理问题

1. 体温过高　与病毒感染导致的病毒血症有关。
2. 急性意识障碍　与脑实质炎症有关。
3. 躯体移动障碍　与脑炎导致的昏迷或瘫痪有关。
4. 潜在并发症　颅内压增高。

七、治疗原则和护理措施

1. 治疗原则

(1) 抗病毒治疗：应尽早给予阿昔洛韦（无环鸟苷）静脉注射，可阻止病毒DNA的合成，对由单纯疱疹病毒引起的脑炎和脑膜炎作用最强。

(2) 对症治疗：①注意营养供给，维持水、电解质平衡；②退热：高热时用药物和物理降温；③控制惊厥发作；④减轻脑水肿，应用脱水剂、肾上腺皮质激素等；⑤维持重要脏器功能。

(3) 康复治疗：对疑有神经系统后遗症者及早进行康复治疗，如功能锻炼、针灸、按摩等。

2. 护理措施　参阅化脓性脑膜炎的护理。

八、预防

及时接种各种疫苗。各种减毒病毒疫苗（麻疹、腮腺炎、风疹、乙型脑炎、水痘）已大大减少了这些病毒感染的中枢神经系统合并症。

第四节　急性感染性多发性神经根神经炎

急性感染性多发性神经根神经炎又称格林－巴利综合征，是一种急性免疫性周围神经系统的脱髓鞘疾病。其主要临床特点为急性、对称性、弛缓性肢体瘫痪，伴有周围感觉障碍。发病前多有病毒感染史，好发年龄为学龄前及学龄期，男孩较女孩多见，农村较城市多见，以夏秋季为高发季节。

一、病理

周围神经可出现以髓鞘脱失为主或以轴索变性为主或两者皆存在的病变。脊神经根和近、远端神经均可受累，以近端较重，颅神经也可受累。主要病理改变为水肿、神经内膜淋巴细胞浸润、节段性髓鞘脱失。

二、临床表现

发病前1～6周常有前驱感染史，以上呼吸道感染和腹泻为多见。常为急性发病，病初出现肢体无力及疼痛，伴有发热，并进行性加重，两周内达高峰并维持数周至数月，以后逐渐恢复。

1. 运动障碍　为主要的临床表现。常从肢体远端开始，首先表现为行走无力，易跌倒，2～3天逐渐发展至近端肢体的弛缓性瘫痪，多为对称性，远端重于近端，可见肌萎缩。

2. 颅神经功能障碍　约 1/2 病例有颅神经受累。表现为吞咽困难、进食呛咳、发音不清、面瘫及头下垂等。

3. 呼吸衰竭　重者有呼吸肌麻痹，表现为声音微弱、咳嗽无力、呼吸浅表，甚至发展为中枢性呼吸衰竭。

4. 自主神经功能障碍　表现为多汗、面部潮红、心率增快、血压不稳、尿潴留等。

5. 感觉障碍　手足发麻、疼痛，可出现手套、袜套状感觉。

6. 反射障碍　受累部位的腱反射可减弱或消失。

本病病情发展的速度和预后有显著的个体差异，大多数患儿的症状经 3～4 周后停止进展，逐渐恢复，一般 6 个月内完全恢复；少数病例可留有不同程度的肌肉麻痹后遗症，或因呼吸衰竭、肺部感染而死亡。

三、诊断检查

1. 临床表现　全身感染后出现肢体进行性、对称性、弛缓性瘫痪，患儿意识清楚，无脑膜刺激征，有神经根刺激征。

2. 脑脊液检查　压力正常，细胞数正常，蛋白质含量逐渐增多且 2～3 周内达高峰，此种蛋白细胞分离现象为本病特征。

3. 电生理检查　运动及感觉神经传导速度显著减慢。肌电图显示混合性肌肉动作电位幅度减低。

四、常见的护理问题

1. 自理能力缺陷　与急性感染性多发性神经根神经炎所致的运动障碍、感觉障碍有关。

2. 有受伤的危险　与急性感染性多发性神经根神经炎所致的运动障碍、感觉障碍有关。

3. 有皮肤完整性受损的危险　与长期卧床、肢体瘫痪、感觉异常有关。

4. 有感染的危险　与免疫力低下和呼吸肌麻痹有关。

5. 有误吸的危险　与颅神经障碍有关。

6. 有发生废用综合征的危险　与运动、感觉及反射障碍有关。

五、治疗原则和护理措施

主要依靠支持和对症治疗，耐心细致的护理是降低病死率和减少并发症的关键。

1. 治疗原则

(1) 疾病初期（1 周内）：大剂量应用人血免疫球蛋白可明显延缓本病进展速度，减轻极期症状的严重程度，降低气管切开及机械通气的几率。治疗剂量每日 400mg/kg，静脉注射，连用 5～7 天。

(2) 对症治疗：减轻神经根水肿，可给予甘露醇或短期应用肾上腺皮质激素；积极治疗呼吸肌麻痹，严重病例应及时给予机械通气。

(3) 康复治疗：恢复期采用按摩、理疗、针灸疗法及功能锻炼。

2. 护理措施

(1) 一般护理：使患儿体位舒适，勤翻身，防止褥疮，注意保持肢体功能位。供给高热量、高蛋白、高维生素流食或半流食。喂食、喂水时防止呛咳及吸入。吞咽困难者给予鼻饲。保证大小便通畅。

（2）呼吸肌麻痹的处理：①保证呼吸道通畅：及时吸痰，防止肺炎和肺不张；②拍背和体位引流：拍背自下而上，从周围向中心；并经吸痰或辅助咳痰，使肺深部痰液排出；③气管切开和使用人工呼吸机的护理参阅有关章节。

（3）防治感染：注意洗手及无菌操作，严格执行消毒隔离制度，防止交叉感染；加强皮肤、口腔及眼睛的护理；并发感染时选用适当的抗生素。

第十三章 结缔组织病患儿的护理

第一节 幼年类风湿性关节炎

一、定义

幼年类风湿性关节炎是儿童时期以慢性关节滑膜炎为特征的，慢性全身性自身免疫性疾病。以发热、皮疹、肝脾及全身淋巴结肿大等为主要表现。

二、病因和病理改变

（一）病因

尚不清楚，可能与多种因素有关。

可能是细菌、病毒的特殊成分作用于有遗传学背景的人群，直接激活 T 细胞，使其活化、增殖和分泌大量炎症性细胞因子，引起免疫损伤。

（二）病理改变

关节呈非化脓性滑膜炎，晚期侵蚀关节软骨和骨组织，使关节面粘连，导致关节强直畸形。胸膜、腹膜和心包膜可发生纤维素性浆膜炎。皮疹部位皮下毛细血管有非特异性炎症细胞浸润。肝、脾及肾脏可出现淀粉样变性。

三、临床表现

1. 全身型　此型又称 Still 病，多见于 2～4 岁幼儿。以全身症状起病，反复弛张热，热退时活动如常。一过性多形性皮疹，随体温升降而时隐时现。淋巴结、肝、脾常有不同程度肿大，胸膜、心包和心肌可受累。迟早可出现关节损害。

2. 多关节型　多见于学龄儿童。起病缓慢，为进行性多发性关节炎。指、趾、膝、踝、肘等关节均可受累，受累关节在 5 个或 5 个以上。先呈游走性，后固定于多处对称性的关节，产生肿痛、晨僵和活动受限，直至关节强直和畸形。全身症状较轻，有低热、乏力、纳差，亦可有肝、脾肿大。

3. 少关节型　多见于较大儿童。全身症状轻微，受累关节不超过 4 个，且主要累及膝、踝、肘等大关节，无严重活动障碍。可并发虹膜睫状体炎。有的可出现髋及骶髂关节受累，常为强直性脊柱炎。

四、诊断检查

1. 血液检查　在活动期可有轻、中度贫血，多数白细胞升高，以中性粒细胞为主；全身型甚至出现类白血病反应，血沉增快，C 反应蛋白增高。

2. 免疫检测　IgG、IgM、IgA 均增高；有些多关节型类风湿因子（RF）阳性，抗核抗体（ANA）阳性；HLA－B_{27}阳性与强直性脊柱炎有关。

3. X线检查　早期无异常发现，以后出现骨质疏松、骨质破坏、骨膜反应、关节腔变窄及关节面融合等。

五、常见护理问题

1. 有体温改变的危险　与幼年类风湿性关节炎有关。
2. 躯体移动障碍　与关节肿胀疼痛有关。
3. 有发生废用综合征的危险　与幼年类风湿性关节炎引起的关节病变和疼痛有关。
4. 潜在并发症　药物副作用。

六、治疗原则和护理措施

（一）治疗原则

主要是应用抗炎类药物，有以下几种：

1. 非甾类抗炎药　①奈普生：高效低毒，长期服用耐受良好。剂量 10mg/（kg・d）。②布洛芬：对各种类型都有效。剂量 50mg/（kg・d）。③吲哚美辛（消炎痛）：用于全身型及严重多关节炎。剂量 0.5～1mg/（kg・d），需从小剂量开始。

2. 延缓病情药物　如非甾类抗炎药治疗 3～6 个月无效，应加用此类药物。包括甲氨蝶呤、青霉胺、柳氮磺吡啶及来氟米特等。这些药物起效慢，常与非甾类抗炎药合用。

3. 类固醇激素　仅用于全身型内脏受累，特别是伴有心肌和眼部病变者。一般用泼尼松（强的松）1～2mg/（kg・d），分次服。待症状基本控制、血沉正常后逐渐减量。长期应用不能防止关节破坏，而且可能促使软骨坏死及生长延迟。

4. 免疫抑制剂　适用于上述药物均无效或有严重反应者。常用硫唑嘌呤、环磷酰胺。

（二）护理措施

1. 急性期应卧床休息，供给充足的营养。

2. 注意保暖，保持患病关节于功能位，配合物理治疗，指导功能锻炼，预防肌肉萎缩及关节强直畸形。

第二节　过敏性紫癜

一、定义

是以小血管炎为主要病变的变态反应性疾病，临床表现为皮肤紫癜，伴关节肿痛、胃肠道症状和肾脏损害。

二、病因及发病机制

病因不明，相关因素有感染、药物、食物等。机体对这些因素产生不恰当的免疫应答，形成免疫复合物，引起广泛的毛细血管炎及小动脉炎，血管壁通透性增加，导致皮肤、黏膜及内脏器官出血水肿。

三、病理改变

基本病理改变为较广泛的急性无菌性毛细血管和小动脉的炎性反应，可出现血管壁灶性坏死、纤维沉积，在受累血管周围有炎性细胞浸润。肾脏改变轻者为局灶性肾炎，重者为增殖性肾炎伴新月体形成。电镜下可见肾小球系膜免疫复合物沉积。

四、临床表现

多为急性起病，病前1～3周常有上呼吸道感染史。

1. 皮肤紫癜　病程中反复出现皮肤紫癜为本病特点。多见于下肢和臀部，对称分布，分批出现。紫癜大小不等，呈紫红色，高出皮肤，压之不褪色，几天后转为暗紫色，最终呈棕褐色而消退。可伴有荨麻疹、多形红斑和血管性水肿。重者可融合成大疱以致出血性坏死。紫癜一般在4～6周消退，部分患儿隔数周、数月又复发。

2. 消化道症状　部分患儿出现反复的突发性腹痛、恶心、呕吐及便血。偶发生肠套叠或肠穿孔。

3. 关节肿痛　多累及膝、踝、腕、肘等关节，可单发或多发，呈游走性，活动受限，关节腔有浆液性积液，消退后不遗留关节畸形。

4. 肾脏症状　常在病程3个月内出现，症状轻重不一。血尿、蛋白尿可伴血压增高及水肿。少数发展为慢性肾炎，甚至肾衰竭。

五、常见护理问题

(1) 皮肤完整性受损　与过敏性紫癜引起的皮肤改变有关。

(2) 疼痛：腹痛、关节痛与过敏性紫癜引起消化道病变和关节病变有关。

(3) 潜在并发症：消化道出血、肾脏功能损害。

六、治疗原则和护理措施

(一) 治疗原则

1. 尽可能寻找和避免过敏原，积极治疗感染。

2. 肾上腺皮质激素和免疫抑制剂　有消化道症状尤其是伴有消化道出血时应用肾上腺皮质激素；并发肾脏损害激素治疗无效者，可并用免疫抑制剂。

3. 对症处理　可用维生素C、芦丁以改变血管脆性。

4. 中药制剂　如雷公藤对严重紫癜及紫癜性肾炎有一定疗效。

(二) 护理措施

1. 急性期卧床休息，避免粗糙及刺激性食物，有腹痛者予少渣饮食，消化道出血者应禁食。

2. 密切观察病情，观察紫癜的分布和增减情况，有无伴随症状。注意腹痛者腹部体征及大便性状，及时做大便潜血检查。注意尿色改变，定期送检尿常规。

3. 皮肤紫癜严重时注意皮肤护理，防止感染。

第三节 川崎病

一、定义

又称皮肤黏膜淋巴结综合征，是一种病因未明的血管炎综合征。临床特点为急性发热，皮肤黏膜损伤和淋巴结肿大，可发生心脏并发症。

二、病因和病理改变

病因不清，可能与感染、免疫反应、环境污染、药物和化学剂等因素有关。

基本病理变化为血管周围炎、血管内膜炎或全层血管炎，可累及动脉、静脉和毛细血管。重者冠状动脉有增殖性炎症和血栓形成。

三、临床表现

本病好发于3岁以下小儿，男多于女。一般为自限性，有心血管症状时可持续数月至数年。

（一）主要症状和体征

1. 原因不明的发热持续5天以上，抗生素治疗无效。
2. 手足硬肿，手掌和指趾末端可见红斑，恢复期在指趾端和甲床交界处呈膜样脱屑。
3. 多形性皮疹，躯干部较多。
4. 双眼球结膜充血。
5. 口唇干红、皲裂，口腔黏膜弥漫性充血，“杨梅舌”。
6. 浅表淋巴结肿大，多累及颈、枕部及耳后淋巴结。

以上主要症状符合5项即可确诊。

（二）心血管症状和体征

常于发病1～6周出现症状，也可迟至急性期后数月甚至数年。心尖部出现收缩期杂音，心律不齐，心脏扩大，可因冠状动脉炎及动脉瘤发生心肌梗死。

（三）其他伴随症状

可有腹痛、腹泻、尿道炎、肝大及轻度黄疸，偶有无菌性脑膜炎。

四、诊断检查

1. 血液改变　轻度贫血；白细胞计数升高，以中性粒细胞为主；血小板逐渐增高；血沉增快；C反应蛋白增高；蛋白电泳示球蛋白明显升高；部分血清转氨酶活性增高；补体正常或降低。

2. 心血管系统检查　少数心电图ST段及T波改变、P－R间期和Q－T间期延长、低电压、心律失常等。超声心动图为诊断冠状动脉瘤最可靠的方法，可发现冠状动脉扩张、冠状动脉瘤，于病程2～3周检出率最高，多数于1～2年恢复，应定期复查。

五、常见护理问题

（1）体温过高：与感染、免疫反应等因素有关。

（2）皮肤、黏膜完整性受损：与小血管炎有关。

（3）潜在并发症：心肌梗死、冠状动脉瘤破裂。

六、治疗原则和护理措施

（一）治疗原则

1. 阿司匹林　为首选药物，开始30～50mg/（kg·d），热退后减为3～5mg/（kg·d），用药到症状消失、血沉正常，共1～3个月。有冠状动脉扩张者需延长用药时间。

2. 丙种球蛋白　早期应用可明显减少冠状动脉病变发生。剂量400mg/（kg·d），连用5天或一次应用2g/kg，静脉滴注。

3. 一般不用激素，根据病情给予对症治疗，定期随访。

（二）护理措施

1. 急性期应卧床休息，有心血管症状者绝对卧床休息。

2. 给予营养丰富、清淡易消化的半流质饮食，避免过热及辛辣刺激，鼓励多饮水。

3. 加强皮肤和黏膜护理　衣服柔软清洁，注意清洁口腔，口唇干燥涂润滑剂，便后及时清洗，保持外阴清洁。

4. 持续发热按高热护理。

5. 密切观察心血管症状　注意面色、呼吸、心率的变化；外出进行X线及心脏检查时应有专人护送，定期进行心脏超声检查。

6. 健康教育　及时向家长交代病情，嘱咐出院后应定期门诊复查、定时做心电图和超声心动图。

第十四章　内分泌系统疾病患儿的护理

第一节　中枢性尿崩症

尿崩症是小儿时期较常见的内分泌疾病。它的特征是患儿部分或完全丧失尿浓缩功能，临床主要表现为多尿、多饮和排出低比重尿。根据病因可将尿崩症分为中枢性尿崩症、肾性尿崩症、精神性烦渴症 3 类。其中因抗利尿激素（antidiuretic hormone ADH），又名精氨酸加压素（arginine vasoprenin AVP）分泌不足所引起的中枢性尿崩症较多见。

一、病因及发病机制

1. 原发性　是因下丘脑视上核或室旁核神经元发育不全或退行性病变所致，多数为散发，少数呈常染色体显性或隐性遗传。

2. 继发性　任何侵犯下丘脑、垂体柄或神经主体（垂体后叶）的病变都可发生尿崩症状。

（1）肿瘤：约 1/3 以上患儿可证实系颅内肿瘤所致，常见有颅咽管瘤、视神经胶质瘤等。

（2）损伤：如颅脑外伤、手术损伤和产伤等。

（3）感染：少数患儿系由脑炎、脑膜炎、弓形体病和放线菌病所致。

（4）其他：如组织细胞增生症或白血病时的细胞浸润。

尿崩症时 ADH 分泌减少或缺乏，肾脏远球小管及集合管中水的重吸收减少，排出大量稀释性尿液使体液容量减少，血浆渗透压增高。此时由于缺乏 ADH 的调节，继续排出大量尿液，使渴感中枢强烈兴奋而大量饮水，以补偿丢失的水分和使增高的渗透压下降。但是由于单纯饮水不能完全调节渗透压，因此尿崩症病人的血浆渗透压仍稍高于正常，并有轻度脱水。

二、临床表现

本病可发生于任何年龄，主要表现为多尿、多饮和烦渴。尿崩症开始为尿量增多，幼儿常出现遗尿、夜尿次数增多，随之有烦渴多饮，病情逐渐加重。婴幼儿烦渴时哭闹不安，不肯吃奶，饮水后安静，体温可升高，体重明显下降。婴儿由于喂水不足可发生便秘、脱水、甚至休克。严重脱水时可致脑损伤与智力缺陷。尿量在病程发展中逐渐增多，然后每日尿量又趋稳定。尿量增多的程度与 ADH 缺乏的程度相一致，ADH 缺乏愈严重，尿量愈多，饮水量亦随之增加。小儿由于烦渴多饮及多尿可影响睡眠和学习，并使生长缓慢。尿崩症患儿很少出汗，皮肤苍白而干燥，食欲低下，精神不振，患儿多喜食淀粉类食物，喜饮凉水。如充分饮水，一般情况下无明显阳性体征。

三、诊断检查

1. 尿液和血浆渗透压测定　用以排除高渗透性利尿的可能性。患儿尿比重不超过1.005，尿渗透压<200 mmol/L，血浆渗透压在水分摄入时属正常高限。

2. 禁水试验　目的是观察患儿细胞外液渗透压增高时的浓缩尿液能力。患儿持续排出低渗尿，而血清钠和渗透压分别上升超过145mmol/L和295mmol/L，体重下降3%～5%，应考虑此病的可能性。此试验可区分精神性烦渴与真性尿崩症。

3. 血浆ADH测定　重症中枢性尿崩症血浆ADH浓度<0.5ng/L。

4. 影像学检查　应选择进行头颅X线平片、CT或MRI检查。颅内肿瘤常以尿崩症形式发病，数年后呈现其他症状，所以应对尿崩症患儿进行长期随访。

5. 加压素试验　在排尿并采血钠后，皮下注射神经垂体后叶素或精氨酸加压素，注射后2小时内多次留取尿样本测定渗透压，以协助诊断尿崩症。

四、常见的护理问题

1. 排尿异常　多尿，与抗利尿激素缺乏有关。

2. 有体液不足的危险　与多尿、供水不足有关。

3. 潜在并发症　脱水、休克、生长发育迟缓。

五、治疗原则和护理措施

1. 治疗　主要是长期给予垂体加压素制剂以发挥ADH的生理功能，常用制剂如下述。

（1）鞣酸垂体加压素：用药前须加温、摇匀，每次肌肉注射0.1～0.2ml，可维持效用3～7天。待出现多尿症状后再注射第二次。自小剂量开始，并根据个体对治疗的效应而调节。

（2）1-脱氨-8-右旋—精氨酸加压素（DDAVP）：为人工合成的AVP类似药，有鼻喷剂和口服片剂2种，副作用较小。应用鼻喷剂宜逐渐加量直至效果满意即作为维持量，应用口服片剂须注意药物敏感度的个体化差异。

（3）其他药物：对部分患儿还可选用氯磺丙脲、卡马西平或氯丙丁酯等药物，以增加ADH的分泌或增强肾髓质腺苷酸环化酶对ADH的反应。

2. 护理

（1）休息：患儿常因多尿而引起软弱无力、睡眠不安、头晕等，注意适当卧床休息。

（2）饮食：给予营养丰富易消化的低盐饮食。饭前少饮水而以有营养的饮料或汤类代替。

（3）记录尿量：根据尿量给予患儿充足水分。特别是婴儿补水更为重要，以防高渗脱水引起脑发育受损。

（4）鞣酸垂体加压素须深部肌肉注射，每次更换注射部位，发现有硬块时给予热敷；注射后应注意观察有无过量反应，过量时可出现面色发白、腹痛、血压升高。

第二节　儿童糖尿病

糖尿病是由于体内胰岛素绝对或相对不足引起的糖、脂肪、蛋白质等代谢紊乱，致使血糖升高、出现尿糖的一种疾病，是小儿最常见的内分泌代谢病之一。儿童糖尿病多属于胰岛素依赖型，即1型糖尿病。

一、病因及发病机制

病因不完全清楚，可能与以下因素有关：

1. 遗传因素　糖尿病患儿约40%有家族史，1型糖尿病是多基因遗传病。

2. 自身免疫　病毒感染激发自身免疫反应，从而导致胰岛β细胞破坏。

由于胰岛β细胞破坏或功能抑制，病人不能分泌胰岛素或分泌不足，葡萄糖在体内不能得到充分的氧化利用而在血中聚积造成高血糖。当血糖>160mg/dl时，肾小球滤出的葡萄糖过多，超过了肾小管重吸收的能力，因而产生糖尿。由于葡萄糖作为能量的来源遇到障碍，因此蛋白质大量分解以供能量需要，同时脂肪亦大量分解。由此产生酮体，更加重了全身代谢障碍。排出酮体的同时还排出阳离子如 Na^+、K^+、NH^+，因而加重水、电解质紊乱。当血糖显著升高时，可因细胞外液高渗状态而致脑细胞脱水及脑细胞不能充分利用氧而引起一系列神经系统症状。

3. 环境因素　除遗传、自身免疫因素外，尚有外来因子的激发作用，如病毒感染（风疹病毒、柯萨奇病毒、腮腺炎病毒等）、化学毒素（如亚硝胺等）、饮食中某些成分（如牛奶蛋白）、胰腺受到缺血性损伤等因素的触发。

二、临床表现

儿童糖尿病起病较急骤，多数患儿有多尿、多饮、多食和体重下降（三多一少）等典型症状。但在婴幼儿期发病者的多尿、多饮症状常不易被发觉。消瘦、精神不振、倦怠乏力等体质显著下降症状在病史较长的年长患儿中颇为突出。

约有40%糖尿病患儿在就诊时即处于酮症酸中毒状态，幼年患儿的发生率较年长儿高。其起病甚急，表现为进食减少、恶心、呕吐、腹痛、关节或肌肉疼痛。迅速出现脱水和酸中毒征象：皮肤黏膜干燥、呼吸深长、呼气中带有酮味、脉搏细速、血压下降、体温低，随即出现嗜睡、淡漠甚至昏迷状态。血气分析可显示不同程度的代谢性酸中毒，血清钠、氯低于正常。血液和尿液中酮体均明显增高，血白细胞总数增高。

三、诊断检查

1. 尿液检查　未经治疗的患儿尿糖应为阳性，在伴有酮症酸中毒时尿酮体呈阳性。

2. 血液检查

（1）血糖测定：空腹全血或血浆血糖浓度分别≥6.7mmol/L和7.8mmol/L（120mg/dl和140mg/dl），或当患儿有“三多一少”症状，尿糖阳性，非空腹血糖≥11.1mmol/L（200mg/dl）时即可诊断为糖尿病。

（2）血清胆固醇、甘油三酯和游离脂肪酸明显增加。

（3）血气分析：酮症酸中毒时血气分析显示患儿血 pH＜7.30，HCO_3^-＜15mmol/L，即证实有代谢性酸中毒。

3. 葡萄糖耐量试验　本试验用于空腹血糖正常或正常高限，餐后血糖高于正常而尿糖偶尔阳性的患儿。通常采用口服葡萄糖法：试验当日自 0 时起禁食，在清晨按 1.75g/kg 口服葡萄糖，最大量不超过 75g，每克加水 2.5ml，用 3～5 分钟服完；在口服前（0 分）和服后 60、120 和 180 分钟，分别采血测定血糖和胰岛素浓度。正常人 0 分钟血糖＜6.7mmol/L（110mg/dl），口服葡萄糖后 60 和 120 分钟时血糖分别低于 10.0mmol/L 和 7.8mmol/L（180mg/dl 和 140mg/dl）。糖尿病患儿 120 分钟血糖＞11.1mmol/L（200mg/dl）。

四、常见护理问题

1. 营养失调　低于机体需要量，与机体糖、脂肪、蛋白质代谢紊乱有关。

2. 潜在并发症

（1）低血糖：与胰岛素使用过量有关。

（2）酮症酸中毒：与胰岛素治疗中断、过食、发生急性感染有关。

（3）高渗性非酮症性昏迷：与胰岛素使用不当、血糖控制不好有关。

3. 有感染的危险　与血糖控制不好、机体抵抗力下降有关。

4. 知识缺乏　患儿及家长缺乏有关糖尿病的知识。

5. 家庭应对无效　与孩子患糖尿病有关。

五、治疗原则和护理措施

1. 治疗　糖尿病治疗是一种综合性治疗，具体治疗包括三个方面：

（1）饮食：饮食治疗的内容包括控制总热量、合理配餐、少量多餐、口味清淡、高纤维素饮食、水果适时适量。

糖尿病患儿营养需要量应与年龄、性别、体重及活动量相同的健康小儿相似，以满足其生长发育需要。食物应富含蛋白质、纤维素，限制纯糖，减少饱和脂肪酸和胆固醇。蛋白质可选大豆类、乳类食品及瘦肉；蔬菜水果可选择西红柿、黄瓜等含糖低的食品；另外应少吃肥肉、奶油及动物内脏。三餐外在上、下午及睡前应加点心。每日所需能量（卡）为 1000＋（年龄×80－100），年幼儿宜稍偏高。其中蛋白质占 20％，碳水化合物占 50％，脂肪占 30％。全日热量分三餐，早、午、晚分别占 1/5、2/5、2/5，每餐留少量食物作为餐间点心。

（2）药物：胰岛素有短效胰岛素（RI）、中效珠蛋白胰岛素（NPH）和长效鱼精蛋白锌胰岛素（PZI）三类制剂可供选择。

新确诊的患儿，开始治疗一般选用短效胰岛素（RI），用量为每日 0.5～1.0U/kg，分 4 次于早、中、晚餐前 30 分钟皮下注射，临睡前再注射 1 次（早餐前用量占 30％～40％，中餐前 20％～30％，晚餐前 30％，临睡前 10％）。根据血糖调整胰岛素用量。

（3）运动治疗：通过运动增加葡萄糖的利用，利于血糖控制。

（4）宣教和心理治疗：心理治疗的目的是让糖尿病患儿及其家长了解和认识糖尿病，正确对待糖尿病，从而积极配合医护人员有效地治疗。应教会家长如何查尿糖、如何注射胰岛素等基本的知识和技能。

2. 护理措施

（1）合理安排饮食：患儿饮食由医师和营养师计算后供给。应督促患儿吃完每餐所供给的食物，如有剩余或感觉不足时应与医师和营养师联系。住院期间嘱咐家长不可将食品带给患儿，教育患儿不要接受同病室患儿的零食。

（2）详细记录出入量：治疗过程中若尿量增多、烦渴、多饮，说明患儿胰岛素剂量不足，产生高血糖，尿中排出大量葡萄糖而有高渗性利尿，引起脱水。应及时大量喂水，或静脉补液，并调整胰岛素剂量。

（3）皮肤护理：应保持皮肤清洁，经常洗澡、洗头，勤更换内衣。尿糖经常刺激会阴部而引起会阴部瘙痒，每日应清洁局部1～2次。患有毛囊炎时应及时处理。

（4）定期测量体重、身长：开始治疗时应每周测体重一次，待病情稳定后可酌情减少测量次数。

（5）应用胰岛素时的护理

①要了解不同种类胰岛素的药理作用。

②每次注射尽量用同一型号的1ml注射器，以保证注射剂量准确，并应有第二人核对。注射前先查尿糖。

③每次注射应更换部位，注射点至少相隔1cm。

④注射胰岛素后30分钟进餐。

⑤观察胰岛素过量反应，出现低血糖应及时处理。低血糖反应常发生在正规胰岛素注射2小时后和中、长效胰岛素注射10小时以后。

⑥运动锻炼：鼓励患儿每天做适当运动，但注意运动时间以进餐1小时后、2～3小时以内为宜，不在空腹时运动，运动后有低血糖症状时可加餐。

⑦做好患儿及家长的心理护理和卫生宣教：教会家长及年长儿掌握饮食治疗方法、尿糖检测法、胰岛素注射法及其使用注意事项等。

⑧患儿应随身携带糖块及写有姓名、住址、病名的卡片，并附有膳食治疗、胰岛素注射量、医院名称及负责医师，以便需要时立即救治。

六、并发症的防治

1. 低血糖　低血糖是糖尿病常见合并症之一。主要是由于注射胰岛素过多或口服降血糖药物过量引起的。低血糖的主要症状是：心慌、手抖、出汗、头晕、饥饿、烦躁、全身无力。为了预防低血糖的发生，应注意以下几点：

（1）活动量增多时，要减少胰岛素的用量或及时加餐。

（2）经常注意饮食，要与胰岛素的作用相呼应；要特别注意观察尿糖变化；在胰岛素作用最强时刻以前，及时加餐。

（3）后半夜及早晨，容易发生低血糖的患儿，晚间睡前要吃一些主食或含蛋白质多的食物，如鸡蛋、豆腐干等。

（4）所有糖尿病患儿，都要经常随身携带一些水果糖、饼干，以便随时纠正低血糖。

（5）向患儿及家长介绍有关糖尿病低血糖的知识，使他（她）们对低血糖的症状和如何处理有比较清楚的了解，以便在发生低血糖时及时处理。

低血糖较轻，患儿神志清楚，可用温水将白糖或红糖25～50g化开后喝下，10多分钟后症状可消失。低血糖较重的患儿，还需再吃些水果、饼干、馒头等食物。发生低血糖神志不很清醒时，最简单的方法是将葡萄糖粉或普通红、白糖放在病人口颊和牙齿之间，使其溶化咽下。如服糖后10余分钟症状仍明显，就必须送医院抢救，静脉注射50%葡萄糖40ml。

2. 酮症酸中毒　酮症酸中毒是糖尿病的一种严重急性并发症。胰岛素依赖型糖尿病患儿停用或减少使用胰岛素，以及急性感染是酮症酸中毒的常见诱发因素。

（1）预防：患儿及家长要对糖尿病的知识有一定了解，根据病情及时调整用药量，不要随意间断胰岛素治疗，使糖尿病得到满意控制。另外要积极参加适当的体育锻炼，增强体质，预防感染，避免过度劳累，注意饮食并做到以下几点：①密切观察病情变化，监测血气、电解质以及血液和尿液中糖和酮体的变化；②对胰岛素的用量要根据饮食和活动及时加减，以保证体内有适量的胰岛素；③不要进食过量的肥肉等脂肪食物；④一旦尿中出现了酮体或有临床早期症状，要及时治疗。

（2）治疗

①正规胰岛素：小剂量胰岛素持续静脉滴注效果较好。胰岛素用量一般为0.1U/(kg·h)，血糖>500mg/dl可用0.15U/（kg·h），按体重计算出4小时的胰岛素用量，然后加入240ml生理盐水中，以每分钟lml的速度滴注。开始可静脉一次量推注0.1U/kg，然后改为滴注；此滴注浓度与生理浓度相近，并能持续维持；血糖一般呈一定斜率的直线下降，滴注过程中每1～2小时测血糖一次。当血糖<300mg/dl时，于输液瓶中加入5%葡萄糖并皮下注射胰岛素0.5U/kg一次后停止胰岛素滴注。此后每4～6小时皮下注射一次。

②液体疗法：纠正脱水、酸中毒和电解质紊乱。酮症酸中毒时脱水量约为100ml/kg，可按此计算输液量，再加继续丢失量后即24小时总液量。补液开始先给生理盐水20ml/kg快速静脉滴入，以扩充血容量，改善微循环；以后根据血钠浓度决定给予1/2张或1/3张不含糖的液体。要求在开始8小时输入总液量的一半，余量在此后的16小时输入，同时见尿补钾。只有当pH<7.2时，才用碱性液纠正酸中毒。

3. 糖尿病高渗性昏迷　小儿较少见。表现为血糖显著增高，>500mg/dl以上，血清钠浓度增高；二者使血浆渗透压明显升高，导致脱水和昏迷；但血酮体增高不显著，尿酮体阴性或轻度阳性，故又称高渗性非酮症性昏迷。糖尿病高渗性昏迷起病急，并伴发热、恶心、呕吐，48小时内渐进入昏迷状态。本症病死率高达50%左右，应积极抢救。

（1）补液：无休克而血浆渗透压明显增高者应给予0.45%～0.6%低渗NACL液，如有休克应给予0.9%等渗液，以较快地扩张微循环、补充血容量。补液量必须视脱水程度而定，如失水严重超过原体重10%以上者，应分批缓慢补液，于2～3日逐渐补足，以免引起脑水肿、肺水肿。当血糖降至300mg/dl以下时，可开始静脉滴注5%葡萄糖液。

（2）胰岛素：一般可按血糖每增高100mg/dl给正规胰岛素10U，一半皮下注射，一半缓慢静脉滴注，一日总剂量略小于酮症酸中毒病例。

4. 感染　糖尿病患者易发生各种感染，感染可使糖尿病加重，其中皮肤感染比较常见。此外呼吸道、泌尿道、口腔的急性感染亦常见。预防感染的措施有：

（1）最根本的办法是积极治疗糖尿病，使血糖控制在正常范围内。

（2）注意控制饮食，少食多餐。

（3）参加适当的体育锻炼，增强体质，增加抗病能力。

（4）注意饮食卫生，饭前便后洗手。

(5) 保持皮肤清洁，勤洗澡，勤换衣。

(6) 监测血、尿常规。一旦发生感染，及早治疗。

第三节 甲状腺功能减退症

一、定义

甲状腺功能减退症是由于甲状腺激素合成不足所造成，又称为呆小病或克汀病，是小儿最常见的内分泌疾病。本病分为两类：散发性系因先天性甲状腺发育不良或甲状腺激素合成过程中酶缺陷所造成，大多为散发性；地方性多见于甲状腺肿流行的山区，由于该地区水和食物中碘缺乏所致。

二、病因及发病机制

1. 散发性甲状腺功能减退症

(1) 甲状腺发育异常：多数先天性甲状腺功能减低患儿在解剖上无甲状腺或仅有少量甲状腺组织或甲状腺异位，因而不能正常摄取碘及合成甲状腺素。

(2) 甲状腺激素合成障碍：患儿虽有甲状腺组织，但因酶系统缺陷以致在甲状腺素合成过程中某个环节发生障碍，因而甲状腺激素合成不足或结构异常。

(3) 母亲在妊娠期应用抗甲状腺药物，该药通过胎盘可抑制胎儿甲状腺激素的合成。

(4) 垂体促甲状腺激素（TSH）分泌缺乏，或甲状腺对 TSH 的刺激无反应或反应低下。

2. 地方性甲状腺功能减退症　见于地方性甲状腺肿流行区，因母亲缺碘，供应胎儿的碘不足，因而甲状腺素合成不足。

甲状腺激素的主要生理作用是促进新陈代谢和蛋白质合成，促进糖的吸收、利用，加速脂肪分解和利用，增加酶的活性，促进组织的分化、成熟，促进骨的生长，促进中枢神经系统的发育。因此，当甲状腺功能不足时可引起代谢障碍、生理功能低下、生长发育迟缓、智力障碍等。

三、临床表现

甲状腺功能减退症的症状出现早晚及轻重程度与患儿残留的甲状腺分泌功能有关。有的在新生儿期即有症状，也有出生后数年才出现症状。主要特征为生长发育落后、智能低下、基础代谢率降低。

1. 特殊面容和体态　头大，颈短，皮肤苍黄而干燥，毛发稀少，面部黏液水肿，眼睑水肿，眼距宽，鼻梁宽平，舌大而宽厚，常伸出口外；腹部膨隆，常有脐疝。

2. 生长发育落后　患儿身材矮小，躯干长而四肢短，上部量/下部量＞1.5，囟门关闭迟，出牙迟，第二性征出现晚等。

3. 智能低下　患儿动作发育迟缓，智力低下，表情呆板、淡漠，神经反射迟钝。

4. 生理功能低下　精神、食欲差，不善活动，安静少哭，对周围事物反应差，嗜睡，声音低哑，体温低而怕冷；脉搏及呼吸均缓慢，心音低钝；全身肌张力较低，肠蠕动减慢，腹胀和便秘。

新生儿常表现为生理性黄疸期持续时间长；患儿少哭、哭声低、声音嘶哑、喂养困难、便秘、腹胀、体温低、末梢循环差、皮肤出现斑纹或有“硬肿”现象。

四、诊断检查

早期诊断十分重要。

1. 新生儿筛查　目前国内外大都采用干血滴纸片检测出生后2～3天的新生儿TSH浓度，其结果>20mU/L时，再取血标本检测血清T4和TSH以确诊。

2. 血清T4、T3、TSH测定　任何新生儿筛查结果可疑或临床有可疑症状的小儿都应检测血清T4和TSH浓度，如T4降低、TSH明显增高即可确诊。

3. 骨龄测定　甲状腺功能减低患儿骨骼发育障碍，骨化中心出现较迟，骨龄远远落后于年龄。

4. TRH刺激试验　用于鉴别下丘脑或垂体性甲低。若试验前TSH值正常或偏低，在TRH刺激后引起血TSH明显升高，表明病变在下丘脑；若TRH刺激后血TSH不升高，表明病变在垂体。

5. 甲状腺扫描　可确定甲状腺先天缺如或异位。

五、常见护理问题

1. 生长发育迟缓　与甲状腺功能减低有关。
2. 营养失调：低于机体需要量　与食欲差、消化系统功能减低有关。
3. 便秘　与胃肠道功能减低、肠蠕动减慢有关。
4. 体温过低　与代谢率低有关。
5. 知识缺乏　家长缺乏有关医学知识。

六、治疗原则和护理措施

1. 治疗　不论何种原因造成的甲状腺功能减退症，一旦确诊，须立即给予甲状腺素制剂替代治疗，而且是终生治疗。①甲状腺干粉片：应从小剂量开始，每天5～10mg。每1～2周增加1次剂量，直至症状改善、血清T4和TSH正常，即作为维持量使用，每日4～8mg/kg。②左甲状腺素钠：婴儿用量每日10～15μg/kg，儿童每日4μg/kg。

2. 护理措施

（1）患儿食欲欠佳，吸吮吞咽缓慢，哺喂较困难。因此哺喂时要十分耐心、细致。在应用甲状腺素制剂治疗后食欲好转，代谢增强，应及时增加食物量，补充各种营养，以满足生长发育需要。

（2）患儿易怕冷，注意保暖。注意室内温度，适时增减衣服，避免受凉。加强皮肤护理。

（3）保持大便通畅，防治便秘的措施：提供充足液体入量，多吃水果、蔬菜，适当增加活动量，每日顺肠蠕动方向按摩数次，养成定时排便的习惯，必要时采用大便缓泻剂、软化剂或灌肠。

（4）注意观察用药后的反应，如出现烦躁不安、多汗、明显消瘦、腹痛、大便次数多等症状，表示用量过大，宜酌减。

（5）定期随诊：测量身高、体重、身体比例，观察运动功能发育及测试智能发育。复查血 T4 和 TSH 浓度。

（6）对患儿及家长进行卫生宣教，强调甲状腺素制剂治疗必须长期坚持，不可随便停服。

（7）对已发生弱智的儿童，应在学习和生活上多加指导和帮助。

第十五章　遗传代谢病和免疫缺陷病患儿的护理

第一节　遗传代谢病概述

遗传性疾病是人体由于遗传物质异常所致疾病，是生殖细胞和受精卵的遗传物质（染色体或基因）发生变化引起的疾病，通常具有由上一代传给下一代的特性。遗传代谢病在儿科领域里占有重要地位。目前对许多遗传代谢病的发病机制已能阐明，防治水平也有所提高，但能够治疗的只占少数，以预防为主更为重要。

一、遗传的物质基础

遗传是指子代与亲代之间在形态结构、生理、生化等方面的相似。遗传的物质基础是基因，基因是携带生物体遗传性状的基本单位，是细胞染色体的脱氧核糖核酸（DNA）线性链上的一段特定的核苷酸序列。DNA 在遗传性的传递中起着重要作用。

人类细胞染色体数为 23 对，其中 22 对为常染色体，1 对为性染色体，正常女性的染色体核型为 46，XX，男性为 46，XY。一对染色体中，两条染色体所含基因种类、数目、位置、形态相同，同一位点的基因及其变异称为等位基因。基因可分为显性与隐性。显性基因是指在一对等位基因中，只要有一个存在即能显示遗传性状，以 A 表示。隐性基因是指只有在成双存在时才显示性状，以 a 表示。等位基因 AA 或 aa 为纯合子，Aa 为杂合子。

二、遗传疾病的种类

根据遗传物质的变异情况，将遗传病分为 3 类：

（一）基因病

1. 单基因遗传病　是指单个基因突变所致的遗传性疾病。根据其遗传的方式，可分为常染色体显性遗传、常染色体隐性遗传、X 连锁显性、隐性遗传、Y 连锁遗传。

2. 多基因遗传病　是由两对以上基因异常引起的遗传性疾病，每对基因作用不大，但多对基因作用积累起来，达到一定的效应时，就会导致疾病的发生。

（二）染色体疾病

由于染色体数目增多或减少，形态和结构改变如缺失、异位等畸变，使染色体上的基因发生数量或排列顺序上的改变，使遗传物质失去平衡，如 21 -三体综合征。

（三）体细胞遗传病

由于体细胞中的遗传物质改变所引起的疾病。如各种肿瘤发病中都涉及特定组织细胞中的染色体和癌基因或抑癌基因的变化，故属体细胞遗传病。某些先天性畸形亦属此范畴。

三、遗传疾病的遗传形式

（一）常染色体显性遗传

致病基因在常染色体上，其性质是显性的，在等位基因中只要有一个为致病基因就伴有性状。其遗传特点是父母之一为患者，所生子女中有一半发病，男女得病机会均等，通常有连续传代现象，没有携带者。如先天性成骨发育不全。

（二）常染色体隐性遗传

致病基因位于常染色体上，其性质为隐性。只有当一对等位基因都是致病基因即纯合子时才表现出遗传病的性状，杂合子则无症状。父母双方均为致病基因携带者，其表型正常，其子女发病几率为1/4，致病基因携带者几率为1/2，正常子女只有1/4。这类遗传性疾病在近亲婚配者其子代中发生率较高。此类疾病病种最多，对人类危害最大，包括很多遗传代谢病，如苯丙酮尿症、肝豆状核变性、白化病等。

（三）X伴性连锁遗传

定位于X染色体上的致病基因随X染色体而传递疾病，分为：

1. X伴性显性遗传　致病基因位于X性染色体，男女均可患病。女性患者将疾病传给子和女，患病几率各为1/2。男性患者可将疾病传给女，但不传给子，因此，女患病，子正常。这类遗传性疾病比较少见，如抗维生素D佝偻病、遗传性肾炎等，仅发现10种左右。其特点为：女性患者多于男性；患者双亲中必有一方是发病者；男性患者的女儿均发病，而儿子均为正常；女性患者的子女中，各有1/2的发病者；可以看到连续传递。

2. X伴性隐性遗传　致病基因一般在X染色体上，临床上常以男性病人为多见。这是因为男性只有一个X染色体，只要一个X染色体上有致病基因，就可表现出疾病的症状；而女性则有两个X染色体，一个染色体带有致病基因，而另一个为正常基因时，为疾病的携带者，临床表现为正常的个体。除非女性两个染色体都带有致病基因，临床上才会出现症状。其特点为：男性患者多于女性；双亲无病时，男孩可出现症状；母亲为致病基因的携带者。在非突变的家系中，患者的兄弟、外甥、舅父姨表兄弟中可能有1/2发病风险。

（四）Y连锁遗传

致病基因定位于Y染色体上，随Y染色体而传递疾病。只有男性发病，由父传子，故又称为全男性遗传。

四、遗传性疾病的预防

1. 携带者的检出　隐性致病基因（杂合子）可将其所携带的致病基因传递给后代的外表正常的个体，用多种试验方法及时检出携带者，并在检出后进行婚育指导或产前诊断，可预防和减少遗传病患儿的出生。

2. 产前诊断　在遗传咨询的基础上，对可能生育遗传疾病患儿的妇女在孕期的胚胎或胎儿进行生长和功能状况的检测。目前采用的方法有胎儿成像或造影术（超声波、胎儿镜、X线），母亲血清和羊水染色体检查或生化测定，基因分析或其表达产物测定等。

3. 遗传咨询　临床医生按照遗传性疾病的发病规律以及有关知识，对患者及其家属进行宣传和指导，以利于遗传性疾病的防治。

（1）遗传性疾病在子代出现的几率是父母迫切要求了解的问题，医护人员应根据家系调查情况及疾病的遗传方式推算出子代患病的几率或对风险的估计，以及指导产前诊断等。

（2）积极宣传避免近亲婚配。

（3）某些遗传性疾病，目前已能够通过早期饮食控制或早期终身药物替代治疗预防发病或阻止疾病进展。医护人员应向家属说明情况，争取家属配合，以达到防治目的。

第二节 21-三体综合征

21-三体综合征又称先天愚型或Down综合征，属常染色体畸变，是最常见的染色体疾病。其国内的发病率为0.5‰～0.6‰。发病率随母亲怀孕年龄的增高而增加。

一、病因和发病机制

21-三体综合征的发病原因与多种因素有关。母亲妊娠时的年龄、遗传因素、妊娠时应用化学制剂、受放射线照射及病毒感染等均可为诱发因素。其中母亲的生育年龄与21-三体综合征的发病率密切相关；妊娠年龄越大，21-三体综合征的发病率越高。

由于生殖细胞在减数分裂过程中或受精卵在有丝分裂时，由于某种因素的影响发生不分离，使胚胎体细胞内存在一条额外的21号染色体。本病根据染色体核型可分为三型，即标准型、异位型、嵌合型。以标准型为多见，约占患者总数的92.5%。

二、临床表现

21-三体综合征的主要临床表现为智能低下、特殊面容及体格发育迟缓。

1. 特殊面容　脸圆扁，眼裂小，外眼角上斜，内眦赘皮，鼻梁低平，眼距宽，硬腭窄小，故舌常伸出口外；外耳小，颅骨缝较宽，前囟增大，头发细软且较少；颈短、宽，颈周皮肤松弛。

2. 体格发育迟缓　头围小于正常，身材矮小，骨龄落后于实际年龄，出牙延迟，且常错位，四肢短，肌张力低，韧带松弛，关节可过度屈伸，手宽，手指粗短。

3. 智能低下　大部分患儿有程度不等的智能发育障碍，随年龄的增大逐渐明显，智商通常在25～50之间。

4. 约有50%的患者伴有先天性心脏病，因免疫功能低下，易患各种的感染。

5. 皮肤纹理特征　手掌纹仅1条，呈“通贯手”；斗纹少，箕纹多。

三、诊断检查

典型病例根据特殊面容、智力低下、皮纹等诊断并不困难。

1. 染色体核型检查　外周血淋巴细胞染色体检测可发现本病患者第21号染色体比正常人多一条，即21号染色体有三条，常见核型有：标准型、易位型、嵌合型。

2. 分子细胞遗传学检查（FISH技术）　检测21号染色体数目和结构的异常。

四、治疗原则

目前尚无有效治疗方法，主要是进行教育和训练；可试用维生素、叶酸、谷氨酸，可能有些帮助；如伴有畸形，可行手术矫正。

五、预防

1. 35 岁以上妇女，妊娠后应做羊水细胞检查。

2. 注意发现易位染色体携带者，凡 30 岁以下的母亲，子代有先天愚型或姨表姐妹中有此症，宜及早检查亲代染色体核型。

六、常见护理问题

(1) 成长发展的改变：与先天的智力残疾有关。

(2) 婴儿喂养困难：与肌张力低、吸吮困难有关。

(3) 有感染的危险：与免疫功能低下有关。

(4) 潜在并发症：心输出量下降，与合并其他先天畸形有关。

七、护理措施

1. 加强生活护理

(1) 细心照顾，协助穿衣、吃饭，定期洗澡，防止意外事故的发生。

(2) 保持皮肤清洁干燥，由于患儿长期流涎，要及时擦干，保持下颌及颈部清洁，以免皮肤溃烂。

(3) 帮助患儿母亲制定教育、训练方案，使其通过训练逐步达到生活自理并能从事简单的劳动。

2. 预防感染　患儿免疫力低下，易患感染，尤以呼吸道感染多见。要保持室内空气清新，注意个人卫生，保持口腔、鼻腔的清洁，避免接触感染者。

3. 家庭支持　当家长得知自己的孩子患有先天愚型，会表现出悲哀、自责、焦虑等情绪，护士应理解他们的心情，并给予耐心开导，提供有关患儿养育、家庭照顾方面的知识，使家长尽快适应患儿对家庭生活的改变。

第三节　免疫缺陷病概述

免疫是机体的一种生理性保护反应。其本质是识别自身、排斥异己。它具有三种功能①防止感染：抵御病原微生物及毒素的侵袭；②稳定机体内环境：清除衰老、死亡或损伤的细胞组织；③免疫监视：识别和清除突变细胞。免疫功能失调或紊乱，可导致异常的免疫反应。免疫反应过低，则发生反复感染和免疫缺陷病；免疫反应过高，则可发生变态反应或自身免疫性疾病。

人类免疫反应分为非特异性和特异性免疫反应两大类，后者又分为特异性细胞免疫和特异性体液免疫反应。

一、小儿免疫系统发育和特点

(一) 非特异性免疫反应

1. 概念　非特异性免疫反应是机体在人类长期进化过程中与各种病原体相互斗争而建立起来的一种系统防御功能，是生下来就具有的一种天然免疫力。因为它不是针对某种抗原的，故称为非特异性免疫。参与这类反应的防御系统包括①屏障防御：皮肤一黏膜屏障、血一脑屏障、血一胎盘屏障和淋巴结的过滤作用等构成的解剖屏障，以及由溶菌酶、乳铁蛋白、胃酸构成的生化屏障；②细胞吞噬系统：单核/巨噬细胞、中性粒细胞和嗜酸性粒细胞的吞噬作用；③补体系统：补体被激活后具有的生物活性，辅助抗体发挥其免疫作用等。当病原体侵入机体时，首先由非特异性免疫因素发挥作用。

2. 小儿非特异性免疫特点　小儿时期处于生长发育过程，其非特异性免疫功能尚未发育完善，随着年龄的增长才逐渐成熟。新生儿和婴幼儿皮肤角质层薄嫩，容易破损，屏障作用差。婴幼儿期淋巴结功能尚未成熟，过滤作用差。新生儿的各种吞噬细胞的功能暂时性低下；各种补体成分低于成人，约在出生后 6～12 个月补体浓度和活性才接近成人水平。由于这些非特异性免疫力的不足，使新生儿和婴幼儿较易发生感染以及感染后容易扩散。

（二）特异性免疫反应

特异性免疫是一种后天获得性免疫。这种免疫只对机体接触过的抗原或半抗原物质才有免疫作用，故称为特异性免疫。特异性免疫反应包括细胞免疫和体液免疫两种。这两种免疫反应必须由抗原物质进入机体刺激免疫系统后方可形成。T 淋巴细胞主要负责细胞免疫功能，B 淋巴细胞主要负责体液免疫功能。

1. 特异性细胞免疫

（1）概念：特异性细胞免疫亦称 T 细胞免疫，即由 T 淋巴细胞介导的一种特异性免疫反应。T 淋巴细胞来自胚胎肝和骨髓的淋巴样干细胞，干细胞进入胸腺后在胸腺素的作用下分化成为 T 淋巴细胞。T 淋巴细胞在成熟的过程中认识了自我的主要组织相容抗原，形成对自身组织的耐受性；同时获得了细胞表面抗原 CD3 和 CD11，以及 T 细胞受体。这些成熟的 T 细胞有的具有与 T 辅助/诱导活动相关的 CD4，有的具有与 T 抑制/细胞毒性相关的 CD8。T 细胞在发生免疫应答过程中还会产生细胞因子如白细胞介素、干扰素和肿瘤坏死等，它们对 T 细胞的免疫调节功能，以及免疫细胞与炎症细胞之间的相互反应都具有重要的调控作用。

（2）小儿特异性细胞免疫特点：胎儿的细胞免疫功能尚未成熟，因而对胎内病毒感染（如巨细胞病毒）还不能产生足够的免疫力，故可造成胎儿长期带病毒现象。出生时 T 细胞自身发育已完善，但因从未接触过抗原，故需较强的抗原刺激时才有反应。新生儿的迟发型超敏皮肤反应在出生后不久即已形成，如新生儿接种卡介苗数周后，结核菌素试验即呈阳性反应。随着与多种抗原物质接触，T 细胞功能更趋完善。

2. 特异性体液免疫

（1）概念：体液免疫是指 B 淋巴细胞在抗原刺激下转化成浆细胞并产生特异性抗体即免疫球蛋白，它与相应的抗原在体内结合而引起免疫反应。如抗体与相应的病原体相结合而将病原体杀灭，这是抗感染免疫的一个重要方面；如抗体结合的对象是机体的自身组织或细胞，则引起对机体有害的自身免疫性疾病。

具有抗体活性的球蛋白称为免疫球蛋白（Ig），分为 IgG、IgA、IgM、IgD 和 IgE 五类，它们的功能是参与体液免疫反应。

（2）小儿特异性体液免疫特点：与 T 细胞免疫相比，B 细胞免疫的发育较迟缓。在胎儿期各种 Ig 都非常少。出生后血清中 Ig 含量不但与年龄有关，而且受种族、营养等因素的影响。

① IgM：在胎儿期自身合成 IgM 的量极少，出生 3～4 个月时其血清的含量仅为成人的 50%，1 岁时才达成人的 75%。母体 IgM 不能通过胎盘传给胎儿，若查出脐血中 IgM 升高，则提示胎儿有宫内感染的可能。IgM 是抵抗革兰阴性杆菌的主要抗体，因其在新生儿血液中的含量较低，故新生儿易患革兰阴性杆菌感染。

② IgG：IgG 是唯一可以通过胎盘的免疫球蛋白。新生儿血液中的 IgG 主要是通过胎盘从母体获得，它对婴儿出生后数月内防御某些细菌和病毒感染起着重要作用。来自母体的 IgG 在小儿出生后随代谢分解而逐渐下降，半岁时已全部消失。自身产生的 IgG 3 个月后逐渐增加，到 6～7 岁时其在血清中的含量才接近成人水平。

③IgA：IgA 不能通过胎盘，出生时血清中的 IgA 含量很低，但可从母亲初乳中得到分泌型 IgA。血清型 IgA 于出生后第 3 个月开始合成。1 岁时血 IgA 浓度仅为成人的 20%，至 12 岁时才达成人水平。分泌型 IgA 是黏膜局部抗感染的重要因素，新生儿和婴幼儿期分泌型 IgA 水平低，因此在新生儿和婴幼儿期易患呼吸道和胃肠道感染。

④IgD 和 IgE：IgD 和 IgE 均不能通过胎盘，在新生儿血液中含量极微。IgD 的生物学性状目前尚不清楚。婴儿出生后可通过母乳获得部分 IgE。IgE 参与 I 型变态反应，患过敏性疾病时血清 IgE 水平明显升高。

二、免疫缺陷病

（一）种类

免疫缺陷病可分为原发性和继发性免疫缺陷病两类。原发性免疫缺陷病是遗传因素或先天性免疫系统发育不良造成的免疫功能障碍性疾病，包括 T、B 细胞介导的特异性细胞免疫和体液免疫缺陷病，以及由补体系统活化和吞噬细胞系统异常导致的非特异性免疫功能缺陷病（表 15－1）。继发性免疫缺陷病是指出生后因不利环境因素导致免疫系统暂时的功能障碍，出现免疫功能低下的状态，一旦不利因素被纠正，免疫功能就可恢复正常（表 15－2）。此外，1981 年又确认了一种与人类免疫缺陷病毒（HIV）感染有关的免疫缺陷病，称为获得性免疫缺陷综合征（acquired immunodeficiency syndrome，AIDS），即艾滋病。自发现本病以来，发病率有逐年增加的趋势。小儿患病多由患病母亲垂直传播或由于输注了被 HIV 污染的血制品，少数是由于使用了污染的医疗器械而受到感染。

表 15-1 原发性免疫缺陷病分类

一、特异性免疫缺陷病

（一）体液免疫缺陷病（50%）

1. 先天性无丙种球蛋白血症
2. 婴儿暂时性低丙种球蛋白血症
3. 选择性免疫球蛋白缺乏症
4. 其他变异型低丙种球蛋白血症

（二）细胞免疫缺陷病（10%）

1. 先天性胸腺发育不全症（Digeorge 综合征）
2. 嘌呤核苷酸磷酸化酶缺乏症
3. 软骨—毛发发育不良症

（三）联合免疫缺陷病（30%）

1. 严重联合免疫缺陷病
2. 伴有异常 Ig 合成的细胞免疫缺陷病（Nezelof）
3. 共济失调毛细血管扩张症
4. 伴有血小板减少和湿疹的免疫缺陷病（Wiskott-Aldrich 综合征）

二、非特异性免疫缺陷病

（一）吞噬细胞功能缺陷（6%）

1. 趋化功能缺陷
2. 吞噬功能缺陷
3. 杀菌功能缺陷

（二）补体活性缺陷病（4%）

注：括号内为相对发病率

表 15-2 继发性免疫缺陷的病因

营养紊乱：蛋白质一能量营养不良、铁缺乏症、锌缺乏症、肥胖症

感染性疾病：细菌感染、病毒感染、真菌感染、寄生虫感染

恶性肿瘤：霍奇金病、急性白血病、慢性白血病、非淋巴样肿瘤

自身免疫病：系统性红斑狼疮、类风湿性关节炎、慢性活动性肝炎

蛋白消耗状态：肾病综合征、蛋白丢失性肠病

其他疾病：糖尿病、镰状细胞病、亚急性硬化全脑炎、尿毒症、21-三体综合征、烧伤、脾切除、新生儿和早产儿、衰老

（二）免疫缺陷病的预防和治疗

1. 预防　做好遗传咨询，检出致病基因携带者，并就生育问题给予医学指导。在家属成员中如发现有遗传性免疫缺陷患者，应认真做好计划生育。对曾生育过免疫缺陷病儿的孕妇，应检查羊水细胞：①确定胎儿性别。若曾生育 X 连锁遗传的免疫缺陷病小儿，则男性胎儿应终止妊娠；②对可能伴有腺苷脱氨酶（ADA）缺陷的严重联合免疫缺陷病胎儿应进行基因诊断。

2. 治疗

（1）治疗原则：①保护性隔离，尽量减少与感染源的接触；②使用抗生素以治疗或预防细菌、真菌等感染；③禁止接种活疫苗，以防发生严重的疫苗性感染；④设法对有缺陷的体

液或细胞免疫疾病进行替代疗法或免疫重建。早期诊断和合理治疗对疾病预后具有重要意义。

（2）替代疗法：对血清免疫球蛋白低的患者，定期给予人丙种球蛋白制剂静脉滴注，剂量为每月 0.3～0.5g/kg；其他替代疗法包括特异性免疫血清、白细胞、细胞因子等输入，可提高机体的免疫力和降低感染率，这种替代疗法多需持续终身。

（3）免疫重建：免疫器官或组织移植术可使患者恢复其免疫功能，称之为免疫重建。免疫重建的方法有多种，在临床上应用的有①骨髓移植：将正常富含干细胞的骨髓移植入患者体内，可促进 T 和 B 淋巴细胞的免疫重建；②胎儿胸腺移植：采用胎龄＜16 周的人工流产胎儿胸腺，移植于腹肌与筋膜之间或制成胸腺细胞悬液移植于腹腔内；③胎肝移植：胎肝内含有淋巴样干细胞，8～10 周胎儿的肝适于移植。肝单细胞悬液静脉输入常因细胞量较少，重建免疫功能不如骨髓移植；④输注体外胸腺上皮细胞培养物或胸腺素。

（4）基因治疗：将 ADA 的编码基因插入病儿的淋巴细胞中，可治疗 ADA 缺陷的严重联合免疫缺陷病。

三、X 连锁无丙种球蛋白血症患儿的护理

本病又称先天性无丙种球蛋白血症，是最常见的原发性 B 细胞免疫缺陷病。本病有两种遗传型，即伴性隐性遗传和常染色体隐性遗传。前者由女性遗传，仅男性发病，后者无性别差异。

（一）临床表现

因通过胎盘从母体获得的 IgG 具有防御感染作用，所以在出生后 6 个月内不出现症状。通常于出生后 6～12 个月时才开始出现症状，反复患各种细菌感染，如肺炎、脑膜炎、中耳炎、脓疱病和败血症等。对病毒、真菌和原虫感染的抵抗力正常。常合并单纯性红斑狼疮和类风湿性关节炎。因长期反复感染，故生长发育落后。体检可见淋巴结和扁桃体缺如或很小。胸腺发育正常。

（二）诊断检查

1. 血清免疫球蛋白均减少，其总含量常＜200mg/dl。

2. 抗体反应　同族红细胞凝集素（抗 A 及抗 B 血型抗体）缺如。

3. 外周血成熟　B 细胞缺如。外周血白细胞总数和淋巴细胞数可正常。骨髓 B 细胞和浆细胞缺如。

（三）治疗

1. 丙种球蛋白替代疗法　丙种球蛋白 IgG 治疗宜早开始，大剂量疗法（400mg/kg，每 3～4 周一次）明显优于小剂量（200mg/kg，每 3～4 周一次）疗法，但用量应个体化，以血清 IgG 浓度上升到 1000mg/dl 为度。

2. 各种支持疗法

（四）护理

1. 常见护理问题

（1）有感染的危险：与丙种球蛋白低有关。

（2）有成长发展改变的危险：与长期反复感染有关。

2. 护理措施

（1）注意保护性隔离，避免与感染病人接触。适当进行户外活动，增强体质。

（2）注意观察患儿精神状态、体温变化及呼吸、心率等变化，及时发现早期感染症状，并给予抗感染治疗。

（3）注意营养和喂养，提供充足的热量、蛋白质和富含维生素的食物，促进体格发育和心智发展。

第十六章 急性传染病患儿的护理

第一节 一般护理

造成传染病发生的因素有三种：病原体、宿主及环境，且必须三个条件都存在才能使人致病。临床护理应围绕控制传染源、切断传播途径、保护易感人群三个环节，加强技术管理和组织管理。

一、常见的护理问题

1. 体温过高。
2. 皮肤完整性受损。
3. 潜在并发症。
4. 有继发感染的危险。

二、护理措施

1. 询问病史，协助采集标本以确定病原。
2. 了解各种急性传染病的传播途径，如呼吸道传播、媒介传播和消化道传播等。
3. 按其传播途径做好相应隔离，如呼吸道隔离和消化道隔离等。
4. 注意掌握隔离期和检疫期。并注意填报传染病卡。
5. 卧床休息，促进疾病的恢复，减少并发症及防止交叉感染。
6. 熟练掌握各种急性传染病的发病过程及各种出疹疾病的皮疹鉴别，以协助医生确诊。
7. 高热的处理。
8. 密切观察病情以便早期发现异常及并发症。对危重患儿做好药物、器械等的准备，积极配合抢救治疗。
9. 给予家属支持，对他们进行卫生宣教和出院指导。

第二节 流行性腮腺炎

流行性腮腺炎是由腮腺炎病毒引起的小儿常见的急性传染病，以腮腺肿大、疼痛为特征，各种唾液腺体及其他器官均可受累，系非化脓性炎症。

一、临床表现

1. 潜伏期一般为14～25天，平均18天。
2. 一般急性发病，表现为发热、厌食、头痛、呕吐。
3. 在起病24小时内即诉腮腺部位疼痛，尤其在张口进食或进酸性食物时明显。

4. 面部一侧或双侧腮腺以耳垂为中心弥漫性肿大，其表面无红、热，边界不清，触之有轻度压痛，质不硬，有韧性感，其附近软组织也稍水肿。

5. 于上颌第二臼齿对应颊黏膜处，可见腮腺管口红肿，唾液因潴留而少排出，有口干感。

6. 有时一侧或两侧颌下腺也先后肿痛，其周围软组织可有明显水肿，但无红、热，质不坚硬，与颌下淋巴结炎的红肿热痛、质地坚硬不同。

7. 每一次肿胀持续 3～7 天，然后在 2～3 天后逐渐消退，全身症状随之好转。病程约 10～15 天。

二、并发症

1. 脑膜脑炎　表现为体温上升、剧烈头痛、呕吐、嗜睡；少数有轻度意识改变，脑膜刺激征阳性。

2. 急性胰腺炎　流行性腮腺炎常为儿童急性胰腺炎病因之一，表现为体温骤升、畏寒、反复呕吐、上腹部剧痛及压痛等。

3. 睾丸炎、附睾炎　多见于青春期后男性患者。学龄儿童极少发生。

三、预防

1. 隔离病人　病人隔离至腮腺肿大消退后 3 天；流行期间，集体儿童机构应加强晨间检查，以便及早发现病儿，加以隔离。

2. 保护易感者

（1）腮腺炎免疫球蛋白的被动免疫。

（2）儿童可在出生后 14 个月常规给予流行性腮腺炎减毒活疫苗接种或麻疹、风疹和腮腺炎三联减毒活疫苗接种。

四、常见的护理问题

1. 体温过高　与感染有关。

2. 疼痛　与腮腺非化脓性炎症有关。

3. 舒适的改变　与耳垂下肿胀、疼痛有关。

4. 潜在并发症　胰腺炎、睾丸炎。

五、治疗原则和护理措施

1. 治疗　无特殊疗法，主要对症处理，精心护理，减轻症状。

2. 护理措施

（1）患儿应卧床休息，高热时按高热护理。

（2）宜给流质或半流质饮食，忌给刺激性，特别是酸味食物，注意营养，供给充足水分。病情好转后，可逐渐改为软食或普通饮食。

（3）做好口腔护理，预防口腔并发感染。腮腺肿痛影响吞咽，易使食物残留、细菌繁殖而导致感染；且肿大张开的腮腺管口有利于细菌侵入。婴幼儿可多喝白开水，年长儿饭后用生理盐水或复方硼砂溶液（朵贝尔液含漱）。

(4) 并发症护理

①脑膜脑炎：密切观察病情，患儿有发热、头痛、颈项强直、呕吐、嗜睡等时要及时与医生联系，注意各项生命体征的变化并按脑膜脑炎护理。

②急性胰腺炎：发现年长儿上腹剧痛或压痛、反复呕吐、体温升高等时，应准备取血查淀粉酶并及时与医生联系。

③睾丸炎：局部做冷敷以减轻睾丸疼痛，但不可使用冰袋，以免睾丸萎缩。另外，用丁字袋及棉垫将阴囊托起，以减轻坠痛。

第三节　水　痘

水痘是由水痘—带状疱疹病毒引起的小儿常见的急性出疹性疾病，传染性极强。临床特征为皮肤和黏膜相继出现并同时存在斑疹、丘疹、疱疹及结痂，全身症状轻微。患儿感染后可获得持久免疫，但以后可以发生带状疱疹。

一、流行病学

1. 水痘病人是唯一的传染源。
2. 在集体儿童机构内易造成流行。
3. 以冬、春两季多见。
4. 自发病前1～2天直至结痂为止，有很强的传染性。
5. 本病为飞沫或直接接触传播。
6. 孕妇患水痘时可累及胎儿；在妊娠早期感染，可致多发性先天性畸形。
7. 任何年龄的小儿均可被传染；6个月以内的婴儿较少感染，但也可发病。

二、临床表现

潜伏期10～24天，平均14天。

1. 轻型　大多数患儿为轻型，表现为：

(1) 低热或中度发热，伴食欲减退。

(2) 皮肤常在起病当日或次日出现一批批的皮疹，从红色斑丘疹迅速发展为椭圆形、大小不一、水滴状清亮水泡，周围红晕，有痒感，24小时内变混浊，1～3天后变干、结痂。

(3) 皮疹分布以躯干及头部为主，四肢，特别是暴露处则较少。同一区域皮肤上可见丘疹，新、旧疱疹和干痂同时存在。

2. 重型

(1) 病重体弱，应用糖皮质激素、免疫抑制剂的患儿或有原发性免疫缺陷的患儿容易得重型水痘。

(2) 表现为高热，全身中毒症状较重，疱疹多，少数融合成大疱，有的呈出血性，有的呈坏死性，有的继发感染形成脓疱。

(3) 病情可危重，可能发生死亡。

三、诊断检查

血象示白细胞数大多正常，淋巴细胞分类可增高。如有继发感染，白细胞及中性粒细胞数升高。

四、并发症

可有以下并发症。

1. 继发细菌性感染　由疱疹继发化脓性感染，引起疖、痈、蜂窝组织炎等。

2. 水痘脑炎或共济失调　常发生于出疹后 3～8 天，症状同病毒性脑炎。此并发症少见。

3. 单发性水痘肺炎　常发生于病后 1～6 日，多见于成人及年长儿。

五、预防

1. 隔离病人　水痘患儿隔离至疱疹全部结痂。对密切接触者应检疫 3 周。

2. 保护易感儿　免疫力低下、并且用激素和免疫抑制剂的患儿接触水痘患儿后，应及时注射高价免疫球蛋白，防止患病或减轻病情。

六、常见的护理问题

1. 体温过高　与水痘病毒引起的皮疹及继发感染有关。

2. 皮肤完整性受损　水痘疱疹所致。

3. 潜在并发症　心肌炎、脑炎。

七、治疗原则和护理措施

1. 治疗

（1）对症治疗：皮肤瘙痒时可局部应用炉甘石洗剂或口服抗组胺药。高热时给予退热剂。有并发症时进行相应对症治疗。

（2）抗病毒治疗：阿昔洛韦为目前首选抗水痘—带状疱疹病毒的药物。但须在水痘发病后 24 小时内应用才有效。此外，还可酌情选用干扰素。

2. 护理措施

（1）除特殊情况外，一般患儿病情较轻，要求卧床休息较难。尽量保证幼儿休息，对年长儿应讲明道理，使其理解后做到自觉休息，给予易消化的食物及充足的水分。

（2）皮疹护理

①水痘的皮疹容易发痒，要经常保持患儿双手清洁。避免搔抓，以防止继发感染及痊愈后遗留瘢痕。指甲要剪短；必要时戴纱布或不分指手套，但要经常清洗，保持清洁。非破溃疱疹处，可涂炉甘石洗剂或 5%碳酸氢钠溶液；疱疹破裂处可涂 1%龙胆紫；有继发感染者局部用抗生素软膏，或遵医嘱，口服抗生素，控制感染。

②每日更换内衣裤，皮疹较少的部位可用清水擦洗，保持皮肤清洁。

③被患儿呼吸道分泌物或皮疹内容物污染的空气、被服和用具等应分别利用通风、紫外线照射、曝晒、煮沸等方法消毒。

④偶见患儿并发肺炎。应细心护理患儿，密切观察病情，以便及时发现异常。做到早期诊断、早期治疗。

⑤水痘传染性很强，接触传染源的易感儿发病率很高，故应做好预防工作。

第四节　流行性脑脊髓膜炎

流行性脑脊髓膜炎又称流行性脑膜炎（简称流脑），是由脑膜炎双球菌引起的化脓性脑膜炎。

一、流行病学

传染源为病人和健康带菌者。病菌存在于鼻咽腔，通过鼻咽分泌物及飞沫传播。冬末春初为发病高峰。本病多见于儿童，5 岁以下占多数。

二、临床表现

潜伏期 1～7 天，一般 2～4 天。

1. 普通型

（1）呼吸道感染期：病菌自上呼吸道入侵，引起上呼吸道炎，表现为轻度发热、咽喉疼痛、鼻咽黏膜充血。此期持续时间较短。

（2）败血症期：病菌侵入血液并繁殖，引起中毒症状，表现为高热、恶寒、头痛、全身乏力、恶心、呕吐、神情淡漠等。70%左右患儿皮肤出现出血性皮疹，其特点是多少不均、大小不一，压之不褪色，较大者边缘不规则，常于短时间内不断增多，大片瘀斑中央可形成大疱，或呈紫黑色。

（3）脑膜炎期：病菌随血流通过血—脑脊液屏障到达脑膜，引起脑膜炎。患儿持续高热、剧烈头痛、频繁呕吐、烦躁或嗜睡；年龄小者容易出现惊厥、颈项强直、克氏征、布氏征阳性。

2. 暴发型　少数病人起病急骤，病势凶险，如不及时抢救，于短期内危及生命。

（1）暴发败血症型（休克型）：休克是本型的重要表现及致死原因。患儿以高热、头痛、呕吐发病，精神极度萎靡，面色苍灰，四肢厥冷，皮肤发花，指端发绀，脉搏细弱而速，血压下降，脉压减小；严重者瘀点、瘀斑迅速扩大融合成片，也可发生皮肤大片坏死。

（2）暴发脑膜脑炎型（脑水肿型）：病人因脑水肿引起颅内高压和呼吸衰竭。临床表现为剧烈头痛、呕吐、躁动不安、反复惊厥、进入昏迷、血压上升、脉搏缓慢等。严重的颅内高压时尚可见眼球固定、瞳孔忽大忽小、对光反应迟钝或消失、上肢屈曲内旋、下肢挺直、呼吸节律及速率不齐。当出现脑疝时可见瞳孔大小不等、呼吸骤停，如不迅速抢救，心搏也很快停止。

三、诊断检查

1. 血象　白细胞总数明显增加，多数在 200×10^9/L 左右，高者可达 400×10^9/L 以上。中性粒细胞占 90%左右。

2. 瘀点涂片检查　在新鲜皮肤出血点处经 75%酒精消毒后，用无菌针头刺破皮肤挤出少量组织液，印在干净玻片上，干燥后用亚甲蓝染色镜检。

3. 脑脊液检查　外观混浊如米汤。压力增高，白细胞数显著增高。多核细胞占多数，蛋白质含量增高，糖含量降低。沉渣涂片检查细菌，阳性率可达 60%～70%。同时送细菌培养。取标本后要注意保温，迅速实验，以提高阳性率。涂片找菌的阳性率较培养高，且可即刻确诊，故检查脑脊液时及时做涂片染色镜检；若放置过久，菌易自溶。

4. 血培养　应在抗菌治疗前采血 3～5ml 作细菌培养。

四、预防

1. 发现病人，立即就地隔离，隔离期从发病之日起不少于 7 天。

2. 搞好环境和个人卫生。室内勤通风，保持空气新鲜。流行期间不带小儿到公共场所。

3. 预防接种。6 个月至 15 岁小儿接种流脑吸附疫苗，有一定效果。

4. 密切接触者可服药预防，可用磺胺嘧啶或复方磺胺甲唑，剂量为治疗量的一半，连服 3 天。

五、常见的护理问题

1. 体温过高　与感染有关。

2. 头痛　与脑水肿、颅内压升高有关。

3. 体液不足　与呕吐、发热有关。

4. 低效性呼吸形态　与感染中毒性休克或脑水肿引起的呼吸衰竭有关。

5. 组织灌注量改变　与感染中毒性休克有关。

6. 有皮肤完整性受损的危险　与瘀斑、瘀点易破溃有关。

六、治疗原则和护理措施

1. 治疗原则　发现患者，及时治疗，就地抢救。

（1）抗菌药物治疗：首选磺胺嘧啶，其次可用青霉素、氯霉素、氨苄西林及头孢菌素。

（2）暴发型的治疗

①休克型：除积极应用抗菌药物外，应迅速纠正休克。休克患儿多伴有 DIC 存在，应及时应用肝素治疗。

②脑膜脑炎型：以减轻脑水肿、防止脑疝和呼吸衰竭为主。

2. 护理措施

（1）患儿须卧床休息。室内空气新鲜，防止致病菌的隐藏。

（2）饮食应营养丰富、清淡，宜少量多次，以减少呕吐。

（3）服用磺胺药时，须用等量的碳酸氢钠，使尿液碱化，避免磺胺在酸性尿中析出结晶堵塞肾小管；同时应多饮水，有利于药物排出。饮水量 2 岁以下每日 100～150ml/kg，年长患儿每日不得少于 2000ml。另外还须观察尿液颜色及量，隔日留尿查磺胺结晶；如尿量少或出现磺胺结晶应增加饮水量；每日留尿液送检，以防发生血尿。要注意药物反应，如有发热、头痛、皮疹、皮肤瘙痒等症状，应及时与医生联系。

（4）重症患儿应在急诊室或门诊初步抢救，病情稳定后，再护送至重症监护室继续抢救。

①患儿病情在 24 小时之内变化多端，神志清醒者也不例外，故应密切观察体温、脉搏、呼吸、血压、面色、瞳孔、神志、肌张力的变化和皮肤出血点的增加与融合等。

②瘀斑护理：患儿出现较大瘀斑，并有水疱或坏死时，要注意床铺应平整、无渣屑、干燥，保持被服及患儿皮肤清洁，防止瘀斑感染。瘀斑破溃时，按外科伤口处理；多处破溃时，患儿须使用消毒的被服如床单、衣服、尿布等。

③做好高热惊厥、昏迷、呼吸衰竭及循环衰竭患儿的护理。

第五节 细菌性痢疾

细菌性痢疾是小儿较常见的一种肠道传染病，由痢疾杆菌所致。临床上以发热、腹痛、里急后重及排泄含黏液、脓及血的稀便为主要症状。它分为急性细菌性痢疾和慢性细菌性痢疾。本节重点介绍急性细菌性痢疾。

（一）普通型

急性细菌性痢疾常见的典型症状为：起病急骤，体温 39℃或更高；大便频繁，每日 10～30次，粪便带黏液及脓血；恶心，呕吐，阵发性腹痛。大便镜检可见红、白细胞。

普通型急性细菌性痢疾的治疗重点在于积极控制感染，同时结合液体疗法及对症疗法。对重型患儿应及时纠正脱水及酸中毒。可选用的抗菌药物有头孢曲松钠、头孢噻肟钠、阿米卡星（丁胺卡那霉素）等。应给予胃肠道隔离。

（二）中毒型

中毒型细菌性痢疾（简称毒痢）是急性细菌性痢疾的暴发型。

一、临床表现

1. 潜伏期数小时至 8 天，一般 1～2 天。

2. 起病骤然，高热，体温可达 40℃以上，伴寒战、面色不佳、精神萎靡、嗜睡或惊厥。

3. 起病数小时内即可进入休克状态，表现为感染性休克。

4. 部分患儿由于脑组织损伤而致脑水肿，出现颅内压增高的症状：神志由嗜睡进入昏迷、反复惊厥、呼吸节律不整、双吸气、瞳孔忽大忽小、对光反应迟钝；晚期瞳孔扩大，可因脑疝呼吸骤然停止。

5. 病初可无腹泻，或先有稀便；典型脓血便出现可稍晚。一旦出现脓血便，大便次数和性状与一般细菌性痢疾相同。

6. 毒血症严重时可有腹胀、呕吐，呕吐物呈咖啡色，肠鸣音可减弱。

二、诊断检查

1. 血象　白细胞总数和中性粒细胞数增高。

2. 大便常规及细菌培养　大便常规检查及送粪便作细菌培养应争取在使用抗生素之前进行。大便外观为黏液脓血便，镜检可见大量红、白细胞。

三、预防

1. 隔离病人：发现病人和带菌者及早隔离治疗。粪便培养 3 次阴性方可解除隔离。对托幼机构及饮食业工作人员应定期作粪便检查，对带菌者应予调离。

2. 切断传染途径：加强环境卫生、饮食卫生和个人卫生。生吃瓜果要进行清洗、消毒，食前、食后要养成洗手习惯。在农村要管好饮水和粪便，消灭苍蝇，把好病从口入关。

四、常见的护理问题

1. 体温过高　与细菌感染有关。

2. 组织灌流量不足　与感染中毒及呕吐、腹泻液体丧失过多有关。

3. 有外伤的危险　与意识不清和惊厥有关。

4. 潜在并发症　脑疝。

5. 有交叉感染的危险。

6. 营养失调　低于机体需要量。

五、治疗原则和护理措施

1. 治疗原则　对发病急剧、病情严重的毒痢，治疗必须分秒必争，全力抢救。

（1）抗菌治疗：选用氨苄西林、庆大霉素或第三代头孢菌素。

（2）解除微循环障碍：及早应用 654－2 改善微循环，对防治休克和脑水肿十分有利。

（3）降温、止惊。

（4）治疗休克。

（5）治疗脑病。

2. 护理措施

（1）结合中毒型痢疾在夏秋季流行的特点，在急救室抢救的同时，还应自肛门内采集大便标本，以化验检查，帮助确诊。患儿经急救血压上升，病情稳定后，立即送至重症监护室继续抢救。

（2）建立有效静脉通路，必要时建立两条静脉通路，保证水分、热卡、电解质及药物输注。

（3）冬眠疗法时，患儿应去枕平卧，头转向一侧。避免搬动，防止患儿体位性低血压。静脉滴注冬眠药物时须控制滴速，以免血压骤降。密切注意血压变化，每 0.5～1 小时测体温、脉搏、呼吸、血压。如体温低于 35℃应立即撤去冰袋。患儿进入睡眠 5～15 分钟后再在大血管区置放冰袋，以免发生寒战。患儿肛温维持在 36～37℃，面色红润、全身肌肉松弛、呼吸均匀、脉搏规则有力，表示效果良好。冬眠药物停用后，患儿在清醒过程中，如出现躁动不安等精神症状，须注意安全保护。体温恢复较困难者，酌情使用热水袋保暖复温。

（4）做好高热、惊厥、休克和脑病的护理。

（5）隔离病人，防止交叉感染。

第十七章　结核病患儿的护理

第一节　概　述

结核病是由结核杆菌引起的慢性感染性疾病，全身各个脏器均可受累，但以肺结核最为常见。据WHO1988年报告，全球每年新发生肺结核病人1000万左右。由于人类免疫缺陷病毒（HIV）的流行，许多国家的结核病发病率有所回升。据我国1990年全国第3次结核病流行病学抽样调查，0～14岁小儿平均感染率为9.6%。

一、病因

结核杆菌属分枝杆菌，具抗酸性，革兰染色阳性。使人类致病的结核菌主要为人型和牛型两种，前者是小儿结核病的主要病原体。呼吸道为结核的主要传染途径，小儿吸入带结核菌的唾液飞沫或尘埃后可引起感染，产生肺部原发病灶；少数结核杆菌经消化道传染，产生咽部或肠道原发病灶。

二、发病机制

结核菌是一种细胞内寄生菌，结核病的免疫主要是细胞免疫。结核菌引起人体发病不仅取决于细菌的数量，更重要的是依赖于机体的免疫状态，尤其是细胞免疫的强弱。正常机体受结核菌感染后，通过细胞免疫应答使T淋巴细胞致敏，若再次接触结核菌或其代谢产物即释放一系列细胞因子。细胞因子被激活并汇集巨噬细胞于病灶处，并激活巨噬细胞，激活的巨噬细胞，具有细胞免疫能力，能吞噬和杀灭大部分结核菌；它们在局部分裂并形成上皮样细胞和结核结节，使病灶局限。

机体被结核菌感染后，在产生免疫力的同时，也产生变态反应。变态反应和结核免疫是同一细胞免疫过程中的两种不同表现。一方面适度的变态反应能提高巨噬细胞对结核菌的吞噬杀伤能力，对免疫是有利的；另一方面当变态反应过强时，可加剧炎症反应，甚至发生干酪坏死，造成组织严重损伤或结核菌播散，对机体反而有害。

三、诊断检查

力求早期诊断。诊断不单是发现病灶，还需决定其性质、范围和是否排菌，从而确定其活动性，作为预防和治疗的根据。

1. 病史及结核病接触史　主要包括结核中毒症状、卡介苗接种史、家庭中是否有结核病人以及有关传染病既往史等。

2. 症状　小儿患结核病时全身症状较局部症状明显。注意以下症状：

（1）持续两周以上原因不明的发热。

（2）急性传染病后，迟迟不能康复，或发热持续不退。

（3）体弱多病，经常感冒，反复发热。

（4）消瘦、夜间盗汗、乏力、食欲缺乏、消化不良。

（5）浅表淋巴结无痛性肿大伴有粘连。

（6）存在疱疹性结膜炎、皮肤结节性红斑或慢性溃疡、多发性关节肿痛。

3. 结核菌素试验　呈强阳性反应，或近期阳转者。

4. 实验室检查

（1）从痰、胃液、支气管洗涤液、脑脊液和胸水等病变局部穿刺液中找到结核菌。婴幼儿可取胃液查菌。

（2）血沉：结核活动期血沉增快，但无特异性。

（3）免疫学诊断及分子生物学诊断：包括酶联免疫吸附试验、酶联免疫电泳技术、DNA 探针及聚合酶链反应等。

5. X 线检查　胸部 X 线正、侧位摄片对诊断很有帮助，可检出结核病的病变部位、性质和病灶的活动情况，有助于小儿结核病及非结核病的鉴别诊断，亦可观察治疗效果，必要时可作 CT。

四、常见的护理问题

1. 体温过高　与结核菌感染有关。

2. 有传播感染的危险　与呼吸道排出病原体有关。

3. 疲乏　与结核菌感染有关。

4. 营养失调：低于机体需要量　与消耗过多和食欲下降有关。

五、治疗原则和护理措施

1. 治疗　结核病的治疗原则是：①早期；②联合；③适量；④规律；⑤全程；⑥分段治疗。其中早期发现、早期诊断及早期合理治疗尤为重要。联合用药以保证疗效和延缓或防止产生耐药性，但应选用有协同作用而不良反应较少者。

目前常用的抗结核药物有两类：①杀菌药物：如异烟肼、利福平、链霉素等；②抑菌药物：如乙胺丁醇、吡嗪酰胺等。

2. 护理

（1）休息：居室空气流通，阳光充足，除严重的结核病和极度衰弱者应绝对卧床休息外，一般不应强调绝对卧床。可作适量室内外活动，呼吸新鲜空气。

（2）营养：注意摄入热量高、富含蛋白质及维生素的饮食。调配要适合患儿胃口，促进食欲，以增加患儿对疾病的抵抗力。

（3）隔离与消毒：需呼吸道隔离，开放性肺结核患儿应独居。

①入室前工作人员须戴帽子、口罩。

②护理患儿后，最好采用机械法刷洗双手，即用刷子与肥皂以转圈的方法将手彻底刷完后，在流动水下冲净，如此两次共 2 分钟；或在 0.2％过氧乙酸溶液中浸泡 2 分钟，然后再用肥皂在流动水下刷洗干净。

③患儿食具应放在为传染病专设的消毒锅内煮沸消毒 30 分钟。

④痰液吐于有 1/3 杯的 0.5％过氧乙酸加盖杯中。

⑤肠、肾结核患儿使用的大小便容器煮沸消毒30分钟，便纸与敷料焚毁。

⑥室内保持空气流通，每日紫外线照射一次。

⑦密切观察病情：应注意观察患儿体温变化，咳嗽、呼吸形态，有无咯血、腹痛、血尿、头痛等；注意观察其精神症状，以便早期发现结核性脑膜炎症状，及时治疗。

（4）注意药物的毒性反应

①异烟肼毒性反应较轻，大剂量时可出现精神兴奋或异常，血清转氨酶增高。肝功能不良者慎用。

②链霉素主要对听神经有损害而引起耳聋、耳鸣、眩晕，其次有时出现口唇及四肢麻木等。

③利福平及其代谢产物呈橘红色，故尿、眼泪、汗液呈橘黄色。不良反应为肝功能损害，血清转氨酶增高。因氨基水杨酸钠妨碍利福平从肠道吸收，故两药不得同时服用。

④乙胺丁醇主要致视神经损伤，表现为球后视神经炎、视力障碍、对红绿两色分辨能力减退、视野缩小，停药后可恢复。

（5）注意防止与各种传染病人接触，尤其是麻疹、百日咳患者。

六、预防

1. 控制传染源，减少传染机会　结核菌涂片阳性病人是小儿结核病的主要传染源，早期发现及合理治疗结核菌涂片阳性病人，是预防小儿结核病的根本措施。对托幼机构的保育人员和小学教职员工定期检查身体，及时发现和隔离传染源，对结核菌涂片阳性患者化疗前、化疗期的家庭内隔离等，能有效地减少小儿感染结核的机会。

2. 普及卡介苗接种　卡介苗接种是预防小儿结核病的有效措施。目前我国计划免疫要求在全国城乡普及新生儿卡介苗接种1次。

接种卡介苗的禁忌证有：①先天性胸腺发育不全症或严重联合免疫缺陷病；②急性传染病恢复期；③注射局部有湿疹或患全身性皮肤病；④结核菌素试验阳性。

3. 预防性治疗　一般可用异烟肼每日10mg/kg进行预防性治疗，每日一次，最大剂量不超过300mg，疗程6～9个月。对象包括：①与开放性肺结核病人密切接触者；②3岁以下婴幼儿未接种卡介苗而结核菌素试验中度阳性以上者；③新近结核菌素试验由阴性转为阳性的自然感染者；④结核菌素试验阳性伴早期结核中毒症状者；⑤结核菌素试验阳性，新患麻疹或百日咳小儿；⑥结核菌素试验阳性小儿须较长期使用糖皮质激素或其他免疫抑制剂者。

第二节　原发型肺结核

原发型肺结核是指结核杆菌初次侵入人体后发生的原发感染。为小儿肺结核的主要类型。原发型肺结核包括原发复合征与支气管淋巴结结核。

一、病理

结核菌吸入至肺，引起特异性与非特异性的组织反应。其基本病变为：①渗出；②增殖；③坏死。典型的原发复合征呈“双极”病变，即一端为原发病灶，另一端为肿大的肺门淋巴结。由于小儿机体处于高度过敏状态，使病灶周围炎症甚广泛，原发病灶范围扩大到一个肺段甚至一叶。小儿年龄愈小，此种大片性病变愈明显。

二、临床表现

1. 症状　症状轻重不一。轻者可无症状，仅在体检作 X 线检查时发现。一般起病缓慢并表现为：①低热；②盗汗；③食欲不佳；④疲乏等结核中毒症状。婴幼儿及症状较重者，突发高热达 39～40℃，但一般情况尚好，与发热不相称，2～3 周后转为低热，并有明显结核中毒症状。当胸内淋巴结高度肿大时，可发生一系列压迫症状，如压迫气管分叉处可出现类似百日咳的痉挛性咳嗽，压迫支气管使其部分阻塞而引起喘鸣。

2. 体征　周围淋巴结有程度不同的肿大。较重者因病灶周围浸润范围较大，叩诊呈浊音，听诊呼吸音减低或有少量干湿啰音。婴儿可伴肝脾肿大。

三、诊断检查

活动性肺结核可有以下表现：

1. 胸部 X 片检查　局部炎症淋巴结相对较大而肺部的初染灶相对较小是原发型肺结核的特征；原发型综合征呈现典型哑铃状双极影者已少见，临床诊断以支气管淋巴结结核多见。X 线表现为：①炎症型；②结节型；③微小型。

2. 结核菌素试验　呈强阳性或由阴性转为阳性

四、常见护理问题

1. 气体交换受损　与肺结核有关。

2. 其余参见本章第一节。

五、治疗原则和常用药物

治疗原则见第一节结核病概述。抗结核药物的应用如下：

1. 无症状或症状不多的原发型肺结核：药物选择以异烟肼为主，配合利福平或乙胺丁醇，一般疗程为 9～12 个月。

2. 活动性原发型肺结核：宜分阶段治疗，在强化治疗阶段宜用 3～4 种杀菌药，即异烟肼、利福平、链霉素和吡嗪酰胺，2～3 个月后以异烟肼、利福平或乙胺丁醇维持治疗，常用方案为 2HRZ/4HR。

六、护理措施

原发型肺结核患儿应注意休息，保证充足营养摄入，做好呼吸道隔离，密切观察病情变化及药物的毒性反应（具体护理措施详见本章第一节）。

第三节　结核性脑膜炎

结核性脑膜炎简称结脑，是小儿结核病中最严重的一型，常在结核原发感染后 1 年以内发生，尤其在初感染 3～6 个月最易发生结脑。多见于 3 岁以内婴幼儿，约占 60%。

一、病理

结核菌使软脑膜弥漫充血、水肿、炎性渗出，并形成许多结核结节；蛛网膜下腔大量炎性渗出物积聚，因重力关系，加之脑底池腔大等原因，炎性渗出物易在脑底诸池聚集。脑部血管在早期主要为急性动脉炎，病程较长者，后期可见栓塞性动脉内膜炎，严重者可引起脑组织梗死、缺血、软化而致偏瘫。炎性病变从脑膜蔓延至脑实质、脊髓膜或脊髓，可致结核性脑膜脑炎。

二、临床表现

一般起病缓慢。偶见急性起病，早期即发高烧，数日后出现惊厥、偏瘫。病程大致可分为三期。

1. 早期（前驱期） 1～2周，主要症状为小儿性格改变，精神呆滞，如少言、懒动、易倦、喜哭、易怒等。一般有低热、厌食、盗汗、消瘦，有时轻度头痛及呕吐、便秘（婴儿可为腹泻）等。

2. 中期（脑膜刺激期） 1～2周，因颅内压增高致持续性剧烈头痛、喷射性呕吐、感觉过敏、体温升高、两眼凝视、嗜睡或意识逐渐模糊，以后进入昏睡状态。此期出现明显脑膜刺激征：①颈项强直；②Kernig征；③Brudzinski征阳性。幼婴则以前囟膨隆颅缝裂开为特征，并可出现脑神经障碍，最常见症状为面神经瘫痪。部分患儿会出现脑炎体征。

3. 晚期（昏迷期） 1～3周，以上症状逐渐加重，由意识蒙胧、半昏迷而进入昏迷，频繁惊厥。患儿极度消瘦，呈舟状腹。常有水、电解质代谢紊乱。最终因颅内压急剧增高，导致脑疝死亡。

三、诊断检查

早期诊断极为重要。通过详细询问病史，细致观察临床体征，疑有早期征象，即应进行：

1. 脑脊液检查 脑脊液压力增高，外观清亮或呈毛玻璃状，白细胞总数一般为$50\times10^6/L\sim500\times10^6/L$，淋巴细胞占70%～80%，早期多核细胞可占多数，蛋白质定量增高至1.0～3.0g/L，糖减少，常低于30mg/dl，氯化物含量也减低，一般为500～600mg/dl，脑脊液静置12～24小时后有薄膜形成，涂片检查出抗酸杆菌可确定诊断。有部分病例结核菌素试验可出现假阴性反应，X线胸片检查也不一定发现结核病变。

2. 抗结核抗体测定 PPD-IgG、PPD-IgM抗体测定有助于早期诊断。

3. 胸部X线检查 胸片证实有血行播散对确诊结脑很有意义。

4. 结核菌素试验 阳性对诊断有帮助，但晚期可呈假阴性。

5. 眼底检查 可见脉络膜上有粟粒状结节病变。

四、常见护理问题

1. 潜在并发症 颅内高压症。

2. 营养失调 低于机体需要量，与摄入不足及消耗增多有关。

3. 有皮肤完整性受损的危险 与长期卧床、排泄物刺激有关。

4. 焦虑（家长） 与患儿病程较长、疾病预后较差有关。

五、治疗原则和护理措施

1. 治疗 结脑的治疗主要抓住两个环节：一是抗结核治疗；二是降低颅内高压。

（1）抗结核化疗：应联合使用抗结核杀菌药物，分阶段治疗。

①强化治疗阶段：异烟肼、利福平、链霉素、吡嗪酰胺四联药物连用3～4个月，其中异烟肼每日15～25mg/kg。开始治疗的1～2周内，异烟肼全日量的一半加入10%葡萄糖液中静脉滴注，余量口服，待病情好转后，改为全日量口服。利福平每日10～15mg/kg，睡前或清晨空腹顿服。链霉素每日15～20mg/kg，分两次肌肉注射。

②巩固治疗阶段：继续用异烟肼、利福平或乙胺丁醇，其中异烟肼的总疗程1～2年，利福平或乙胺丁醇9～12个月。

（2）降低颅内压

①颅内高压：可使用脱水剂、利尿剂治疗，急性脑积水及脑疝即将发生时，可进行侧脑室引流，持续减压。

②对症治疗：高热和惊厥不止可用冬眠Ⅱ号或其他镇静剂。

（3）应用糖皮质激素：能抑制炎症渗出从而降低颅内压，并可减少粘连，有利于脑脊液循环，早期使用效果好。一般用泼尼松，每日1～2mg/kg（＜45mg/d），1个月后逐渐减量，疗程8～12周。

2. 护理

（1）密切观察病情。晚期患儿常因惊厥、呼吸和循环衰竭而死亡。须密切观察患儿体温、呼吸、脉搏、血压、肤色、肤温、瞳孔大小、神志和尿量等，及时掌握病情变化，及时处理。

（2）患儿多有营养不良，应给予足够的热量，以增强机体抵抗力。如患儿昏迷不能吞咽时，除由静脉补液外，可由鼻饲供给。一般婴儿可给牛奶，较大儿童给予混合奶。鼻饲时压力不宜过大，以免呕吐。

（3）患儿可有不同程度的昏迷，深昏迷患儿对外界事物无反应，护理时应注意以下几点：

①保持呼吸道通畅。患儿应采取侧卧位，松解衣服领扣，并及时清除口、鼻、咽喉分泌物及呕吐物，防止误吸窒息。

②经常更换体位，每2小时给患儿翻身一次，背部及骶尾部等骨骼突出处，垫以气圈或软垫，并用50%酒精按摩，以防止发生褥疮。对有肌肉强直的患儿，翻身时应扶托肢体，动作轻缓，以免造成损伤。保持床铺的整洁、干燥，患儿大小便后及时更换尿布及清洗。

③做好眼睛、口腔的护理。昏迷患儿有时眼睛不能闭合，可用纱布蘸眼膏覆盖，以保护角膜。应每日清洁口腔。

（4）晚期患儿可反复出现惊厥，除用药物控制或减轻惊厥外，病室内应保持安静，护理和治疗应尽量同一时间进行，少打扰患儿。在上、下磨牙处安放牙垫，以防舌被咬破。患儿惊厥时，往往两手握拳较紧，手掌可能受到损害，因此应将患儿指甲剪短，保持手掌清洁，并用纱布放于手心，以防皮肤糜烂。

（5）结核性脑膜炎患儿在治疗过程中，须复查脑脊液变化，腰椎穿刺后去枕平卧4～6

小时。

（6）高热患儿尽快降温，使体温恢复正常，可采用物理降温方法。出汗多时及时擦干汗液，更衣。

附：结核菌素试验（PPD试验）

1. 试验方法　所用的抗原制品为结核菌纯蛋白衍生物（PPD）。一般取PPD制品（每毫升含50个结核菌素单位）0.1ml（即含5个结核菌素单位）于左前臂掌侧面中下1/3交界处皮内注射，使之形成直径6～10mm的皮丘。48～72小时观察反应结果，以局部硬结的毫米数来表示，取硬结横径和纵径的平均值来判断反应的强度。标准如下：硬结直径不足5mm为“－”，5～9mm为“＋”，10～19mm为“＋＋”，20mm以上为“＋＋＋”。除硬结外，还可见水疱、淋巴管炎及双圈反应为“＋＋＋＋”。后两者为强阳性反应。

2. 临床意义

（1）阳性反应：①曾接种过卡介苗，人工免疫所致；②儿童无明显临床症状而仅呈一般阳性反应，表示受过结核感染，但不一定有活动病灶；③3岁以下，尤其是1岁以下小儿，中度阳性反应多表示体内有新的结核病灶，年龄愈小，活动性结核可能性愈大；④小儿结核菌素试验强阳性反应者，示体内有活动性结核病；⑤在两年内由阴性反应转为阳性反应，或反应强度从原来小于10mm增至大于10mm，且增加的幅度为6mm以上时，表示新近有感染。

（2）阴性反应：①未受过结核感染；②结核迟发性变态反应前期（初次感染后4～8周内）；③机体免疫反应受抑制可出现假阴性反应，如部分危重结核病、急性传染病、体质极度虚弱、免疫抑制剂治疗时、原发或继发性免疫缺陷；④技术误差或结核菌素效价不足。

第十八章　儿科重症监护单位患儿的护理

儿童危重病的抢救及监护是儿科护理工作的重要组成部分之一。儿科重症监护单位（Pediatric intensive care unit，PICU）是指集中利用现代化的诊疗技术和监护手段，对危重病儿进行持续监护、及时合理的治疗、有效抢救和积极生命支持的病区。

儿科危重病症如：急性呼吸衰竭、感染性休克、急性颅内压升高和心搏呼吸骤停等常为进入 PICU 的指征，掌握危重病种的基础医学知识、基本监护及复苏抢救技能、呼吸器等医疗器械的使用是对儿童重症监护病房护士的基本要求。

第一节　儿科重症监护单位的监护技术

重症监护技术是指对危重症患者的人体信息和各种医疗仪器运转状态的监护。护士所承担的责任是通过某些先进仪器对患儿的病情进行系统、连续和动态的观察，以利早期发现问题，为诊断治疗提供可靠依据。

一、心血管系统的监护

1. 临床观察

（1）观察心率、心律、心音强弱、有无奔马律、病理性杂音及血压。

（2）观察有无呼吸困难、面色、甲床、皮肤色泽、肢端温度、尿量、肝脏大小等。

2. 心电监护　临床上常用的心电监护仪、心肺监护仪、多功能监护仪均属无创性监护手段，可持续监测心率及心律的变化。一般常用的监护仪可监测呼吸、体温、脉搏、血压（有创法）。盒式组装的多功能监护仪，可对包含血压（无创法）、脑电图、经皮氧分压、经皮二氧化碳分压和血量饱和度进行监测。因小儿难于合作，所以常选用床旁监护仪，以便排除外来干扰。心电监测的目的在于及时发现心律失常、心动过缓或过速、心脏停搏。心电监护时电极放置部位并不严格，不同监护电极放置部位不同，均不是做心电图时的标准位置，基本要求是能触发心率及报警、P 波清晰、不损伤皮肤。心电监护仪所示的心电图不宜作分析报告用。目前国内外监护仪电极颜色已趋统一，黄色为正电极、红色为负电极、黑色为地线标示。

3. 动脉血压监测　血压是反映循环功能的重要生命体征，血压显著下降提示循环系统的代偿能力衰竭。收缩压（SBP）由血容量及心肌收缩力决定。收缩压的重要性在于保证各脏器供血。舒张压（DBP）反映流经动脉系统的血液流速和动脉壁弹性。舒张压降低是血容量减少的一个标志。脉压是 SBP 与 DBP 的差值，在低血容量休克时最先变小。平均动脉压（MAP）是心脏各时相动脉系统的功能压，是组织灌注的指标。MAP＝SBP＋DBP×2 或 MAP＝DBP＋1/3 脉压。

测量血压的方法有间接法与直接法。

间接法：

(1) 普通血压计袖带测量法：按血压测量常规。

(2) 多普勒超声血流仪袖带测量法：听收缩压易，判断舒张压难，多用于新生儿。

(3) 电子血压表：为自动血压监测仪。使用时根据病情调节测量血压的间隔时间及高低压报警限，可定时测量。荧光屏上能显示收缩压、舒张压、平均动脉压及心率。

(4) 无创性指套动脉压测定仪：利用红外线原理，经微机处理后显示数据及波形。在低温低血压时，所测数据接近 MAP。

直接法：属介入性监测手段。在动脉内放置短导管直接测压，可持续监测血压，比间接测压法准确。常用部位为桡动脉。由于开放了动脉，可便于采血。并发症为血栓、栓塞、皮肤坏死、假性动脉瘤、感染等。

4. 中心静脉压（CVP）监护　正常值为 0.588～1.18kPa（6～12cmH_2O，4.4～8.8mmHg）。CVP 反映进入心的血量与心搏出该血量的效率。效率高低与右心室功能、静脉血容量及张力有关，对输血、输液治疗有指导作用。测量 CVP 一般多经大隐静脉、贵要静脉置管，需切开静脉，而经皮锁骨下静脉、颈内静脉穿刺置管法损伤较小。新生儿还可经脐静脉置管。建立 CVP 监护后还可利用开放的静脉输液、给药、做静脉高营养，为预防感染一般不提倡经由此处取血。常见的并发症为出血、血肿、空气栓塞、气胸、血胸、神经损伤、血栓栓塞等。

5. 肺动脉压（PAP）与肺动脉楔压（PAWP）或肺毛细血管楔压（PCWP）的监测　正常时 PAP 收缩压为 2.67kPa（20mmHg），舒张压 1.33kPa（10mmHg），平均 2.00kPa（15mmHg）。PAWP 为 0.8～1.33kPa（6～10mmHg）。低血容量休克时 PAP 多降低；PAP 增高可见于心源性休克、创伤性休克、先心病复苏后等。PAWP 间接反映左心室充盈压，可作为扩容指标，对肺水肿的诊断亦有帮助。

二、呼吸系统的监护及治疗技术

1. 使用人工呼吸机患儿的监护

(1) 记录每小时患儿的血压、脉搏、面色、自主呼吸情况。准确记录血气检查结果和吸痰经过及呼吸机的各项参数，如频率、压力、潮气量、呼吸值、氧浓度（FiO_2）。

(2) 观察病人

①呼吸情况：使用呼吸机后，如患儿呼吸平稳，表情安详，面色红润，血压稳定，自主呼吸与呼吸机合拍，表示通气适宜，插管位置正确，机器运转正常。反之，病人出现焦虑，烦躁不安，挣扎、鼻扇、发绀、呼吸急促，则说明可能有通气不足、管道漏气或痰液堵塞，在吸痰后或确认非机器故障后，应立即与医生联系，采取其他措施如加大通气量或吸气压力等。

②循环情况：开始使用呼吸机时，要密切观察心率、血压，以了解压力与通气量是否适宜。若心率持续加快，血压偏低，说明通气量过大。

③机器运转情况：使用前检查呼吸机管道和各部件接头有无松脱漏气及管道是否有扭曲受压。使用中注意看仪表、听声音，了解机器运转情况。当定容型呼吸机压力明显增高，定压型呼吸机进气时间过短，应检查有无痰液堵塞、气道梗阻或机器故障等情况。

④呼吸机报警装置：其关键部分是压力监测，压力过高、过低时均能报警。性能良好的呼吸机，电源、气源、吸氧浓度、吸入气温度等不符合要求时均可报警。

⑤了解吸入气体的加温、湿化效果：吸入气体温度约32～34℃，含饱和水蒸气为宜。吸入气含饱和水蒸气时，塑料管道上可见密集的小水珠。室温过低，管道内将形成大水珠，称冷凝水。每天应排除管道中冷凝水4～5次，以防其进入呼吸道，引起感染和“溺水”。必须保持呼吸机的出口与插管连接处处于管道的最高位置，以防“溺水”发生。

⑥观察通气功能时，以 $PaCO_2$ 为指标比较可靠。临床上通过做血气分析或监测经皮二氧化碳分压及呼出气二氧化碳分压来确认通气功能。

⑦使用带套囊的气管插管，应每2小时放气15～20分钟，以防气管黏膜长期受压而缺血坏死。注意体外指示小囊不可过分膨胀，漏气时应及时更换。

⑧做好口腔及气管切开的护理。

2. 监测吸入氧浓度　吸氧浓度为1.0及＞0.6时，其持续吸入时间分别＜6小时及24～48小时，避免长期吸入高浓度氧。

3. 血气分析　见第七章。

4. 心肺监护仪监测呼吸　多利用热敏或阻抗式原理监测呼吸频率及深度。小儿常用的是阻抗式呼吸监护，借助置放于胸部的电极，测定与呼吸动作变化相应的胸部阻抗所形成的呼吸运动或肺气流。屏幕可显示呼吸波形及频率。新生儿监护仪多有窒息报警，一般以20秒为无呼吸的报警限；还可记录窒息次数。

5. 经皮氧监测（transcutaneous oxygen monitoring，$TcPO_2$）　$TcPO_2$ 为非损伤性监测方法，可连续观察血中 PaO_2 变化。此方法多适用于新生儿、婴幼儿，皮下脂肪越薄，所测结果越可靠。电极需放于上胸部、腹部、大腿或上臂内侧等皮肤角化薄弱，又便于固定密封，且避开大血管又有良好毛细血管网之处。局部皮肤需加热至42～44℃，其意义在于：①使电极下毛细血管内血液动脉化。②使局部皮肤角质层的脂质结构发生改变，易于皮肤氧逸出。但应防止由于加温引起的皮肤烫伤，并注意定时更换电极放置部位。

6. 经皮二氧化碳监测（transcutaneous carbonbioxide monitoring，$TcPCO_2$）　$TcPCO_2$ 与 $TcPO_2$ 一样属于非创伤性连续监测法。将电极放置于皮肤上连续测定二氧化碳张力，能反映患儿病情的动态变化，可指导临床用药和调节呼吸机参数。温度对 $TcPCO_2$ 的测试结果会产生影响。温度每上升1℃，可使 $TcPCO_2$ 提高4.5%。这些影响将导致 $TcPCO_2$ 值高于 $PaCO_2$。二者呈线性关系，现已有仪器同时监测 $TcPO_2$ 及 $TcPCO_2$。

7. 经皮血氧饱和度（$TcSO_2$）监测　为非损伤性监测方法，可连续监测血氧饱和度和脉率。探头可为指套形、夹子状（夹在耳垂）或扁平样（贴在前额）。使用方便、安全，对皮肤不造成热损伤。适用广泛，对新生儿、手术病人尤为适合。对严重低血压、低血容量和应用扩血管药物后的病人，其检查结果较 $TcPO_2$ 精确。

三、神经系统的监护

1. 临床观察　密切观察患儿的意识状态、姿势、瞳孔、呼吸、深浅反射、肌力、肌张力、病理反射等。

2. Glasgow评分　有助于判断意识状态，观察病情进展及了解预后。最差者3分，最佳者15分，见表18-1。

表 18-1 Glasgow 评分表

睁眼		最佳语言反应		最佳运动反应	
反应	评分	反应	评分	反应	评分
自动睁眼	4	正确对话	5	按指令运动	5
说话时睁眼	3	含糊对话	4	随局部刺激运动	4
痛刺激睁眼	2	不恰当对话	3	随痛刺激肢体屈曲（去皮质）	3
缺如	1	不理解对话	2	随痛刺激肢体伸展（去大脑）	2
		缺如	1	缺如	1

3. 测定颅内压及血压，监测脑灌注压　颅内压增高的危险是可以引起脑疝和脑血流的中断。保持血压、颅内压稳定是维持脑灌注压的保证。脑未受伤的情况下，脑灌注压（CPP）为 5.33～6.67kPa（40～50mmHg），足以维持正常脑血流量。

颅压正常值因患儿年龄、测压部位及测压方法而异。咳嗽、哭闹、烦躁、排便等均可使颅压暂时增高。一般认为小儿颅内压（ICP）＞1.33～1.99kPa（10～15mmHg）为颅高压。＞1.99～2.66kPa（15～20mmHg）持续 30 分钟不降或 CPP＜5.33～6.67kPa（40～50mmHg）应予降压处理。

监测颅压的方法有：

（1）腰椎穿刺测脑脊液压力：颅内压增高时，采用此法有导致脑疝危险。必须腰穿时应先用甘露醇一次，30 分钟后再行穿刺。穿刺后平卧休息 2 小时以上。当压力超过 0.98～1.47kPa（7～11mmHg）时应考虑存在颅高压。

（2）脑室穿刺测压：利用腰穿针刺入侧脑室后，连接测压管测定颅压，该方法比腰穿测压安全。同时在颅压监测下可行控制性脑脊液引流降压，还可进行脑室内注射药治疗脑室膜炎。

（3）颅压监测仪前囟直接测压：该方法为非损伤性测压法。测量时将传感器放置于新生儿、婴儿未闭的前囟直接读数。囟门太小者不宜使用此方法。

（4）持续直接颅内压监测法：为损伤性颅压监测法。操作时将专用探头（感应器）直接置放于硬膜外、蛛网膜表面或脑室内测压。此方法能连续、精确监测颅压的瞬时变化。其缺点是存在出血、感染及脑组织损伤的危险。目前该方法因设备昂贵，难以普及。

（5）脑电图：可出现局灶性或弥漫性异常，结合临床有助于诊断，并可追踪其演变过程。

四、体温监测

常用水银温度计或电子半导体温度计测温。电子半导体温度计可同时在多个部位测温，且可直接读数，颇为方便。测温部位包括：中心体温（肛门、口腔、鼻咽部、食道、鼓膜的温度）与体表温度（指、趾、腋下、皮肤的温度）。肛指（趾）温差可间接反映外周血管有无收缩及周围组织灌注情况。正常时应＜2℃，＜3～6℃示周围血管高度收缩，＞7℃则存在血液向身体的重要脏器集中、外周血供明显减少的现象。

人体能保持正常体温的最低环境温度称临界温度即调节温度范围。使体内氧耗量最小又能保持正常体温的环境温度称适中温度（中性温度）。在此温度范围内体温完全由血管的舒缩控制，产热维持最低水平。环境温度与裸体皮温（腹壁）之差在1.5℃以内机体氧耗量最小。成人与新生儿的临界温度与中性温度差异明显，在PICU的临床护理工作中须予以重视。它可指导暖箱的正确使用（表18-2）。

表18-2　成人及新生儿的临界温度和适中温度

	适中温度（℃）	临界温度（℃）
成人	28	1
新生儿	32	23
早产儿	34	28

五、使用输液泵控制液体及药物输注速度

1. 微量注射泵　具有较高准确性（误差＜3%～5%），多用于注射需精确计算剂量的药物或开放动、静脉（如维持动脉导管与中心静脉导管通畅）。

2. 输液泵　多用于维持匀速输液或推注大量液体时。其输液速度范围较大，可达0.1～999ml/h。

输液泵均设有报警装置，如电源不足、管道中有气泡或堵塞、输入压力不正确及液体输注完毕均能报警。输液泵在使用中，输液装置不能检出漏液，所以在使用输液泵中应仔细观察，防止液体外渗引起组织水肿甚至坏死。

第二节　急性呼吸衰竭

一、定义

呼吸衰竭是指由于呼吸中枢和（或）呼吸器官病变引起的呼吸功能异常，使肺脏不能满足机体代谢的气体交换需要，出现动脉血氧下降和（或）二氧化碳潴留的临床综合征。

二、分型

1. 换气障碍型呼吸衰竭　又称Ⅰ型呼吸衰竭或低氧血症型呼吸衰竭。主要由肺实质病变引起。血气的主要改变是动脉氧分压（PaO_2）下降，同时患者常伴有过度换气，所以患者动脉二氧化碳分压（$PaCO_2$）常降低或正常。若病人合并有呼吸道梗阻或疾病后期，$PaCO_2$也可增加。

2. 通气障碍型呼吸衰竭　又称Ⅱ型呼吸衰竭。多见于肺内原因（呼吸道梗阻，生理无效腔增大）或肺外原因（呼吸中枢或胸廓的异常等）。其血型改变的特点是PCO_2增高，同时PO_2下降。

三、病因

1. 呼吸道梗阻　上呼吸道梗阻多见于婴幼儿。喉是梗阻的主要部位，可因感染、神经

体液因素（喉痉挛）、异物、先天因素（喉软骨软化）引起。下呼吸道梗阻可由重症肺部感染时的分泌物、腺病毒肺炎的坏死物阻塞细支气管造成。哮喘时支气管平滑肌的痉挛、毛细支气管炎等也是造成下呼吸道梗阻的常见原因。

2. 肺实质病变　包括各种肺部感染、肺炎、毛细支气管炎、肺水肿、新生儿呼吸窘迫综合征（NRDS）等。

3. 呼吸泵异常　呼吸泵异常包括从呼吸中枢、脊髓到呼吸肌和胸廓各部位的病变，如急性感染性神经根炎引起的呼吸肌软性麻痹、破伤风引起的强直性痉挛均可引起通气不足，可导致排痰困难，造成呼吸道梗阻、肺不张和感染，加重原有的呼吸衰竭。

四、病理生理

1. 低氧血症和高碳酸血症的发病机制

（1）换气障碍型呼吸衰竭：通气/血流比例失调是引起血氧下降的主要原因。

（2）通气障碍型呼吸衰竭：肺泡通气量不足所致。动脉血氧分压降低，二氧化碳分压增加。

2. 低氧血症和高碳酸血症对机体的影响　换气障碍型呼吸衰竭和通气障碍型呼吸衰竭两者的最终结果是发生缺氧、二氧化碳潴留和呼吸性酸中毒，脑细胞渗透性发生变化，出现脑水肿，使呼吸中枢受损出现呼吸困难，甚至呼吸抑制。通气量进一步减少，其结果又加重了呼吸性酸中毒和缺氧，形成恶性循环。此外，严重的呼吸性酸中毒影响心肌收缩力，心搏出量减少，血压下降，肾血流减少，肾小球的滤过率降低，严重者导致肾功能不全，产生代谢性酸中毒，酸中毒程度进一步加重。

五、临床表现

1. 呼吸系统症状

（1）呼吸困难：上呼吸道梗阻时以吸气性呼吸困难为主，下呼吸道梗阻时以呼气性呼吸困难为主，呼吸频率加快及鼻翼扇动，辅助呼吸肌活动加强出现“三凹征”。

（2）呼吸抑制：呼吸肌麻痹者呼吸浅而无力；中枢性呼吸衰竭表现为呼吸节律不齐、深浅不匀，出现潮式呼吸、叹息样呼吸、双吸气及下颌呼吸。

2. 低氧血症和高碳酸血症的症状

（1）低氧血症

①发绀：PaO_2＜5.3kPa（40mmHg），SaO_2＜0.75 时出现发绀。以唇、口周、甲床等处明显。严重贫血，血红蛋白低于 50g/L 时不会出现发绀。

②其他：心率增快、心律不齐、易激动、嗜睡，甚至惊厥、昏迷、消化道出血、肝功能受损、少尿或无尿，甚至肾衰竭。

（2）高碳酸血症：出汗、烦躁不安、意识障碍、皮肤潮红、口唇暗红、瞳孔缩小，严重时出现昏睡、肢体颤动、甚至昏迷、视盘水肿、H^+ 浓度不断增加、pH 值下降、形成呼吸性酸中毒。

六、诊断检查

血气分析：动脉血血气分析是诊断呼吸衰竭的主要方法。在海平面、休息状态、呼吸室内空气的情况下，PaO_2＜8kPa（60mmHg），$PaCO_2$＞6kPa（45mmHg），SaO_2＜0.91 为呼吸功能不全；PaO_2≤6.65kPa（50mmHg），$PaCO_2$≥6.65kPa（50mmHg），SaO_2≤0.85 为呼吸衰竭。急性呼吸衰竭可分为以下两型：

1. 低氧血症型呼吸衰竭　即Ⅰ型呼吸衰竭。PaO_2＜6.65kPa，$PaCO_2$正常。见于呼吸衰竭早期和轻症。

2. 通气障碍型呼吸衰竭　即Ⅱ型呼吸衰竭。PaO_2＜6.65kPa，$PaCO_2$＞6.65kPa。

七、治疗原则及护理措施

1. 病因治疗　分析引起呼吸衰竭的原因与诱因，及时处理。

2. 防治感染　最好能根据细菌培养、药敏试验结果选择适当抗生素。

3. 改善呼吸功能

（1）保持气道通畅：吸痰、翻身、拍背、体位引流、加强呼吸道温湿化以保持呼吸道通畅。

（2）改善缺氧和促进二氧化碳排出

①氧疗：根据血气分析结果，调整用氧浓度。一般要求 PaO_2 保持在 8.65～11.31kPa（65～85mmHg）。换气障碍型呼吸衰竭可采用低浓度氧（24%～35%）或中浓度氧（35%～60%）治疗，通气障碍型呼吸衰竭的供氧浓度宜控制在 35%以下。给氧方法可采用鼻导管、口罩、头罩或氧帐。在通气功能不好，PCO_2不高的情况下可采用持续气道内正压（CPAP）治疗。

②雾化吸入：每次 15～20 分钟，每日 2 次，雾化器内放入解痉、化痰、消炎等药物，以达到稀释痰液和促进痰液排出的目的。

4. 纠正酸碱失衡和电解质紊乱

（1）维持静脉输液，保证应有的热量［210kJ/kg·d（50kcal/kg·d)］、水（60～80ml/kg·d）和电解质的供给，防止脱水和电解质失衡。

（2）呼吸性酸中毒主要通过改善通气纠正，但当呼吸性酸中毒合并代谢性酸中毒，pH 值低于 7.20 时，可适当静脉滴注 1.4%碳酸氢钠液，每次 10～20ml/kg。碳酸氢钠液只有在通气功能较好时才能发挥其纠正酸中毒的作用，因为碳酸氢钠与酸结合过程中，产生二氧化碳，在通气未改善时，二氧化碳潴留增加，可加重酸中毒。

在治疗呼吸衰竭过程中，常因并发低钾、低氯血症，产生代谢性酸中毒，有时伴低钠血症。应及时补充钾、氯、钠离子。

5. 维持心、脑、肺、肾功能

（1）并发心力衰竭可用洋地黄制剂。

（2）脱水剂：常用 20%甘露醇，每次 0.5～1g/kg，每日 2～3 次，快速静脉滴注。使用时注意血容量，以免因气道分泌物黏稠而加重气道阻塞。

（3）合并肺动脉高压时，可用血管活性药物如多巴胺、酚妥拉明。

（4）利尿剂：①呋塞米在短期内使肺内水分减少，具有减轻呼吸困难的作用；②乙酰唑胺为碳酸酐酶抑制剂，使用时注意监测电解质，特别防止电解质紊乱。

（5）肾上腺皮质激素：常用地塞米松 0.5mg/kg·d 静脉滴注，疗程一般为 3～5 日。

6. 机械通气的应用　机械通气是指用呼吸机产生间歇正压，将气体送入肺内的机械呼吸，呼气是靠胸廓和肺脏的自然回缩完成的。呼吸机的治疗作用在于改善通气功能和换气功能，减轻呼吸肌的负担。呼吸衰竭患儿经保守治疗病情不见好转，可通过气管插管或气管切开进行机械通气。

(1) 应用指征

①血气分析符合呼吸衰竭标准。

②呼吸频率减低至正常的1/2或以下。

③呼吸微弱，全肺呼吸音减低或呼吸停止。

④频繁发作的呼吸暂停。

(2) 气管内插管

①插管途径：经鼻、经口和气管切开。

②物品准备：a. 急救车备于床边（包括心肺复苏必备的药物、器械）；b. 手控复苏器、插管钳、喉镜（包括喉镜柄、两个大小不同的喉镜片，并尽可能准备直、弯型镜片）、配套插管接头、简易气囊、复苏器、胶布。

③气管插管的选择：2岁以上患儿使用的导管内径可按“年龄/4＋4”计算，紧急情况下亦可用估计法，即导管外径约等于患儿小手指粗细，经鼻插管时，导管留置长度较经口者增加1～3cm。为适应个体差异，需另备内径较标准导管分别大和小0.5cm的导管各一个；上呼吸道梗阻患儿使用的导管宜偏细，以防压迫喉部，加重水肿；年长患儿尽量选用低位套囊的导管，防止漏气及误吸。

表18-3 小儿气管导管号及插入长度

年龄	导管内径（mm）	插入长度（cm）	
		经口插者	经鼻插者
早产儿	2.5～3.0	7～9	8～12
足月儿	3～3.15	10	12
6个月	3.5	11	13
1岁	4.0	12	15
2岁	4.5	13	16
4岁	5.0	15	17
6岁	5.5	16	19
8岁	6.0	18	20
10岁	6.5	20	22
12岁	7.0	21	22

④经鼻或经口置入气管插管的配合与固定：置入气管插管时一般由甲、乙两名护士配合医生操作。甲护士负责固定病人，观察患儿呼吸、心率、面色等情况；乙护士负责准备、传递物品并协助固定气管插管。

A. 操作前，甲护士把置入气管插管所需的物品放置病人处，把方巾折叠为12cm×3.5cm左右的布卷垫于患儿肩下，置患儿于下颌轻轻上抬。置管前，吸出口、鼻腔分泌物。在医生放置气管插管的过程中，监测患儿心率和节律的变化，观察有无心动过缓和心律不齐等。

B. 气管插管置入成功后，由乙护士协助医生吸净患儿口腔、咽喉部的分泌物，用加压给氧气囊经气管插管给氧，同时听诊两肺呼吸音，以判断气管插管的位置。插管易滑入右侧，使左侧呼吸音减低。

C. 听诊后确信气管插管在气管内后便可以固定。用“工”形胶布固定导管，并记录导管内径、进入气管部分的导管长度、鼻腔外剩余部分的导管长度。为减少无效腔，一般以2～3cm为宜。重新连接好气管插管接头，连接呼吸机，收拾用物，置病人于舒适体位。

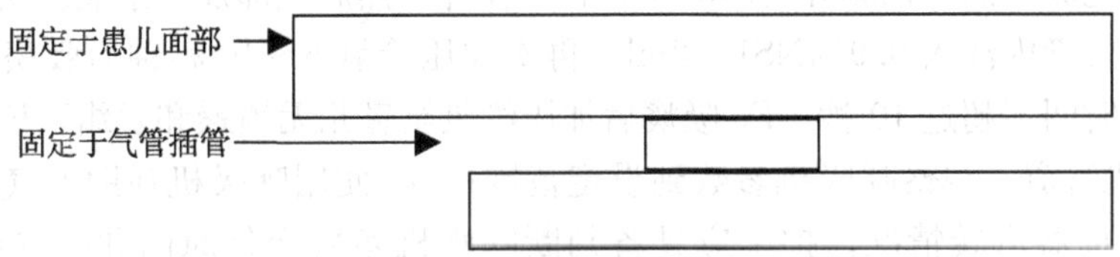

图 18－1　固定气管插管胶布示意图

⑤气管切开：与经鼻或经口气管插管相比，气管切开可减少呼吸道解剖死腔，便于吸痰，可长时间应用，但手术创伤较大，肺部感染和气管损伤等并发症机会增多。小婴儿气管切开并发症较多。小婴儿病情在 3～7 日内可能有明显好转者，大多采用经鼻或经口气管插管。多发性神经根炎、乙型脑炎及依赖呼吸机长期治疗者，由于气管切开对保持呼吸道通畅和患儿安全有重要作用，宜采用气管切开。为防止气管切开套管与气管间漏气，年长儿做气管切开时在套管外部要加用橡胶气囊。婴儿气管狭窄，不必用气囊。气囊的使用方法：行气管切开术前，需准备好已消毒的装有橡胶气囊的套管。切开气管，将套管插入切口后，用5ml 注射器向气囊内缓慢注入空气，直至用听诊器测听不到气体从病人颈部、口和鼻腔漏出的声音为止。小儿患者注入气量约 2～4ml。气囊的作用是防止气体从口、鼻腔漏出，同时阻止咽部痰液流入气管。气囊的空气一般 2 小时放空一次，每次 10～20 分钟，以免长期压迫气管黏膜，引起缺血、水肿或坏死。

⑥基本护理要求：

A. 由专人 24 小时对使用呼吸机的患儿进行特护。

B. 护士必须根据患儿病情详细制定护理计划，按时完成护理计划，并作出评价。

C. 建立特护记录，详细记录体温、脉搏、呼吸、血压、出入量、病情、血气结果、呼吸机参数等等。

D. 对执行的医嘱必须严格遵守三查七对的原则。

E. 病情观察和护理查体：每小时监测一次患儿体温、脉搏、呼吸、血压、皮肤颜色、末梢循环状况；监测有无三凹症，听诊呼吸音，以鉴别气管插管的位置，有无气胸；观察胸廓运动，自主呼吸与呼吸机是否同步，自主呼吸运动强弱，肢体活动情况。

F. 吸痰：正确的吸痰方法是维持有效机械呼吸的关键。吸痰的间隔时间不宜硬性规定，应以肺部听诊为依据，一般 2 小时吸痰一次，痰多时应及时吸，病情好转后可逐渐延长。吸痰的全部过程都应高度注意无菌操作，以减少呼吸道继发感染。

吸痰常规：a. 用物：吸痰盘放置床旁，每日消毒一次。盘中备有无菌治疗巾一块，弯盘一个，内放气管内滴药注射器。小罐 2 个，分别放置口腔及气管内吸痰管。小杯一个，内装生理盐水，备冲洗吸痰管用。另备加压给氧气囊、吸引器及拍背垫。b. 吸痰管：最好每次使用一次性吸痰管。条件限制时可使用橡胶导尿管，但必须每日用完后清洗并消毒，不能重复使用。c. 每次吸痰前戴口罩、洗手。d. 操作步骤：A. 助手加大供氧流量，连接加压给氧气囊及氧气压力表；B. 操作者用拍背垫在患儿前胸或后背施以均匀力量拍打6～8次；C. 助手脱掉呼吸机管道，加压给氧至患儿血氧饱和度达90%～95%或病人皮肤红、甲床无发绀；D. 操作者将吸痰管轻而迅速地放入气管插管内至底部，放入过程中应先将近端折曲或将吸痰管的侧孔用拇指遮盖，防止吸引力过大造成黏膜损伤，吸痰时将曲折的吸痰管或被遮盖的吸痰管侧孔放开向外抽吸并转动吸痰管直至体外，然后立即加压给氧。痰液黏稠时，在病人吸气时向气管内注入0.9%NS1～2ml，再次加压给氧5～10秒钟后吸痰。吸痰管在气管插管内停留时间不超过10秒；E. 吸痰后加压给氧至患儿无烦躁和发绀；F. 吸痰后翻身；G. 连接呼吸机管道，观察呼吸机参数到设定范围；H. 使用呼吸机辅助换气时，密切监测呼吸机参数及机器运转情况，护士应具备判断呼吸机参数变化原因和排除呼吸机故障的能力。

（3）呼吸机的类型

①定压型：每次输入气体到一定压力后停止即转换成呼气。该型的潮气量、呼吸频率及吸气、呼气时间均不能直接调节。通气阻力大时，通气量不能保证。此型呼吸机用氧及压缩空气为动力。适用于无明显气道阻力增加或顺应性下降的呼吸道疾病患者。

②定容型：每次输入气量恒定，预定的潮气量压入肺部后转为呼气期。此型的结构可简可繁，潮气量、呼吸频率、吸气呼气比值均可调节。适用于无自主呼吸、肺顺应性降低及无气道阻力增加的患儿。

③定时型：定时型按固定时间送气给病人。其为持续气流，吸气压力、流量、吸气呼气时间均可单独调整。装有电子控制器的定压型呼吸器，多有时间转换装置，此型最适用于小婴儿。

（4）呼吸机的通气方式：基本通气方式可分为控制通气与辅助通气两大类。控制通气患儿呼吸完全由呼吸机控制，呼吸频率、潮气量、吸气呼气时间等均事先调定；辅助通气是指由病人吸气引发启动的机械呼吸。此外，还有一些特殊的通气方式：

①间歇强制呼吸（IMV）：进行IMV时，呼吸机频率较慢，病人除了得到强制的机械呼吸，在呼吸机不做正压通气时，由于呼吸机有持续气流供气，患者可进行自主呼吸。IMV通气方式适用于有一定自主呼吸能力的病人，或用于准备脱离呼吸机的过程中。

②呼气终末正压（PEEP）：可使呼气末保持一定正压，防止肺泡萎缩。呼气末压力一般设置在0.2～0.6kPa（2～8cmH_2O）之间。

③压力支持通气（PSV）：这种通气方式由病人吸气信号引发，以预先调定的压力支持水平帮助病人吸气，吸气时间和呼吸频率均可由病人控制。它比IMV更符合生理需要，有利于发挥病人自身的呼吸能力，使疲劳的呼吸肌易于恢复。

（5）呼吸机的调节：①呼吸频率：一般采用接近正常的呼吸频率（儿童20次，婴儿40次以下），通常改变通气量的方法主要是调节呼吸频率；②潮气量：是影响通气量的基本因素，在开始使用呼吸机时，所需的潮气量明显大于正常的潮气量，约8～15ml/kg，以后可用10ml/kg。③吸气峰压：压力一般在1.5～2.0kPa（15～20cmH_2O），必要时可增大至3.0kPa（30cmH_2O）以上。呼气末的压力即是PEEP，0.2～0.3kPa（2～3cmH_2O）为生理

PEEP 水平，0.4～0.7kPa（4～7cmH$_2$O）为中度 PEEP 水平，0.8～1.0kPa（8～10cmH$_2$O）为高 PEEP 水平，但很少用。过高的 PEEP 可影响循环，增加气胸机会。④流速：不考虑压力的限制，通常流速越大，潮气量越大，压力也越高。婴儿呼吸机的流速，由于要保持持续气流，至少应是每分通气量的 2 倍，一般在 4～10L/min。⑤吸/呼时间比：通常在 1∶2 到 2∶1，吸气时间长对扩张肺泡有利，但增加循环负担。

（6）停用呼吸机时的几个问题

①停用呼吸机指征：①患儿病情改善，呼吸循环系统功能稳定；②能维持自主呼吸 2～3 小时以上无异常；③吸入 50% 氧时，PaO$_2$＞6.65kPa（50mmHg）；PaCO$_2$＜6.65kPa（50mmHg），可开始撤掉呼吸机。

②停用呼吸机步骤：①一般经过 IPPV→IMV→CPAP 的过程。用 IMV 时，逐渐减少呼吸频率，以增加自主呼吸。更改呼吸机参数时，需一项一项进行调节，不可操之过急，并在更改指标后 15 分钟配合血气分析，观察患儿情况变化；②若能脱离呼吸机 2～3 小时而患儿无异常，则距完全脱离呼吸机已为时不远。

③拔管：①脱掉呼吸机管道，吸净患儿气管插管、口腔、鼻腔、咽喉部的分泌物；②经气管插管为患儿加压给氧，直至拔出气管插管为止；③再次用棉签清洁患儿鼻腔，吸净口腔分泌物，保持气道通畅；④继续观察患儿病情变化，15 分钟后复查血气。

第三节　感染性休克

一、定义

感染性休克是严重感染致使微循环障碍，造成毛细血管血流灌注不足、组织器官缺血缺氧、代谢紊乱、细胞功能损害、导致重要生命器官功能衰竭的综合征。

二、发病机制

对休克发病机制的认识，已从微循环障碍发展到细胞、亚细胞及分子水平的新观念上。

1. 微循环障碍

（1）当致病微生物及其毒素侵入人体后，引起全身微循环反应性调节紊乱，相继出现痉挛、扩张，发展至衰竭状态。其中微血管的痉挛，是造成毛细血管血流灌注不足的根本原因。毛细血管通透性增高，血容量显著减少，其结果导致组织缺血缺氧、代谢紊乱、甚至细胞变性坏死、重要脏器功能出现障碍。

（2）弥散性血管内凝血：微血管的痉挛使血流灌注量不足，血流缓慢，血液浓缩，再加上血管壁受内毒素的损伤，毛细血管内易凝血及血栓形成，严重影响了毛细血管的循环通畅，这种病称为“弥散性血管内凝血”（DIC）。DIC 的发生消耗了大量的血小板及其他凝血因子，使患者出血倾向加重，休克不易恢复。

2. 神经—体液调节失衡　交感神经兴奋，促使儿茶酚胺分泌增加，引起血管收缩、心率增快、心肌耗氧增加、肺泡通气量增加等。胰血管舒缓素、5-羟色胺等均可引起血管扩张。

3. 细胞代谢功能障碍　微循环障碍所引起的组织缺血缺氧，以及内毒素的直接作用，均可损伤细胞膜，使其通透性增加，最终导致细胞能量衰竭。这种基础能量衰竭为多系统器官功能衰竭，构成了代谢障碍的基础。另外，内毒素的作用使细胞自溶和组织损伤。

4. 内源性炎症介质释放　炎症介质如自由基、白细胞介素-1（IL-1）和肿瘤坏死因子（TNF）的大量产生，以及蛋白酶的激活，均可使血管或心肌损伤，使血流动力学急剧变化而发生感染性休克。

三、临床表现

患儿除有严重感染症状外，表现为微循环功能不全和组织缺血缺氧，以及重要器官的代谢和功能障碍。临床上患儿可出现血压低、脉压小、四肢冷、脉微弱、面色苍白、呼吸急促、精神萎靡或烦躁、尿少等。临床上休克分为轻、重两型（表18-4）。

表18-4　感染性休克轻、重型临床表现

临床表现	轻型	重型
心率	心率快	心音低钝
脉搏	脉细速	脉微弱或摸不到
血压	正常或偏低	明显下降或测不出
脉压	4.0～2.66kPa（30～20mmHg）	<2.66kPa（20mmHg）
呼吸	增快	深长或浅慢，呼吸困难或节律不整
神志	尚清楚，但有烦躁或萎靡	模糊、昏迷或惊厥
面色、肢温	面色苍白、手足发凉	面色青紫，四肢湿冷，皮肤明显花纹
尿量	稍减少	少尿或无尿
眼底	小动脉痉挛	小动脉痉挛，小静脉曲张

四、诊断检查

1. 血、尿、便常规及细菌培养　有助于分析病因、病情严重程度和检测病原体。

2. 血生化检查　了解电解质状况和肝肾功能。

3. 血气分析　有助于了解呼吸功能和酸中毒的性质。

4. 凝血机制检查　血小板计数，出、凝血时间，纤维蛋白原定量，血浆鱼精蛋白副凝（3P）试验等，以了解凝血的功能情况。

五、治疗原则和护理措施

1. 控制感染　根据病因及致病菌种类选择抗生素。原则是：用药早、用量足、有针对性地联合用药。护士必须具有娴熟的静脉穿刺技术，迅速建立静脉通道1～2个，以保证给药顺利。根据医嘱调节给药速度，为保持一定的血药浓度，给药速度不宜太慢，一次量可用15～60分钟滴入。

2. 扩充有效血容量，纠正代谢紊乱

（1）扩充循环血量

①快速输液扩容阶段：多选2∶1等张含钠液，补液量10～20ml/kg，总量每次不超过

300ml。这一阶段输液速度一般在30～60分钟内静脉推注或快速滴注。

②继续输液阶段：继续用1/2～2/3张含钠液静脉滴注，补液量按30～50ml/kg计算，分批于前8小时内输入，直至休克基本纠正。注意观察患儿尿量，有尿后宜补钾。

③维持输液量阶段：继续用1/5张含钾维持液，休克纠正后的最初24小时内，按每日50～80ml/kg计算，注意观察患儿的面色、肢体温度、尿量、脉搏、心音和血压等。

(2) 纠正代谢性酸中毒：常用2∶1等张含钠液或1.4%碳酸氢钠液扩容纠酸。注意监测血气结果，注意有无补钠过多，引起体内高钠高渗情况。

3. 调整血管舒缩功能

(1) 血管扩张药

①抗胆碱药：包括山莨菪碱（人工合成药称654-2）、东莨菪碱及阿托品。本类药物能解除休克时的微血管痉挛，改善微循环。在使用上述药物时，注意观察面色是否转红、四肢是否转温和血压是否回升等情况。

②α受体阻断药：主要有酚妥拉明和酚苄明（苯苄胺），能阻断小动脉对肾上腺素和去甲肾上腺素等兴奋α受体的作用，使周围小动脉明显扩张，改善微循环，对感染性休克有效。

(2) 扩血管兼强心药

①多巴胺：能增加心、脑的灌注，改善心肌收缩力，扩张肾、肠系膜血管。一般将10mg多巴胺加入100ml输液中，每分钟4～8μg/kg（8～15滴/分），持续静脉滴注。使用多巴胺时注意观察心脏速率和节律。

②异丙肾上腺素：具有增强心肌收缩力、增加心律、提高收缩压的作用；也能舒张小动脉，改善微循环。持续静脉注射剂量为0.05～2.0μg/kg·min。在使用过程中，每15～30分钟测量一次血压，药物剂量根据血压情况进行调整，患儿有心律失常或心率>120次/分时，不宜应用异丙肾上腺素。

(3) 血管收缩药：如去甲肾上腺素和间羟胺等，适用于血压过低或补充血容量后血压上升不满意者。应用时密切观察血压的变化。

4. 维护重要脏器功能　应积极建立有效循环，纠正缺氧缺血，维持酸碱平衡。

(1) 心脏：休克时心脏受损，易发生心功能不全。早期应用强心药物，如：多巴胺、多巴酚丁胺等，增加心肌收缩力，增加冠脉血流量，这是维护心脏功能的有效措施，护士应注意按医嘱控制输液速度，准确记录出入量。

(2) 肺脏：供给充足的氧气，以改善细胞功能和机体代谢。保持呼吸道通畅，及时吸出口鼻及咽腔分泌物，以利通气和换气。提高PaO_2，防止CO_2蓄积。

(3) 肝脏、肾脏：注意保护肝、肾功能，避免使用损坏肝、肾功能的药物，注意监测肝、肾功能情况，如血清乳酸含量、乳酸脱氢酶、转氨酶、尿素氮和肌酐等。

(4) 脑：头置冰袋，积极降温。降低头部耗氧量，减少脑损害，预防脑水肿。

5. 加强基础护理，防止并发症

(1) 专人看护，心电监护，建立特殊护理记录单，严密观察患儿的病情变化，如神志、体温、呼吸频率和节律、心率、心律、心音、血压、脉压、面色、肢体温度、尿量及各项检查回报结果。

(2) 患儿宜平卧，头偏向一侧，尽量保持其安静，少搬动。

(3) 保证患儿安全，为使用低床栏的患儿加设床档。对烦躁和惊厥患儿给予约束。

（4）注意口腔、会阴和皮肤的护理，防止继发感染和皮肤压伤。

（5）保持环境安静，室温18～20℃，相对湿度50%～60%为宜。

第四节 急性颅内压升高

一、定义

急性颅内压升高是多种疾病造成的症候群，如不及时诊断处理，可危及生命。

二、病因

1. 颅内、外感染 脑炎、脑膜炎、重症肺炎、中毒性痢疾等。
2. 脑缺血缺氧 各种病因造成的窒息、呼吸心搏骤停和休克等。
3. 颅内占位性病变 脑肿瘤、寄生虫、颅内血管畸形和脑脓肿等。
4. 其他 颅内出血，各种原因引起的脑脊液产生过多或脑脊液循环受阻等。

三、发病机制

颅腔内容纳脑组织、脑血管系统及脑脊液。脑组织、脑血管系统和脑脊液所产生的压力称为颅内压。脑脊液压力超过1.67kPa（180mmH_2O）即为颅内高压。凡可使脑实质、脑室、颅内血管、硬膜下腔与外腔以及蛛网膜下腔增大或膨胀的因素均可引起颅内压增高。

四、临床表现

1. 头痛 颅内压增高使脑膜、血管或神经受挤压或受炎症刺激引起头痛。头痛可呈广泛性或局限性。咳嗽，大便或头部位置改变可使头痛加重。
2. 呕吐 常有喷射性，多不伴恶心。
3. 头部体征 婴儿囟门紧张膨隆，失去正常搏动。
4. 意识障碍 早期有性格变化，淡漠、迟钝、学习记忆力下降、嗜睡或不安、兴奋，以致昏迷。
5. 眼部表现 眼球突出、上视受累（落日眼）、偏盲、一过性视物模糊甚至失明，眼底检查可见视盘水肿。
6. 生命体征改变 血压升高，一般以收缩压最先升高，继而脉率减少，呼吸增快，呼吸节律不整。
7. 脑疝 瞳孔不等大，对光反应减弱或消失，颈强直，四肢肌张力增加呈强直性抽搐，意识障碍加重。如不及时处理，患儿昏迷加重，可呈去大脑强直至呼吸循环衰竭。

五、诊断检查

1. 血、尿、便常规检查及必要的血液生化检查，如电解质、血氨、肝功能等。
2. 腰椎穿刺：脑脊液除常规检查外，应做细胞学检查以除外肿瘤。
3. 颅骨B超：适用于囟门未闭的婴儿，可发现脑室扩大。
4. 脑CT检查。

六、治疗原则和护理措施

1. 病因治疗　抗感染，改善呼吸及循环；硬膜下积液、积血、积脓、脑内血肿等可穿刺放液；颅内肿物需要手术治疗。

2. 一般治疗和护理

（1）卧位：头部略抬高呈 20°～30°，以利脑静脉回流；如有脑疝前驱症状时，应平卧或头略低。

（2）环境：保持绝对安静，避免大声喧哗和仪器的噪音。

（3）预防并发症：对昏迷患儿要注意眼、耳、鼻、口腔及皮肤的护理，防止出现眼炎、中耳炎、口腔炎及褥疮。保持呼吸道通畅，按需吸痰、翻身，预防吸入性肺炎。国外为预防插管病人吸痰时引起刺激性咳嗽导致血压增高，主张加用短效麻醉剂，如硫喷妥钠，每次 5mg/kg，也可用吗啡。

（4）病情观察：监测体温、心率、呼吸、血压、血气结果、电解质、神志和瞳孔等变化，避免体温过高、二氧化碳潴留、酸中毒和缺氧等可加重脑水肿的因素。

（5）降低颅内压：首选 20%甘露醇，每次 0.5～1.0g/kg，一般 4～6 小时一次。为达到高渗利尿的目的，脱水剂应在 15～30 分钟内推注完毕或快速滴入静脉。注入脱水剂后，应精确记录尿量，测血压，注意观察瞳孔和电解质的变化。

（6）体液疗法：体液疗法的原则是既要防止脑水肿加重，又要避免电解质紊乱，入量应略少于出量，注意观察有无酸中毒、低钾、低钙的临床表现。

（7）呼吸支持：意识障碍或昏迷的患儿需置气管插管保持呼吸道通畅，以气囊通气或呼吸机控制呼吸，增加通气量，降低 $PaCO_2$，可减少脑血流量，降低颅压。$PaCO_2$ 应维持在 3.3～4.7kPa，PaO_2 维持在 12kPa 左右。

第五节　心搏、呼吸骤停

一、定义

心搏、呼吸停止（CPA）是指呼吸、循环功能停止，意识丧失或抽搐，脉搏消失，血压测不出。心电图示心动极缓－停搏型或心室纤颤。此时患儿面临死亡，如及时抢救，往往可以复生。

二、病因

有些原因可引起心搏、呼吸骤停，常见的有：

1. 窒息　各种原因所致新生儿窒息：被窝闷窒、异物或乳汁呛入气管，痰液堵塞。

2. 意外事件　电击、溺水、严重创伤、大出血等。

3. 各种感染　败血症、感染性休克、颅内感染。

4. 药物中毒和过敏　青霉素过敏、麻醉意外及洋地黄、锑剂中毒等。

5. 电解质与酸碱平衡紊乱　血钙过高或过低、严重酸中毒等。

6. 医源性因素　胸部或心脏手术等。

7. 心源性　心肌病、心肌炎、先天性心脏病、心律失常、急性心包填塞等。

8. 婴儿猝死综合征（sudden infant death syndrome，SIDS）

三、病理生理

1. 缺氧　呼吸、心搏骤停时首先导致机体缺氧。当机体组织缺氧时遂出现无氧糖酵解，产生过多的乳酸，引起代谢性酸中毒。缺氧、酸中毒可抑制心肌收缩力，影响细胞膜功能，使 K^+ 从细胞内逸出，促发心室颤动而停搏。脑的耗氧量占全身耗氧量的20%～50%，严重缺氧时，脑组织首先受损害。心搏、呼吸停止4～6分钟即可导致脑细胞死亡。

2. 二氧化碳潴留　二氧化碳浓度增高可抑制窦房结的传导，引起心动过缓和心律不齐，并抑制心肌收缩力，可引起脑血管扩张，导致脑水肿。

四、诊断检查

心电图监护：心电图出现心搏徐缓、心室颤动、心室停搏。

五、常见护理问题

潜在并发症：低氧血症、脑水肿、心输血量减少、心律失常、电解质紊乱。

六、治疗原则和护理措施

现场抢救是重要的一环。抢救的目的是尽快恢复肺部气体交换和重建循环。抢救措施归结为A、B、C、D、E、F六点：A（airway）：通畅气道；B（breathing），人工呼吸；C（circulation），心脏按压，建立人工循环；D（drugs），复苏药物应用；E（ECG），心电图监护；F（defibrillation），消除心室纤颤。详述如下。

1. 呼吸复苏

（1）建立通畅气道：首先清除口、咽腔和气管内分泌物，随即进行口对口人工呼吸，如有可能，尽快做气管插管。

（2）口对口人工呼吸：操作时，使患儿置仰卧位，稍抬起头部，使头颈伸展，托颌、捏鼻扒唇，对准患儿口内吹气，直到患儿胸部稍膨起，停止吹气，放松鼻孔，使肺部气体排出。吹气与排气的时间之比应为1∶2。呼吸频率儿童为20～24次/分，婴幼儿为30～40次/分。最好能用简易呼吸器。

（3）气管插管，加压给氧，插管后接呼吸机，有利于加压给氧和辅助通气。

（4）呼吸兴奋剂：应慎用，因大量呼吸兴奋药可加重神经细胞的缺氧损伤。

2. 心脏复苏，建立血液循环

（1）心脏按压：将患儿平卧于硬板上，抢救者以手掌根部压心前区胸骨处，另一只手压在该手背上，使胸骨下陷3～4cm，频率60～80次/分；对较小婴儿可用双手环抱患儿胸部，将第2至第5指并拢置于背部，双手大拇指置于胸骨中1/3处，然后用两手拇指与其余4指同时相对按压，胸骨下陷幅度约2cm，频率为100次/分。为便于记忆，美国心脏协会建议小儿胸外按压深度为其胸廓的1/3较为适宜，此按压深度可产生相对较高的冠状动脉灌注压，按压频率除新生儿外均为100次/分。

心脏复苏成功的标志：①扪到颈、肱、股动脉搏动，测得血压＞8kPa（60mmHg）；

②听到心音，心律失常转为窦性心律；③瞳孔收缩为组织灌流量和氧供给量充足的最早指征；④口、唇、甲床颜色转红。

（2）药物治疗

①心搏停止时应用

A. 肾上腺素：能增加心肌收缩力，并能使细小室颤转为粗大室颤，使病人对直流电击除颤作用呈有效反应。首剂仍用标准剂量，即 0.01mg/kg 或 1∶10000 肾上腺素 0.1 ml/kg，静脉给药。气管内给药为 0.1mg/kg 或 1∶1000 肾上腺素 0.1ml/kg，3～5 分钟若无效可重复使用该剂量。肾上腺素不能直接加入到碳酸氢钠溶液中输入，因碱性药物可减低其效果。

B. 其他：用 5%碳酸氢钠纠正代谢性酸中毒，对恢复心肌收缩力、维持正常心功能尤为重要。首次用量为 1.5～2ml/kg，此后根据血气分析结果再给予碱溶液。在婴幼儿有佝偻病或有低钙血症时，可用 10%葡萄糖酸钙静脉缓注，剂量为每次 0.2～0.3ml/kg。50%葡萄糖液静脉推注可维护心肌功能和纠正低血糖，每次 2ml/kg。

②心搏徐缓：为心搏停搏前的先兆，或为严重窦性心动过缓，或系Ⅱ、Ⅲ度房室传导阻滞所致。可应用阿托品、肾上腺素治疗。

③室性心动过速：可迅速发展为室颤而致死。常用药物为利多卡因，它能抑制心室异位节律点的自律性。利多卡因的初次剂量为 1mg/kg，在 1～2 分钟内推注完毕。如一次静脉注射无效，可每隔 5 分钟重复注射一次，直到心动过速停止或在 20 分钟内总量达 5mg/kg 为止。

④心室颤动：简称室颤，为临终现象。可采用胸外直流电除颤。电极上涂以导电胶，一极置于胸骨右缘，另一极置于左腋后线，相当于心尖的水平。

3. 大脑复苏　脑完全缺血超过 4～6 分钟可导致不可逆的损害，故应积极抢救。常用的方法有：氧疗、人工冬眠法、降低颅内压。

（1）氧疗：详见本章急性呼吸衰竭一节。

（2）人工冬眠疗法：详见本章急性颅内压增高一节。

（3）降低颅内压药物的应用：详见本章颅内压增高一节。

（4）肾上腺素及皮质激素的应用：详见本章急性呼吸衰竭一节。

（5）控制性过度通气疗法：详见本章急性呼吸衰竭一节。

（6）钙通道阻滞剂的应用：钙通道阻滞剂尼莫地平、硝苯地平等能降低血管阻力、增加血流量，对脑缺血性疾病能防止 Ca^{2+} 内流，有保护脑细胞的作用。

4. 心、肺、脑复苏后的护理　心肺复苏仅是抢救心搏、呼吸骤停患儿的第一步，心肺复苏后患儿仍面临多种威胁，如脑缺氧、心律失常、低血压、电解质紊乱及继发性感染等。因此必须有专人护理，严密观察病情变化。

（1）心电监护：注意心率变化及异常波形，防止心脏再度骤停。

（2）呼吸管理：保持呼吸道通畅，必要时作气管插管，使用呼吸机。根据病人情况及时吸痰，所供氧气要湿化。疑有感染者，应及时送痰培养及作细菌药敏试验。

（3）维持有效循环血量及水、电解质平衡：监测血压、周围循环、血气和电解质。严格记录出入量，保证热量供给，纠正酸中毒、低钾、高钠等症状。

（4）加强基础护理：保证口腔、皮肤、会阴的清洁，防止发生继发性感染。

（5）给予患儿及家庭支持：精心护理患儿，保证患儿的安全和舒适；多与患儿父母交谈，客观准确地介绍病情，聆听其父母的主诉，鼓励患儿父母参与可能的护理活动。

第十九章　急性中毒患儿的救治

第一节　概　述

急性中毒是指具有毒性作用的物质通过不同途径进入人体后，引起某些组织和器官的功能性和器质性损害，出现一系列的中毒症状和体征，甚至危及生命。

一、原因

1. 误食　小儿由于年幼无知，缺乏生活经验，不能辨别一些物质有毒或无毒而致误食。如误食毒鼠药、毒蕈、未经去毒处理的木薯、保管不严的药物等。

2. 母婴途径　妊娠和哺乳期妇女服用的某些药物或毒物可通过胎盘屏障和泌乳使胎儿和婴幼儿中毒。

3. 疏忽和粗心　家长或保育人员的疏忽和粗心，把毒物误作普通食物让儿童食入，如未经做熟的扁豆或腌渍时间过短的蔬菜等。

4. 接触毒物　吸入或皮肤接触毒物引起中毒，如有机磷中毒等。

二、诊断检查

急性中毒的诊断主要依据毒物的接触史、患儿的临床症状和体征及毒物鉴定。

1. 病史

(1) 询问毒物接触史：了解进食或接触过哪些毒物、进食量和时间。

(2) 了解患儿出现了哪些症状，症状出现的时间和发展过程。

(3) 对过去一向健康而突然出现难以解释的症状如腹痛、恶心、呕吐、皮肤青紫或潮红、多汗等，尤其是在家中、集体儿童机构中有数人同时发病时，要考虑有急性中毒的可能性。应详细了解患儿的生活环境有无与毒物接触的可能，检查患儿的衣物及活动环境有无毒物残留，以掌握重要资料为明确诊断提供线索。

2. 体格检查

(1) 注意一般情况及神志状态、呼吸、脉搏、体温、血压。

(2) 观察特征性症状和体征，如有无惊厥、昏迷和狂躁，有无喉水肿和肺水肿，有无特殊的气味，瞳孔有无扩大和缩小，皮肤的颜色和湿度有无异常，有无口腔黏膜糜烂、流涎、腹痛、呕吐、腹泻等。

(3) 毒物鉴定：对未明或不明中毒原因的患儿，可收集剩余毒物、呕吐物、洗胃内容物或根据可疑线索分别采用血浆、尿液或粪便进行毒物鉴定。

三、处理原则和护理措施

立即终止毒物对机体的接触，进行早期治疗；对中毒原因不明者，在诊断的同时，先作一般急救处理，防止中毒程度的发展。

1. 处理原则

（1）清除毒物

①口服毒物中毒：采用催吐、洗胃、洗肠和导泻等方法清除消化道毒物。

A. 催吐：适用于食入毒物4～6小时内、神志清楚、合作和年龄较大的儿童。一般采用用压舌板或手指刺激患儿的咽喉部和咽后壁引起呕吐，或先口服1∶5000高锰酸钾溶液，每次100～200ml，再用催吐的方法。口服吐根糖浆也是一种安全有效的措施，每次口服10～15ml，服后饮水200ml可加强催吐作用。催吐的禁忌证：神志不清、躁动不合作、年龄小、腐蚀剂和油剂中毒者。

B. 洗胃：适用于服入流质或水溶性毒物4～6小时内的患儿。常用洗胃溶液有温开水或生理盐水，也可根据毒物性质而采用有特殊作用的洗胃液，如氰化物中毒，可选用5%硫代硫酸钠或1∶5000高锰酸钾溶液洗胃。

强酸、强碱中毒切忌洗胃，以免引起胃黏膜损伤，甚至导致食道或胃穿孔。但可采用中和方法，即强酸中毒可用镁乳、氢氧化铝凝胶等弱碱做中和剂；但不宜使用碳酸氢钠，以免产气过多形成胃肠胀气甚至穿孔。强碱中毒可选用食醋、果汁、3%醋酸等作为中和剂。牛奶、豆浆、蛋清等对强酸、强碱中毒均可起中和作用，并有保护胃黏膜的作用。

C. 洗肠：适用于毒物已食入4小时以上且仍存留于小肠和大肠者。尤以巴比妥类和重金属类中毒洗肠为必要。常用的洗肠液有：1%温盐水或1%肥皂水。

D. 导泻：中毒6小时以上者，毒物大多已进入肠道，服用泻剂使毒物尽快排出。常选用25%硫酸镁溶液，每次0.4～0.5ml/kg。一般不用油类泻药，以免增加脂溶性毒物如酚、碘等的吸收。强酸、强碱中毒及严重腹泻者忌使用导泻方法。

②吸入中毒：立即将病人撤离现场，吸入新鲜空气或吸入氧气，并保持气道通畅。

③皮肤接触中毒：立即脱去污染的衣服，暴露皮肤，用清水冲洗。强酸、强碱类污染皮肤时，应先用干布沾干后冲洗，强酸可选用3%～5%碳酸氢钠或肥皂水冲洗。强碱可用3%～5%醋酸或食用淡醋冲洗。特别应注意患儿的毛发、指缝等最易残留毒物的部位。

（2）促进毒物排泄

①利尿：毒物进入人体后多由肾脏排泄肝脏解毒。口服大量糖水或静脉点滴5%葡萄糖溶液，可以稀释毒物在血液内的浓度，增加尿量，促进毒物排泄，并具有保护肝脏的作用。必要时可用利尿剂。利尿时注意水、电解质的平衡问题。

②透析疗法：适用于某些急性中毒伴肾功能不全者。根据患儿中毒性质的不同可分别采用腹膜透析和血液透析的方法。

（3）使用特效解毒剂：不同的毒物引起的中毒可使用相应特效解毒剂，如有机磷中毒选用解磷定或氯解磷定治疗，亚硝酸盐中毒可用亚甲蓝治疗。

（4）阻滞毒物吸收：使用催吐或洗胃治疗以达到吸附毒物的目的。牛奶、蛋清、豆浆、浓茶能分别与不同毒物产生沉淀作用，从而延缓或阻止毒物吸收。

（5）对症治疗：对症治疗要根据患儿在救治过程中出现的具体情况，区分轻重缓急，有针对性地进行。对症治疗主要针对以下几个问题：①休克和循环衰竭；②呼吸衰竭；③心、肝、肾、脑、肺等重要脏器功能异常；④电解质紊乱和贫血；⑤惊厥；⑥继发感染等。

2. 护理措施

（1）保持呼吸道通畅：松解患儿衣服，置患儿于平卧位，头偏向一侧，随时清除呼吸道分泌物，防止误吸。对于昏迷、惊厥患儿应用牙垫和舌钳，谨防舌后坠引起的通气障碍。

（2）密切观察病情：详细记录体温、脉搏、呼吸、血压、瞳孔、皮肤、口腔流涎、神志等情况，并注意有无出血倾向。

（3）防止受伤：对于意识不清、有惊厥的患儿，必须专人看护，加床档，防止受伤。特别对中毒症状重伴有惊厥的患儿，应在控制惊厥后采取洗胃措施。洗胃时动作应轻柔，避免人为地造成损伤。

（4）对症护理：对高热患儿应采取物理或药物降温，对体温不升者应注意保暖。对昏迷患者，应2小时变换一次体位，在褥疮好发部位使用防褥疮垫，防止褥疮。

（5）预防并发症：对呼吸困难者应给予吸氧，必要时使用气管插管和人工呼吸器；对于接受催吐、导泻治疗的病人，应准确记录出入量，保护血管，保证输入，密切观察尿量、皮肤弹性、有无眼泪等。

第二节　毒鼠药中毒

毒鼠药（敌鼠）是一种新型抗凝血灭鼠剂，属高毒类。小儿中毒多是由于毒鼠药放置不妥，小儿自取误食；或因误食被毒鼠药污染的粮食及毒死的家禽家畜所致。

（一）毒物及中毒特点

1. 毒物　毒鼠药进入小儿体内后，造成维生素K的活性减低，影响凝血酶原和凝血因子在肝脏中的合成，凝血过程出现障碍，表现为机体各部位出血现象；毒鼠药还可造成人体毛细血管壁的损伤，增加其脆性和通透性，加重出血倾向。

2. 中毒特点　由于误食量的不同可在误食后短时至第三天内出现症状，如恶心、呕吐、腹痛等，继而出现出血倾向：鼻、牙龈出血，皮肤紫癜；严重者可有心、脑等重要器官出血；如出血严重，可因缺血缺氧休克。

（二）急救处理措施

1. 催吐、洗胃和导泻，解除毒物，减少毒物吸收。

2. 维生素K_1 10mg肌注或加入葡萄糖液内静脉缓慢滴入，每日2～3次，持续3～5日。病情严重的患儿首次剂量可加大，并加用足量的维生素C治疗，必要时使用糖皮质激素。

3. 对失血过多患儿，迅速输入新鲜血液以预防缺血缺氧引起的休克。

第三节　有机磷农药中毒

有机磷农药种类很多，常用的有对硫磷、内吸磷、敌敌畏、敌百乐、乐果等。根据其毒性的强弱分为高毒、中毒、低毒三类。高毒类有机磷农药少量接触即可中毒，低毒类大量进入体内亦可发生危害。

小儿有机磷农药中毒原因多为：误食被有机磷农药污染的食物，使用沾染农药的玩具或农具，母亲使用农药后未认真洗手及换衣服而喂婴儿，较大儿童在喷过有机磷农药的田地附近玩耍引起中毒。

一、临床表现

一般急性中毒多在12小时内发病，吸入、口服高浓度或剧毒的有机磷农药，可在几分到十几分钟内出现症状以至死亡。

1. 农药中毒早期或轻症者可出现头晕、头痛、恶心、呕吐、流涎、多汗、视物模糊、乏力等。

2. 病情较重者出现瞳孔缩小、肌肉震颤、流泪、支气管分泌物增多、肺部有干湿啰音和哮鸣音、腹痛、腹泻、意识恍惚、行路困难、发热、寒战等。

3. 重症患者常有心动过速、房室传导阻滞等心律失常、血压升高或下降、发绀、呼吸困难、口鼻冒沫甚至带有血液（肺水肿）、烦躁、昏迷，因呼吸麻痹或伴循环衰竭而死亡。

二、急救处理措施

1. 清除毒物，防止继续吸收　首先将患儿移离现场，口服中毒者立即洗胃。除美曲膦酯（敌百虫）中毒外，余可用2%～4%碳酸氢钠洗胃，因碳酸氢钠等碱性溶液可使敌百虫变成比它毒性大10倍的敌敌畏。对于皮肤接触中毒的患儿，应立即去除被污染的被、衣、鞋、袜等，用肥皂水、碱水或2%～5%碳酸氢钠溶液彻底清洗皮肤，特别注意指甲、头发等易存毒物的部位。

2. 积极采取对症治疗措施　清除患儿口腔分泌物，保持呼吸道通畅，必要时吸氧。及时纠正呼吸衰竭、脑水肿和肺水肿，保护肝、肾功能，注重强心、利尿、保暖和预防继发感染等问题。

3. 解毒药物的应用　在清除毒物及对症治疗的同时，必须应用解毒药物。

（1）胆碱能神经抑制剂：常用的有阿托品和山莨菪碱等。阿托品剂量为每次0.02～0.1 mg/kg，根据病情轻重不同可口服、肌注或静脉注射。

（2）胆碱酯酶复活剂：常用的有解磷定和氯解磷定。用解磷定或氯解磷定剂量为每次15～30 mg/kg，静脉注射。

上述胆碱能神经抑制剂及时应用。胆碱酯酶复活剂中的同类药物，每次只能选用一种，不可两种同时用。

后 记

经全国高等教育自学考试指导委员会同意，由全国高等教育自学考试指导委员会医药学类专业委员会负责高等教育自学考试医药学类专业教材的组编工作。

《儿科护理学（专）》教材由北京协和医学院护理学院陈京立教授担任主编。参加编写的人员有中国医学科学院北京协和医院王丹华教授、罗云主管护师；北京协和医学院李杨副教授、张欣讲师；北京大学护理学院洪黛玲教授、梁爽副主任医师、陈华讲师；西安交通大学护理学院蒋文慧副教授；北京儿童医院杨君华主管护师。刘霞、王泽娟、高海霞、倪平、高峰等也参加了部分编写工作。最后由陈京立教授统稿。

全国高等教育自学考试指导委员会医药学类专业委员会组织该教材的审稿会。由中国医学科学院北京协和医院魏珉教授主审，首都儿科研究所赵京、北京儿童医院徐润华教授参审，并提出了改进意见。

全国高等教育自学考试指导委员会医药学类专业委员会最后审定通过本教材。

全国高等教育自学考试指导委员会
医药学类专业委员会
2007 年 9 月

附

全国高等教育自学考试

儿科护理学（专）自学考试大纲

全国高等教育自学考试指导委员会　制定

儿科护理学（专）课程自学考试大纲出版前言

为了适应社会主义现代化建设事业对培养人才的需要，我国在20世纪80年代初建立了高等教育自学考试制度。经过20多年的发展，高等教育自学考试已成为我国高等教育基本制度之一。高等教育自学考试是个人自学、社会助学和国家考试相结合的一种高等教育形式，是我国高等教育体系的一个重要组成部分。实行高等教育自学考试制度，是落实宪法规定的“鼓励自学成才”的重要措施，是提高中华民族思想道德和科学文化素质的需要，也是造就和选拔人才的一种途径。应考者通过规定的专业课程考试并经思想品德鉴定达到毕业要求的，可以获得毕业证书；国家承认学历并按照规定享有与普通高等学校毕业生同等的有关待遇。

从80年代初期开始，各省、自治区、直辖市先后成立了高等教育自学考试委员会，开展了高等教育自学考试工作，多年来为国家培养造就了大批专门人才。为了科学、合理地制定高等教育自学考试标准，提高教育质量，全国高等教育自学考试指导委员会（以下简称“全国考委”）组织各方面的专家对高等教育自学考试专业设置进行了调整，统一了专业设置标准。全国考委陆续制定了200多个专业考试计划。在此基础上，各专业委员会按照专业考试计划的要求，从造就和选拔人才的需要出发，编写了相应专业的课程自学考试大纲，进一步规定了课程学习和考试的内容与范围；不仅有利于社会助学，使个人自学目标明确，而且使考试标准规范化、具体化。

全国考委按照国务院发布的《高等教育自学考试暂行条例》的规定，根据教育测量学的要求，对高等教育自学考试课程的自学考试大纲进行了探索、研究与建设。目前，为更好地贯彻党的十六大和全国考委五届二次会议精神，以“三个代表”重要思想为指导，全国考委办公室及其各个专业委员会在2003年开始较大幅度地对新一轮的课程自学考试大纲组织修订或重编。

全国考委医药学类专业委员会在考试大纲建设过程中结合高等教育自学考试工作的实践，参照全日制普通高等学校相关课程教学的基本要求，并力图反映学科内容的发展变化，体现自学考试的特点，组织制定了《儿科护理学自学考试大纲》，现经教育部批准，颁发施行。

《儿科护理学（专）自学考试大纲》是该课程编写教材和自学辅导书的依据，也是个人自学、社会助学和国家考试的依据，各地教育部门、考试机构应认真贯彻执行。

全国高等教育自学考试指导委员会

二〇〇七年十月

目 录

Ⅰ　课程性质与设置目的

《儿科护理学（专）》课程是全国统一高等教育自学考试护理专业（专科）选考课程之一，是为辅导和检验自学考生的儿科护理学的基本理论、基本知识和基本技能而设置的一门专业基础课程。

本课程内容侧重于介绍小儿自胎儿至青少年时期的生长发育、健康保健、常见疾病的防治原则和护理。根据实际需要对小儿常见疾病的护理重点放在护理问题的识别和护理措施的干预上，同时也强调了儿科常见疾病的病理生理改变、临床特征和治疗原则，以帮助考生能更全面、系统地理解知识，对临床护理问题作出正确判断，提供及时、安全、有效的护理干预。

本课程的重点是：儿科护理学的基本理论、基本知识和基本技能，疾病的定义、病因、症状、化验检查，疾病的发病机制、药物治疗和护理措施，特别是常用药的名称、剂量、用法、药理作用的观察及各种疾病患儿的护理措施和方法。本课程的难点是：儿科护理学课程覆盖了小儿从健康到疾病这一动态变化过程，各章节之间既有联系又相对独立；识别各章节的区别和联系，着重理解小儿生长发育特点与疾病发生、临床表现、治疗及预后的内在联系，明确疾病病因与预防的关系等。

Ⅱ　课程内容与考核目标

第一章　绪　论

一、学习目的与要求

通过本章的学习，学生能够了解儿科护理学的范围、特点和发展趋势，熟悉儿科护理工作的一般原则以及儿科护士的专业角色和素质要求。

二、课程内容

第一节　儿科护理学的范围和特点

（一）儿科护理学的范围

范围包括：儿科一般临床护理，急、危、重症患儿的护理，儿童保健，儿童及其家庭的健康教育等。

（二）儿科护理学的特点

儿童机体方面的特点：解剖特点、生理生化特点、营养代谢特点、免疫特点；儿童心理社会方面的特点，儿科临床工作特点：疾病特点、诊治特点、预后和预防特点，儿童及其家庭护理的特点。

第二节　儿科护理工作的一般原则

儿科护理工作的原则：以儿童及其家庭为中心，预防和减少儿童身体和心理上的伤害，促进儿童身心各方面的生长和发展，遵守法律和伦理道德规范。

第三节　儿科护士的专业角色和素质要求

（一）儿科护士的专业角色

照顾者、健康教育者、咨询者和支持者、合作者和协调者、研究者。

（二）儿科护士的素质要求

具有高尚的职业道德观念、具有与儿童及家庭有效沟通的能力、具有丰富的专业知识和技能。

第四节　儿科护理学的发展趋势

（一）儿童发病率与死亡率的变化

（二）儿科护理学的发展方向

三、考核知识点

（一）儿科护理学的范围

（二）儿科护理学的特点

（三）儿科护理工作的一般原则

（四）儿科护士的专业角色
（五）儿科护士的素质要求
（六）儿科护理学的发展方向

四、考核要求

（一）儿科护理学的范围

识记：儿科护理学的范围包括：（1）儿科一般临床护理；（2）急、危、重症患儿的护理；（3）儿童保健；（4）儿童及其家庭的健康教育等。

领会：儿科护理学在健康保健工作中的重要作用。

（二）儿科护理学的特点

识记：（1）儿童机体方面的特点：解剖特点、生理生化特点、营养代谢特点、免疫特点；（2）儿童心理社会方面的特点；（3）儿科临床工作特点：疾病特点、诊治特点、预后和预防特点；（4）儿童及其家庭护理的特点。

（三）儿科护理工作的一般原则

领会：儿科护理工作的原则：（1）以儿童及其家庭为中心；（2）预防和减少身体和心理上的伤害；（3）促进儿童身心各方面的生长和发展；（4）遵守法律和伦理道德规范。

（四）儿科护士的专业角色

识记：儿科护士的专业角色：（1）照顾者；（2）健康教育者；（3）咨询者和支持者；（4）合作者和协调者；（5）研究者。

领会：儿科护士的专业角色不断扩展的趋势。

（五）儿科护士素质要求

领会：对儿科护士的素质要求包括：（1）具有高尚的职业道德观念；（2）具有与儿童及其家庭有效沟通的能力；（3）具有丰富的专业知识和技能。

应用：从儿科护理学的范围、特点、工作原则和护士角色等方面分析儿科护士应具备的素质。

（六）儿科护理学的发展趋势

识记：儿童死亡原因顺位。

领会：（1）近年来儿童发病率与死亡率的变化；（2）儿科护理学的发展方向。

第二章　生长发育

一、学习目的与要求

通过本章的学习，学生能够了解生长和发育的概念、生长发育的规律和影响因素、儿童生长发育的相关理论，以及儿童生长发育过程中可能出现的行为偏离问题。熟悉儿童生理、心理和社会各方面的发展过程，以及评估儿童生长发育的方法。掌握小儿年龄分期和各期特点，以及儿童体格生长的常用指标。

二、课程内容

第一节　概述

（一）生长发育的概念

生长的概念、发育的概念、生长发育包括的内容。

（二）小儿年龄阶段的划分及各期特点

胎儿期、新生儿期、婴儿期、幼儿期、学龄前期、学龄期、青春期。

（三）生长发育的规律

生长发育具有连续性和阶段性。各系统器官的生长发育具有不平衡性。生长发育具有一定的顺序性，由上到下、由近到远、由粗到细、由低级到高级、由简单到复杂。生长发育具有个体差异性。

（四）影响生长发育的因素

遗传、性别、内分泌，孕母状况、营养、健康状况，生活环境、教育、疾病。

第二节　体格发育

（一）体格生长

体格生长常用判断指标：体重、身高（包括上部量、下部量和坐高）、头围、胸围、上臂围、皮下脂肪厚度。

（二）骨骼和牙齿的发育

颅骨的发育：前囟、后囟、颅骨缝，脊柱的发育，骨化中心的发育，牙齿的发育。

（三）神经系统的发育

神经管的发育、脑神经细胞的发育、神经髓鞘的形成、脊髓的发育、小儿神经反射的特点。

（四）生殖系统的发育

女性性器官和第二性征的发育、男性性器官和第二性征的发育。

第三节　心理与社会的发展

（一）感知觉的发展

视觉、听觉、味觉、嗅觉、触觉、痛觉、温度觉、深感觉、知觉的发展。

（二）运动功能的发育

粗动作发育、细动作发育。

（三）语言的发展及影响语言发展的因素

（四）认知的发展

注意力和记忆力的发展、思维的发展。

（五）情绪、情感的发展

情绪、情感、意志和性格的发展。

（六）游戏能力的发展

各年龄阶段游戏的特点、游戏对发展的影响。玩具的选择。

第四节　儿童常见的心理行为异常

（一）吮拇指、咬指甲

儿童的表现、吮拇指和咬指甲的原因、健康教育内容。

（二）遗尿

儿童遗尿的表现、原发性遗尿与继发性遗尿的区别、遗尿的心理原因、健康教育内容。

（三）玩生殖器

玩生殖器的原因、健康教育内容。

（四）违拗

违拗的原因、健康教育内容。

（五）愤怒

原因、健康教育内容。

（六）攻击性行为

攻击性行为的原因、健康教育内容。

（七）破坏性行为

破坏性行为的原因、健康教育内容。

第五节 儿童生长发育的评估

（一）体格生长的监测和评估

体格生长监测的主要内容，体格生长监测的方法，体格生长评估的方法：均值离差法、中位数百分位法。

（二）丹佛智能筛查试验（DDST）

检查对象、检查的目的、所需用物、检查步骤和项目、记录方法、测验结果评定。

三、考核知识点

（一）生长发育的概念

（二）小儿年龄阶段的划分及各期特点

（三）生长发育的规律

（四）影响生长发育的因素

（五）体格生长常用判断指标

（六）骨骼的发育

（七）牙齿的发育

（八）神经系统的发育

（九）生殖系统的发育

（十）感知觉的发育

（十一）运动功能的发育

（十二）语言的发展

（十三）注意力和记忆力的发展

（十四）情绪、情感的发展

（十五）游戏能力的发展

（十六）儿童常见的心理行为偏离

（十七）儿童生长发育的评估

四、考核要求

（一）生长发育的概念

识记：（1）生长的概念；（2）发育的概念；（3）生长发育包括的内容。

领会：生长发育概念在儿科护理学中的重要意义。

（二）小儿年龄阶段的划分及各期特点

识记：（1）胎儿期的概念和特点，胚胎期的概念；（2）新生儿期的概念和特点，围生期的概念；（3）婴儿期的概念和特点；（4）幼儿期的概念和特点；（5）学龄前期的概念和特点；（6）学龄期的概念和特点；（7）青春期的概念和特点。

领会：（1）小儿年龄分期的意义；（2）各期之间的关系。

（三）生长发育的规律

识记：生长发育的规律：（1）生长发育的连续性和阶段性；（2）各器官系统生长发育的不平衡性；（3）生长发育的顺序性：由上到下、由近至远、由粗到细、由低级到高级、由简单到复杂；（4）生长发育的个体差异性。

领会：了解儿童生长发育规律的重要意义。

（四）影响生长发育的因素

识记：影响生长发育的因素：（1）遗传；（2）性别；（3）内分泌；（4）营养；（5）孕母健康状况；（6）生活环境和教育；（7）疾病。

领会：健康保健服务人员了解影响儿童生长发育因素的重要意义。

（五）体格生长常用判断指标

识记：（1）体重：概念、平均出生体重、生理性体重下降、体重增长规律、计算公式；（2）身长（高）：概念、平均出生身长、身长增长规律、身高计算公式、上部量和下部量、坐高；（3）头围：概念、正常值；（4）胸围：概念、胸围与头围的关系；（5）皮下脂肪：不同年龄期皮下脂肪发育的特点。

领会：测量儿童体重、身高、头围、胸围、腹围和皮下脂肪各项体格生长指标的意义。

应用：各项体格生长指标的测量方法。

（六）骨骼的发育

识记：（1）前囟：概念、测量方法和正常值、闭合时间；（2）后囟：概念、闭合时间；（3）颅骨缝闭合时间；（4）脊柱三个自然弯曲的形成过程；（5）骨龄的概念。

领会：（1）测量前囟的意义；（2）了解囟门和颅骨缝闭合时间的意义；（3）测量骨化中心的意义。

（七）牙齿的发育

识记：（1）乳牙的数目；（2）出牙时间；（3）出牙顺序；（4）换牙的时间和顺序。

领会：（1）了解出牙时间和顺序的意义；（2）影响出牙的因素；（3）牙齿保健的意义。

（八）神经系统的发育

识记：（1）神经管发育的过程；（2）脑神经细胞发育的过程；（3）神经髓鞘形成的过程；（4）脊髓发育的过程；（5）小儿神经反射的特点。

领会：（1）胎儿时期神经系统的发育居领先地位；（2）婴儿期神经调节的特点。

（九）生殖系统的发育

识记：(1) 女性性器官的发育：女性性器官的组成，发育过程；(2) 女性第二性征发育的过程；(3) 男性性器官的发育：男性性器官的组成，发育过程；(4) 男性第二性征发育的过程。

应用：比较男女生殖系统发育的时间和特点。

(十) 感知觉的发展

领会：儿童视觉、听觉、味觉、嗅觉、触觉、痛觉、温度觉、深感觉、知觉的发展过程。

应用：促进儿童感知觉发展的措施。

(十一) 运动功能的发育

识记：(1) 粗动作发育的过程；(2) 细动作发育的过程。

领会：儿科护士了解儿童粗动作和细动作发育规律的意义。

(十二) 语言的发展

领会：(1) 各年龄期语言发展的特点；(2) 影响语言发展的因素。

应用：促进儿童语言发展的措施。

(十三) 注意力和记忆力的发展

领会：注意力和记忆力的发展过程。

应用：促进儿童注意力和记忆力发展的措施。

(十四) 情绪、情感的发展

领会：情绪、情感、意志和性格的发展过程。

应用：促进儿童良好品格发展的措施。

(十五) 游戏能力的发展

识记：(1) 各年龄阶段游戏的特点；(2) 选择玩具的原则。

领会：游戏对儿童发展的主要作用。

应用：(1) 指导家长选择适合儿童年龄特点的玩具和游戏；(2) 在护理实践中运用游戏促进患儿的生长发展。

(十六) 儿童常见的心理行为偏离

识记：(1) 吮拇指、咬指甲的表现和原因；(2) 遗尿的表现、原发性遗尿与继发性遗尿的区别、遗尿的心理原因；(3) 玩生殖器的表现和原因；(4) 违拗的表现和原因；(5) 愤怒的表现和原因；(6) 攻击性行为的表现和原因；(7) 破坏性行为的表现和原因。

应用：(1) 分析儿童生长发育过程中发生各种行为偏离的原因；(2) 针对发生行为偏离的原因对家长进行健康教育。

(十七) 儿童生长发育的评估

识记：(1) 体格生长监测的主要内容；(2) 体格生长监测的方法；(3) 体格生长评估的方法；均值离差法、中位数百分位法。

领会：进行生长发育评估的重要意义。

应用：丹佛智能筛查试验 (DDST)：检查对象、检查的目的、用物准备、检查步骤、检查项目、记录方法、测验结果评定。

第三章　儿童保健

一、学习目的与要求

通过本章学习，学生能够了解儿童保健的概念、目标和重要意义，以及计划免疫的重要性。熟悉儿童对热量及各种营养素的需要量。熟悉传染病管理的方法。掌握不同年龄期儿童的喂养方法、膳食安排。掌握不同年龄期的保健特点和具体措施。掌握计划免疫的基本知识和具体措施。

二、课程内容

第一节　概述

儿童保健的概念、儿童保健的目标和意义、我国儿童保健组织。

第二节　小儿营养与喂养

（一）小儿营养需要

热能的需要：基础代谢所需、生长发育所需、食物的特殊动力作用、活动所需、排泄的消耗、蛋白质、脂肪、碳水化合物、维生素和矿物质、水。

（二）婴儿喂养

母乳喂养：母乳的成分和特点、母乳喂养的优点、喂养方法、母乳喂养注意事项、断奶。混合喂养。

人工喂养：牛奶的成分和特点、牛奶制品、配方奶的成分和特点、牛乳量的计算和配制方法、羊奶、代乳品、人工喂养注意事项。

辅助食品的添加：辅食添加的原则、辅食添加的步骤。

（三）1 岁以上儿童膳食

幼儿膳食安排、学龄前儿童膳食安排、学龄期儿童膳食安排、青少年膳食安排。

第三节　各年龄期儿童健康保健特点

（一）新生儿期的保健

家庭访视的时间、访视内容，健康教育主要内容：喂养、保暖、日常护理、预防疾病和意外、促进亲子间情感连结。低出生体重儿的保健。

（二）婴儿期保健

日常护理、牙齿保健、防止意外、预防疾病、健康监测和预防接种。

（三）幼儿期的保健

日常护理、大小便训练、牙齿保健、预防疾病和意外、教养、健康监测和预防接种。

（四）学龄前期的保健

牙齿保健、预防疾病和意外、教养、健康监测。

（五）学龄期及青春期保健

牙齿保健、预防疾病和意外、品德教育、青春期卫生和性教育。

（六）集体儿童的保健

托儿所、幼儿园的儿童保健工作：合理的生活作息制度、饮食管理、合理教养、健康检查和防病制度。学校卫生指导：培养良好的生活和卫生习惯、保护视力、培养正确姿势、按时预防接种、预防传染病、体育锻炼与劳动。

第四节　体格锻炼

（一）体格锻炼的意义、目的

（二）三浴锻炼的具体方法

第五节　传染病管理和计划免疫

（一）传染病的管理

疫情报告和登记制度、传染病防治知识的宣教。

（二）获得性免疫方式及制剂

主动免疫的概念，主动免疫常用制剂：菌苗包括死菌苗、活菌苗；疫苗包括灭活疫苗、减毒活疫苗、类毒素。被动免疫的概念，被动免疫常用制剂：免疫血清。

（三）计划免疫

各种预防接种实施程序。

（四）预防接种的注意事项

接种的准备工作、受种者的准备、接种的禁忌证、操作要点、接种后的反应：一般反应、异常反应。

（五）几种主要生物制品的特点

麻疹减毒活疫苗、脊髓灰质炎减毒活疫苗糖丸、流行性乙型脑炎疫苗、百白破混合制剂、卡介苗、乙型肝炎疫苗。

三、考核知识点

（一）儿童保健
（二）小儿营养需要
（三）母乳喂养
（四）混合喂养和人工喂养
（五）婴儿辅助食品的添加
（六）1 岁以上儿童膳食安排
（七）新生儿期的保健
（八）婴儿期的保健
（九）幼儿期的保健
（十）学龄前期的保健
（十一）学龄期及青春期保健
（十二）集体儿童的保健
（十三）体格锻炼
（十四）传染病的管理
（十五）获得性免疫方式及制剂
（十六）计划免疫
（十七）几种主要生物制品的特点

四、考核要求

（一）儿童保健

识记：（1）儿童保健的概念；（2）儿童保健的目标；（3）我国儿童保健组织。

领会：儿童保健工作的重要意义。

（二）小儿营养需要

识记：（1）热能的需要：基础代谢所需、生长发育所需、食物的特殊动力作用、活动所需、排泄的消耗；（2）蛋白质需要量；（3）脂肪需要量；（4）碳水化合物需要量；（5）各种维生素需要量；（6）各种矿物质需要量；（7）水的需要量。

领会：各种营养物对儿童健康成长的作用。

应用：比较不同年龄蛋白质、脂肪和碳水化合物所供给能量的比例。

（三）母乳喂养

识记：（1）母乳的成分和特点；（2）母乳喂养的优点；（3）母乳喂养注意事项；（4）断奶的时间。

领会：影响母乳喂养的因素。

应用：（1）母乳喂养的方法；（2）断奶的方法。

（四）混合喂养和人工喂养

识记：（1）混合喂养的概念和方法；（2）人工喂养的概念；（3）牛奶的成分和特点；（4）牛奶制品的种类；（5）配方奶的成分和特点；（6）牛奶量的计算；（7）羊奶的特点；（8）代乳品的种类。

应用：（1）比较母乳喂养和人工喂养的优缺点；（2）牛奶的配制方法；（3）人工喂养的方法和注意事项。

（五）婴儿辅助食品的添加

识记：辅食添加的原则。

领会：正确添加辅食的重要意义。

应用：辅食添加的步骤。

（六）1岁以上儿童膳食安排

领会：各年龄期儿童营养需求特点。

应用：（1）幼儿膳食安排；（2）学龄前儿童膳食安排；（3）学龄期儿童膳食安排；（4）青少年膳食。

（七）新生儿期的保健

识记：（1）家庭访视的时间安排；（2）访视内容。

领会：加强新生儿期保健工作的重要意义。

应用：（1）健康教育主要内容：喂养、保暖、日常护理、预防疾病和意外、促进亲子间情感联结的方法；（2）低出生体重儿的保健措施。

（八）婴儿期的保健

应用：（1）日常护理的内容和方法；（2）牙齿保健；（3）防止意外；（4）预防疾病。（5）健康监测和预防接种。

（九）幼儿期的保健

应用：(1) 日常护理；(2) 对大小便训练；(3) 牙齿保健；(4) 预防疾病和意外；(5) 教养的方法；(6) 健康监测和预防接种。

(十) 学龄前期的保健

应用：(1) 牙齿保健；(2) 预防疾病和意外；(3) 教养；(4) 健康监测。

(十一) 学龄期及青春期保健

综合应用：(1) 牙齿保健；(2) 预防疾病和意外；(3) 品德教育的特点；(4) 青春期卫生和性教育。

(十二) 集体儿童的保健

领会：(1) 托儿所、幼儿园的儿童保健：合理的生活作息制度、饮食管理方法、教养、健康检查和防病制度；(2) 学校卫生指导：培养良好的生活和卫生习惯、保护视力、培养正确姿势、按时预防接钟、预防传染病、加强体育锻炼与劳动。

(十三) 体格锻炼

领会：体格锻炼的意义、目的。

应用：为儿童进行三浴锻炼提供具体指导。

(十四) 传染病的管理

识记：疫情报告和登记制度。

应用：传染病防治知识的宣教。

(十五) 获得性免疫方式及制剂

识记：(1) 预防接种的概念；(2) 主动免疫的概念；(3) 主动免疫常用制剂：菌苗包括死菌苗、活菌苗，疫苗包括灭活疫苗、减毒活疫苗、类毒素；(4) 被动免疫的概念；(5) 被动免疫常用制剂：免疫血清。

(十六) 计划免疫

识记：(1) 计划免疫的概念；(2) 各种预防接种的实施程序。

领会：预防接种的重要意义。

应用：预防接种的注意事项：接种的准备工作、受种者的准备、接种的禁忌证、操作要点，接种后的反应：一般反应、异常反应。

(十七) 几种主要生物制品的特点

识记：主要生物制品的种类：(1) 麻疹减毒活疫苗；(2) 脊髓灰质炎减毒活疫苗糖丸；(3) 流行性乙型脑炎疫苗；(4) 百白破混合制剂；(5) 卡介苗；(6) 乙型肝炎疫苗。

领会：主要生物制品的保存和运输原则。

第四章　住院儿童的护理

一、学习目的与要求

通过本章学习，学生能够了解儿科医疗机构的特点，以及不同年龄阶段儿童对患病的理解。熟悉儿童和家庭对疾病与住院的反应，熟悉儿科常用基础护理操作技术。掌握住院儿童和濒死儿童及其家庭的心理护理，以及住院儿童的一般护理。掌握儿童常见症状的护理。

二、课程内容

第一节　住院儿童的心理反应和护理

（一）儿童及其家庭对住院的反应

不同年龄阶段儿童对疾病和住院的理解，儿童对住院的反应：分离性焦虑、控制感丧失、疼痛。家庭对儿童住院的反应。

（二）住院儿童的心理护理

影响儿童适应住院的因素、不同年龄阶段住院儿童的心理护理。

（三）慢性病儿童及其家庭成员的心理护理

（四）濒死儿童及其家庭的心理护理

不同年龄阶段儿童对死亡的认识、家庭对濒死儿童的反应、对濒死儿童及其家庭的护理措施。

第二节　住院儿童一般护理

（一）儿童及其家庭的评估

与患儿及其家庭沟通的方法、资料收集的特点、儿童体格检查的注意事项。

（二）入院护理

护士在儿童入院时的职责、入院护理常规。

（三）住院期间的护理

饮食、休息与睡眠、清洁卫生、治疗性的游戏、健康教育。

（四）出院护理

出院准备、出院指导。

第三节　儿科护理技术

儿科基础护理技术包括：约束法、沐浴法、留取尿标本法、口服给药法、静脉穿刺法、静脉输液法、暖箱使用、光照疗法。

附：儿科医疗机构的特点

（一）小儿门诊

儿科门诊的设置和要求、门诊的护理管理、门诊患儿及其家庭的护理。

（二）小儿急诊

儿科急诊的设置和特点、急诊的管理。

（三）儿科病房

儿科病房的设施，儿科病房的管理：环境管理、患儿的生活作息、安全措施、交叉感染的预防、家属管理、儿科病房护士的配备。

三、考核知识点

（一）儿童及其家庭对住院的反应

（二）住院儿童的心理护理

（三）濒死儿童及其家庭的心理护理

（四）儿童及其家庭的评估

（五）入院护理

（六）住院期间的护理
（七）出院护理
（八）儿科护理技术
（九）儿科门诊与急诊的特点
（十）儿科病房的特点

四、考核要求

（一）儿童及其家庭对住院的反应

识记：（1）分离性焦虑的概念、分期、发生原因和年龄特点；（2）控制感丧失的概念、发生原因和年龄特点；（3）儿童疼痛的特点。

领会：（1）不同年龄阶段儿童对疾病和住院的理解；（2）家庭对儿童住院的反应。

应用：（1）分析比较不同年龄阶段儿童对住院的反应；（2）评估儿童疼痛的方法。

（二）住院儿童的心理护理

领会：影响儿童适应住院的因素。

应用：不同年龄阶段住院儿童及其家庭的心理护理措施。

（三）慢性病儿童及其家庭的心理护理

领会：影响慢性病儿童及其家庭的心理因素。

应用：不同年龄阶段慢性病儿童及其家庭的心理护理措施。

（四）濒死儿童及其家庭的心理护理

领会：（1）不同年龄阶段儿童对死亡的认识；（2）家庭对儿童濒死的心理反应。

应用：不同年龄阶段濒死儿童及其家庭的心理护理措施。

（五）儿童及其家庭的评估

领会：资料收集的特点。

应用：（1）与患儿及其家庭沟通的方法；（2）儿童体格检查的特点。

（六）入院护理

领会：护士在儿童入院时的职责。

应用：入院护理常规。

（七）住院期间的护理

应用：（1）患儿饮食的特点；（2）休息与睡眠安排；（3）清洁卫生制度；（4）治疗性游戏的方法；（5）健康教育内容。

（八）出院护理

应用：（1）出院准备；（2）出院指导。

（九）儿科护理技术

应用：（1）约束法：全身约束法、手足约束法；（2）淋浴法：婴儿盆浴法、婴幼儿擦浴法；（3）留取尿标本法；（4）口服给药法；（5）静脉穿刺法；（6）静脉输液法；（7）暖箱使用法；（8）光照疗法。

（十）儿科门诊与急诊的特点

识记：（1）儿科门诊的设置；（2）儿科门诊的管理；（3）门诊患儿及其家庭的护理；（4）儿科急诊的设置；（5）急诊的管理。

领会：儿科门诊和急诊的特点。

应用：儿科门诊和急诊患儿及其家庭的护理。

（十一）儿科病房的特点

识记：儿科病房的设置。

应用：儿科病房的管理：环境管理、患儿的生活作息、安全措施、交叉感染的预防、家属管理、儿科护士的配备。

第五章　新生儿与新生儿疾病患儿的护理

一、学习目的与要求

通过本章的学习，学生能够了解新生儿期护理的重要意义。熟悉新生儿分类方法和有关概念、正常新生儿和低出生体重儿的解剖生理特点、新生儿重症监护单位的工作内容。熟悉新生儿肺透明膜病、颅内出血、缺血缺氧性脑病、败血症、破伤风、鹅口疮、结膜炎、脓疱病、尿布性皮炎的病因、临床表现、防治措施及护理。熟悉新生儿胆红素代谢的特点。掌握新生儿和早产儿的护理措施，掌握新生儿黄疸的分类、病因、临床表现、防治措施及护理（包括光疗的护理）。掌握新生儿窒息、新生儿肺炎、新生儿溶血病、新生儿硬肿症的病因、发病机制、临床表现和防治措施，并为所有上述疾病的患儿提供护理。

二、考试内容

第一节　概述

（一）新生儿期护理的重要意义

（二）新生儿的有关概念

新生儿的定义、围生期的定义、新生儿的分类方法和定义。

第二节　足月新生儿的特点及护理

（一）新生儿的解剖生理特点

外观、呼吸系统、循环系统、消化系统、血液系统、泌尿系统、神经系统、免疫系统和体温调节、皮肤黏膜及脐带的特点。

（二）新生儿的几种特殊生理状态

生理性体重下降、生理性黄疸、“上皮珠”、乳腺肿大、假月经、“螳螂嘴”、“粟粒疹”。

（三）新生儿的护理

娩出后护理、保暖、喂养、预防感染、新生儿筛查。

第三节　早产儿的特点及护理

（一）早产儿的特点

外观、呼吸、体温调节、消化、肝肾功能、神经系统、免疫系统和生长发育的特点。

（二）早产儿的护理

保暖、呼吸管理、喂养、预防感染、健康教育、发展性护理。

第四节　新生儿重症监护单位

（一）新生儿重症监护单位的设置和管理

环境布置、设备、人员安排、入室指征。

（二）主要工作内容

病情观察、体温监护、心肺监护、呼吸管理、静脉营养、消毒隔离及物品管理。

第五节　新生儿窒息

（一）新生儿窒息的病因

（二）病理生理

（三）临床表现

（四）并发症和后遗症

（五）预防措施

（六）常见的护理问题

（七）复苏处理

复苏的步骤、复苏后的观察。

第六节　新生儿肺透明膜病

（一）新生儿肺透明膜病的病因、发病机制

（二）临床表现

（三）诊断检查

（四）护理问题

（五）治疗原则和护理措施

第七节　新生儿肺炎

（一）新生儿肺炎的分类

（二）吸入性肺炎

病因和发病机制、临床表现、诊断检查、防治措施。

（三）感染性肺炎

病因、临床表现、诊断检查。

（四）常见护理问题

（五）护理措施

第八节　新生儿黄疸

（一）新生儿胆红素代谢的特点

（二）新生儿黄疸的分类

生理性黄疸的临床特点、病理性黄疸的临床特点、发生病理性黄疸的常见病。核黄疸的病因和临床表现。

（三）新生儿溶血病

病因和发病机制、临床表现、诊断检查、预防措施。

（四）常见护理问题

（五）治疗原则和护理措施

治疗原则，护理措施，光照疗法：设备要求、光疗指征。换血疗法：换血指征、换血方法，换血中、换血后的护理。

第九节　新生儿寒冷损伤综合征

（一）新生儿寒冷损伤综合征的病因和发病机制

（二）临床表现
（三）诊断检查
（四）常见护理问题
（五）治疗原则和护理措施
第十节　新生儿颅内出血
（一）新生儿颅内出血的病因与发病机制
（二）临床表现
（三）常见护理问题
（四）治疗原则和护理措施
第十一节　新生儿缺血缺氧性脑病
（一）新生儿缺血缺氧性脑病的病因和发病机制
（二）临床表现
（三）常见护理问题
（四）治疗原则和护理措施
第十二节　新生儿败血症
（一）新生儿败血症的病因
（二）临床表现
（三）诊断检查
（四）常见护理问题
（五）治疗原则和护理措施
第十三节　新生儿破伤风
（一）新生儿破伤风的病因和发病机制
（二）临床表现
（三）常见护理问题
（四）治疗原则和护理措施
第十四节　其他新生儿感染性疾病
（一）鹅口疮
新生儿鹅口疮的病因、临床表现、治疗和护理措施。
（二）结膜炎
新生儿结膜炎的病因、临床表现、治疗和护理措施。
（三）新生儿脓疱病
新生儿脓疱病的病因、临床表现、治疗和护理措施。
（四）尿布性皮炎
尿布性皮炎的病因、临床表现和分度、预防、治疗和护理措施。

三、考核知识点

（一）新生儿的有关概念
（二）新生儿的解剖生理特点
（三）新生儿的几种特殊生理状态

（四）正常新生儿的护理
（五）低出生体重儿的特点
（六）低出生体重儿的护理
（七）新生儿重症监护单位
（八）新生儿窒息
（九）新生儿肺透明膜病
（十）新生儿肺炎
（十一）新生儿黄疸的有关概念
（十二）新生儿黄疸患儿的治疗和护理
（十三）新生儿溶血病
（十四）新生儿寒冷损伤综合征
（十五）新生儿颅内出血
（十六）新生儿缺血缺氧性脑病
（十七）新生儿败血症
（十八）新生儿破伤风
（十九）鹅口疮
（二十）结膜炎
（二十一）新生儿脓疱病
（二十二）尿布性皮炎患儿的护理

四、考核要求

（一）新生儿的有关概念

识记：(1) 新生儿的定义；(2) 围生期的定义；(3) 早产儿、足月儿、过期产儿、低出生体重儿、极低出生体重儿、巨大儿、小于胎龄儿、适于胎龄儿、大于胎龄儿、高危儿的定义。

领会：新生儿期护理的重要意义

（二）新生儿的解剖生理特点

领会：新生儿外观、呼吸系统、循环系统、消化系统、血液系统、泌尿系统、神经系统、免疫系统和体温调节、皮肤黏膜及脐带的特点。

（三）新生儿的几种特殊生理状态

识记：(1) 生理性体重下降的概念；(2) 生理性黄疸：原因、表现；(3) 上皮珠：原因、表现；(4) 乳腺肿大：原因、表现；(5) 假月经：原因、表现。

应用：新生儿的几种特殊生理状态的护理。

（四）正常新生儿的护理

应用：(1) 娩出后的护理；(2) 保暖措施；(3) 喂养方法；(4) 预防感染的方法；(5) 新生儿筛查。

（五）早产儿的特点

领会：早产儿的外观、呼吸、体温调节、消化、肝肾功能、神经系统、免疫系统和生长发育的特点。

应用：比较足月儿与早产儿的解剖生理特点。

（六）早产儿的护理

识记：中性温度的概念。

应用：(1) 保暖的方法；(2) 呼吸管理；(3) 喂养方法；(4) 预防感染；(5) 健康教育；(6) 发展性护理。

（七）新生儿重症监护单位

领会：(1) 新生儿重症监护单位的环境布置特点；(2) 设备；(3) 人员安排；(4) 入室指征。

应用：新生儿重症监护的内容：(1) 病情观察；(2) 体温监护；(3) 心肺监护；(4) 呼吸管理；(5) 静脉营养；(6) 消毒隔离及物品管理。

（八）新生儿窒息

识记：(1) 新生儿窒息的概念；(2) 病因；(3) 临床表现和并发症。

领会：新生儿窒息的发病机制。

应用：(1) 新生儿窒息的预防措施；(2) 复苏处理：复苏的步骤、复苏后的观察。

（九）新生儿肺透明膜病

识记：(1) 新生儿肺透明膜病的概念；(2) 病因；(3) 临床表现；(4) 诊断检查。

领会：新生儿肺透明膜病的发病机制。

应用：为肺透明膜病患儿提供护理。

（十）新生儿肺炎

识记：(1) 新生儿肺炎的分类；(2) 吸入性肺炎的病因、临床表现、诊断检查；(3) 感染性肺炎的病因、临床表现、诊断检查。

领会：吸入性肺炎的发病机制。

应用：(1) 吸入性肺炎的防治措施；(2) 感染性肺炎的防治措施；(3) 为肺炎患儿提供护理。

（十一）新生儿黄疸的有关概念

识记：(1) 新生儿黄疸的分类；(2) 生理性黄疸的临床特点；(3) 病理性黄疸的临床特点；(4) 发生病理性黄疸的常见病。

领会：新生儿胆红素代谢的特点。

应用：比较生理性黄疸和病理性黄疸的特点。

（十二）新生儿黄疸的治疗和护理

应用：(1) 新生儿黄疸的治疗原则；(2) 光照疗法：设备要求、光疗指征、护理问题、护理措施。

（十三）新生儿溶血病

识记：(1) 新生儿溶血病的概念；(2) 病因；(3) 新生儿溶血病的临床表现；(4) 诊断检查。

领会：新生儿溶血病的发病机制。

应用：(1) 新生儿溶血病的预防措施；(2) 换血疗法：换血指征、换血方法；(3) 换血中、换血后的护理。

（十四）新生儿寒冷损伤综合征

识记：(1) 新生儿寒冷损伤综合征的概念；(2) 病因；(3) 临床表现；(4) 诊断检查。
领会：新生儿寒冷损伤综合征的发病机制。
应用：为寒冷损伤综合征患儿提供护理。
(十五) 新生儿颅内出血
识记：(1) 新生儿颅内出血的概念；(2) 病因；(3) 临床表现。
领会：新生儿颅内出血的发病机制。
应用：为颅内出血患儿提供护理。
(十六) 新生儿缺血缺氧性脑病
识记：(1) 新生儿缺血缺氧性脑病的病因；(2) 临床表现。
领会：新生儿缺血缺氧性脑病的发病机制。
应用：为缺血缺氧性脑病患儿提供护理。
(十七) 新生儿败血症
识记：(1) 新生儿败血症的概念；(2) 病因；(3) 临床表现；(4) 诊断检查。
应用：为败血症患儿提供护理。
(十八) 新生儿破伤风
识记：(1) 新生儿破伤风的概念；(2) 病因；(3) 临床表现。
领会：新生儿破伤风的发病机制。
应用：为破伤风患儿提供护理。
(十九) 鹅口疮
识记：(1) 新生儿鹅口疮的病因；(2) 临床表现。
应用：护理措施。
(二十) 结膜炎
识记：(1) 新生儿结膜炎的病因；(2) 临床表现。
应用：护理措施。
(二十一) 新生儿脓疱病
识记：(1) 新生儿脓疱病的病因；(2) 临床表现。
应用：护理措施。
(二十二) 尿布性皮炎患儿的护理
识记：(1) 尿布性皮炎的病因；(2) 临床表现和分度。
应用：预防和护理措施。

第六章　营养性疾病患儿的护理

一、学习目的与要求

通过本章的学习，学生能够了解肥胖儿童的临床表现、防治和护理措施，了解维生素 D 的来源及转化。熟悉小儿蛋白质—能量营养不良的病因、临床表现、防治和护理措施。掌握维生素 D 缺乏性佝偻病和手足搐搦症的病因和发病机制、临床表现、防治措施及护理。掌握维生素 D 中毒的病因、临床表现和防治措施。

二、课程内容

第一节　蛋白质一能量营养不良

（一）蛋白质一能量营养不良的病因

（二）临床表现

（三）常见的护理问题

（四）治疗原则和护理措施

第二节　小儿单纯性肥胖

（一）肥胖的病因

（二）临床表现

（三）常见护理问题

（四）治疗原则和护理措施

第三节　营养性维生素D缺乏

（一）营养性维生素D缺乏性佝偻病

维生素D的来源及代谢；营养性维生素D缺乏性佝偻病的病因和发病机制、临床表现、常见护理问题、治疗原则和护理措施。

（二）营养性维生素D缺乏性手足搐搦症

病因和发病机制、临床表现、防治和急救措施、常见的护理问题、治疗原则和护理措施。

（三）维生素D中毒的防治

病因、临床表现、诊断检查、防治措施。

三、考核知识点

（一）蛋白质一能量营养不良

（二）肥胖症

（三）营养性维生素D缺乏性佝偻病

（四）营养性维生素D缺乏性手足搐搦症

（五）维生素D中毒的防治

四、考核要求

（一）蛋白质一能量营养不良

识记：（1）蛋白质一能量营养不良的概念；（2）病因；（3）蛋白质一能量营养不良分度标准；（4）临床表现。

应用：为蛋白质一能量营养不良患儿提供护理：饮食管理。

（二）小儿单纯性肥胖

识记：（1）肥胖症；（2）病因；（3）小儿肥胖的诊断标准；（4）肥胖的临床表现。

应用：为肥胖症患儿提供护理及减肥计划。

（三）营养性维生素D缺乏性佝偻病

识记：（1）营养性维生素D缺乏性佝偻病的概念；（2）病因；（3）临床分期和表现。

领会：(1) 维生素D的来源及转化；(2) 营养性维生素D缺乏性佝偻病的发病机制。

应用：为维生素D缺乏性佝偻病患儿提供护理，维生素D的使用。

(四) 营养性维生素D缺乏性手足搐搦症患儿的护理

识记：(1) 营养性维生素D缺乏性手足搐搦症的概念；(2) 病因；(3) 维生素D缺乏性手足搐搦症的临床表现。

领会：营养性维生素D缺乏性手足搐搦症的发病机制。

应用：(1) 防治和急救措施；(2) 营养性维生素D缺乏性手足搐搦症患儿护理。

(五) 维生素D中毒

识记：(1) 维生素D中毒的病因；(2) 临床表现；(3) 诊断检查。

应用：防治措施。

第七章　呼吸系统疾病患儿的护理

一、学习目的与要求

通过本章的学习，了解呼吸系统的解剖生理特点及呼吸系统疾病常见症状及检查方法，掌握常见的特殊治疗方法，熟悉常见呼吸系统疾病的病因、流行病学、分类（型）及原因、病理生理改变、临床特点、治疗原则和护理措施，熟练地为呼吸系统疾病的患儿提供护理。

二、课程内容

第一节　小儿呼吸系统的解剖生理特点

(一) 小儿呼吸系统的解剖特点

(二) 小儿呼吸系统的生理特点

(三) 小儿呼吸道免疫特点

第二节　呼吸系统疾病常见的特殊治疗方法

(一) 氧气治疗

定义、使用目的、氧疗的适应证、给氧的方法。

(二) 雾化吸入法

(三) 胸部疾病物理治疗

胸部物理治疗的意义及范围、胸部物理治疗的禁忌证、体位引流、叩击、震颤。

(四) 呼吸体操

腹式呼吸、侧弯腰。

第三节　急性上呼吸道感染

(一) 病因

(二) 临床特点

(三) 并发症

(四) 诊断检查

(五) 常见护理问题

(六) 治疗原则和护理措施

第四节　急性感染性喉炎
（一）病因
（二）临床特点
（三）诊断检查
（四）常见的护理问题
（五）治疗原则和护理措施
第五节　哮喘
（一）定义
（二）病理变化及病因
（三）临床特点
（四）诊断检查
（五）常见的护理问题
（六）治疗原则和护理措施
第六节　肺炎
（一）病因
（二）病理生理
（三）临床特点
（四）诊断检查
（五）常见的护理问题
（六）治疗原则和护理措施
第七节　脓气胸
（一）病因及发病机制
（二）临床特点
（三）治疗原则和护理措施

三、考核知识点

（一）小儿呼吸系统的解剖生理特点
（二）小儿呼吸道免疫特点
（三）氧气治疗
（四）胸部疾病物理治疗
（五）急性上呼吸道感染
（六）急性感染性喉炎
（七）哮喘
（八）肺炎
（九）脓气胸

四、考核要求

（一）小儿呼吸系统的解剖生理特点
识记：小儿呼吸系统的解剖特点。

领会：小儿呼吸系统的生理特点。

应用：用小儿呼吸系统的解剖生理特点解释患儿临床症状或体征。

（二）氧气治疗

识记：（1）氧疗的适应证；（2）使用目的。

应用：为使用氧气的患儿提供护理。

（三）胸部物理治疗

识记：（1）小儿胸部物理治疗的方式；（2）胸部物理治疗的禁忌证。

领会：胸部物理治疗的意义。

应用：用体位引流、叩击、震颤的方法为患儿提供护理。

（四）急性上呼吸道感染

识记：（1）急性呼吸道感染的病因；（2）临床特点。

应用：为急性上呼吸道感染的患儿提供护理。

（五）急性感染性喉炎

识记：（1）急性感染性喉炎的临床特点；（2）治疗原则。

应用：为喉炎患儿提供护理。

（六）哮喘

识记：（1）定义；（2）临床特点；（3）治疗原则。

领会：病理变化。

应用：（1）为哮喘患儿提供护理；（2）支气管扩张剂的使用；（3）类固醇的临床应用。

（七）肺炎

识记：（1）病因；（2）临床特点；（3）诊断检查；（4）治疗原则。

领会：病理生理。

应用：（1）为肺炎患儿提供护理；（2）抗生素和祛痰剂的应用。

（八）脓气胸

识记：（1）临床特点；（2）治疗原则。

领会：病理生理。

应用：为脓气胸患儿提供护理。

第八章　消化系统疾病患儿的护理

一、学习目的与要求

通过本章的学习，了解小儿消化系统的解剖生理特点、小儿体液平衡特点和体液疗法。熟悉腹泻病、消化道出血等常见疾病的病因、分类及原因、病理生理、临床特点和治疗原则。掌握上述疾病病人的主要护理措施，并为患儿提供护理。

二、考试内容

第一节　小儿消化系统的解剖生理特点

（一）吞咽能力

（二）唾液
（三）口腔
（四）食道
（五）胃
（六）肠
第二节　小儿体液平衡特点和液体疗法
（一）小儿体液平衡特点
（二）脱水
（三）低钾血症
（四）酸碱平衡紊乱
（五）液体疗法
第三节　腹泻病
（一）定义
（二）病因及分类
（三）发病机制
（四）临床表现
（五）诊断检查
（六）常见护理问题
（七）治疗原则和护理措施
第四节　消化道出血
（一）消化性溃疡
病因及病理变化、临床表现、诊断检查、常见护理问题、治疗原则和护理措施。
（二）急性坏死性肠炎
定义、病因、临床表现、诊断检查、常见护理问题、治疗原则和护理措施。

三、考核知识点

（一）小儿消化系统的解剖生理特征
（二）小儿体液平衡特点和液体疗法
（三）腹泻病
（四）消化道出血
（五）急性坏死性肠炎

四、考核要求

（一）小儿消化系统的解剖生理特点
识记：小儿消化系统的解剖生理特点
应用：用小儿消化系统的解剖生理特点解释患儿临床可能出现的症状和体征。
（二）小儿体液平衡特点和体液疗法
识记：（1）脱水的分度；（2）脱水的性质；（3）低钾血症的临床表现；（4）代谢性酸中毒的临床表现。

领会：保持体液及电解质平衡的临床意义。
应用：为脱水补液患儿提供护理。
（三）腹泻病
识记：(1) 定义；(2) 病因；(3) 临床表现；(4) 补液的原则。
领会：发病机制。
应用：识别腹泻病患儿的主要护理问题，为患儿提供护理。
（四）消化道出血
识记：消化性溃疡的临床表现。
领会：消化性溃疡引起出血的治疗特点。
应用：为消化道出血的患儿提供护理。
（五）急性坏死性肠炎
识记：(1) 定义；(2) 病因；(3) 临床表现。
应用：识别急性坏死性肠炎患儿的主要护理问题，为患儿提供护理。

第九章　循环系统疾病患儿的护理

一、学习目的与要求

通过本章的学习，了解小儿循环系统的特点。熟悉先天性心脏病、充血性心力衰竭、心律失常和病毒性心肌炎的病因、分类、临床表现、诊断检查、治疗原则和护理措施。

二、考试内容

第一节　小儿循环系统概论
（一）心脏的胚胎发育
（二）胎儿血液循环和胎儿新生儿循环转换
（三）正常各年龄小儿心脏、心率、血压的特点
第二节　先天性心脏病概论
（一）病因和预防
（二）分类
第三节　临床常见的先天性心脏病
（一）室间隔缺损
病理生理、临床表现、诊断检查、治疗。
（二）房间隔缺损
病理生理、临床表现、诊断检查、治疗。
（三）动脉导管未闭
病理生理、临床表现、诊断检查、治疗。
（四）法洛四联症
病理生理、临床表现、诊断检查、治疗。
（五）肺动脉狭窄

病理生理、临床表现、诊断检查、治疗。

第四节　先天性心脏病患儿的护理

一般护理

手术护理

手术前护理、手术后护理。

第五节　充血性心力衰竭

（一）病因

（二）临床表现

（三）诊断检查

（四）常见护理问题

（五）治疗原则和护理措施

第六节　心律失常

（一）过早搏动的病因、临床表现、辅助检查、常见护理问题、治疗原则和护理措施。

（二）阵发性心动过速的病因、临床表现、辅助检查、常见护理问题、治疗原则和护理措施。

（三）房室传导阻滞的病因、临床表现、常见护理问题、治疗原则和护理措施。

第七节　病毒性心肌炎

（一）病因

（二）病理变化

（三）临床表现

（四）辅助检查

（五）常见护理问题

（六）治疗原则和护理措施

三、考核知识点

（一）小儿循环系统概论

（二）先天性心脏病

（三）充血性心力衰竭

（四）心律失常

（五）病毒性心肌炎

四、考核要求

（一）小儿循环系统概论

识记：小儿心率和血压正常值。

应用：胎儿血液循环与胎儿新生儿循环转换。

（二）先天性心脏病

识记：（1）分类；（2）常见先心病的解剖特点。

领会：常见先心病的临床特点并比较其异同。

应用：为先心病患儿提供护理。

（三）充血性心力衰竭

识记：（1）定义；（2）临床表现。

领会：使用洋地黄的注意事项及洋地黄的中毒反应。

应用：为充血性心力衰竭患儿提供护理。

（四）心律失常

识记：（1）心律失常的分类；（2）抗心律失常常用药物的适应证、禁忌证、作用及注意事项。

领会：过早搏动、阵发性心动过速、房室传导阻滞的临床特点。

（五）病毒性心肌炎

识记：（1）定义；（2）临床表现。

领会：治疗原则和意义。

应用：为病毒性心肌炎患儿提供护理。

第十章　造血系统疾病患儿的护理

一、学习目的与要求

通过本章的学习，了解小儿造血和血象的特点。掌握小儿贫血、特发性血小板减少性紫癜和急性白血病的病因、分类、病理生理、临床特点、诊断检查、治疗原则等内容，并为患儿提供护理。

二、考试内容

第一节　小儿造血和血象的特点

（一）造血特点

（二）血象特点

第二节　小儿贫血

（一）概述

定义、分类

（二）营养性缺铁性贫血

病因、临床表现、诊断检查、治疗。

（三）营养性巨幼红细胞性贫血

病因和发病机制、临床表现、诊断检查、治疗

（四）贫血患儿的护理

常见护理问题、护理措施

第三节　出血性疾病

（一）定义

（二）分类

（三）特发性血小板减少性紫癜

临床表现、诊断检查、治疗原则。

（四）血友病
病因和发病机制、临床表现、诊断检查、治疗原则。
（五）出血性疾病患儿常见的护理问题和护理措施
第四节　急性白血病
（一）病因和发病机制
（二）分类和分型
（三）临床表现
（四）诊断检查
（五）治疗原则
（六）常见护理问题和护理措施

三、考核知识点

（一）小儿造血和血象的特点
（二）小儿贫血的护理
（三）出血性疾病
（四）急性白血病

四、考核要求

（一）小儿造血和血象的特点
识记：造血特点
领会：血象特点
（二）小儿贫血的护理
识记：定义、病因。
领会：新生儿生理性贫血、缺铁性贫血和营养性巨幼红细胞性贫血的临床表现有何异同。
应用：识别贫血患儿的护理问题，为贫血患儿提供护理。
（三）出血性疾病
识记：（1）特发性血小板减少性紫癜的临床表现；（2）血友病的病因、临床表现。
领会：特发性血小板减少性紫癜和血友病的诊断检查结果有何不同。
应用：识别出血性疾病患儿的常见护理问题，为出血性疾病患儿提供护理。
（四）急性白血病
识记：（1）临床表现；（2）常用的治疗方法。
应用：识别白血病患儿的护理问题，为白血病患儿提供护理。

第十一章　泌尿系统疾病患儿的护理

一、学习目的与要求

通过本章的学习，熟悉小儿泌尿系统的特点和护理泌尿系统患儿的原则。掌握急性泌尿系感染、急性肾小球肾炎、原发性肾病综合征、急性肾功能衰竭的病因、病理生理学、临床特点、诊断检查、治疗原则，为患上述疾病的患儿提供护理。

二、考试内容

第一节　小儿泌尿系统概论

（一）小儿泌尿系统的特点

（二）肾功能检查

尿液检查、血液检查、放射线检查、B超、肾脏穿刺活检。

（三）泌尿系统疾病患儿的护理原则。

第二节　急性泌尿系感染

（一）病因和发病机制

（二）临床特点

（三）诊断检查

（四）常见护理问题

（五）治疗原则和护理措施

（六）预防

第三节　急性肾小球肾炎

（一）病因

（二）病理生理

（三）临床表现

（四）诊断检查

（五）常见护理问题

（六）治疗原则和护理措施

护理措施：休息、饮食管理、记录出入量、观察病情变化、控制血压、给予患儿和家长情感支持、健康宣教。

第四节　原发性肾病综合征

（一）病因

（二）病理生理

（三）临床特点

（四）诊断检查

尿液分析、血液分析。

（五）常见护理问题

（六）治疗原则和护理措施

治疗原则：饮食、药物。

护理措施：水肿的护理、预防感染、病情观察、遵医嘱给药、给予病儿及家长精神支持。

第五节　急性肾功能衰竭

（一）定义

（二）病因及发病机制

（三）临床表现
（四）诊断检查
（五）常见护理问题
（六）治疗原则和护理措施

三、考核知识点

（一）小儿泌尿系统概论
（二）急性泌尿系感染
（三）急性肾小球肾炎
（四）原发性肾病综合征
（五）肾衰竭患儿的护理

四、考核要求

（一）小儿泌尿系统概论
领会：理解小儿泌尿系统的特点及临床意义。
应用：为患泌尿系统疾病的患儿提供护理。
（二）急性泌尿系感染
识记：（1）病因；（2）治疗。
领会：比较不同年龄阶段的小儿泌尿系感染的临床症状有何不同。
应用：为泌尿系感染的患儿提供护理。
（三）急性肾小球肾炎
识记：（1）病因；（2）临床表现；（3）饮食及药物治疗的特点。
领会：理解病理生理学变化与临床表现的意义。
应用：识别急性肾小球肾炎患儿的常见护理问题，并为急性肾小球肾炎患儿提供护理。
（四）原发性肾病综合征
识记：（1）临床特点；（2）饮食和药物治疗的特点。
领会：理解肾病综合征病理生理变化并解释临床症状。
应用：识别肾病综合征患儿的常见护理问题。为肾病综合征患儿提供护理。
（五）急性肾功能衰竭
识记：（1）病因及发病机制；（2）临床表现和治疗原则。
领会：理解肾病综合征病理生理变化并解释临床症状。
应用：为急性肾衰患儿提供护理。

第十二章　神经系统疾病患儿的护理

一、学习目的与要求

通过本章的学习，熟悉神经系统常见疾病如癫痫、化脓性脑膜炎、病毒性脑膜炎和脑炎、急性感染性多发性神经根神经炎的病因、临床表现、诊断检查及治疗等内容，熟悉上述疾病患儿的护理措施，并为患儿提供护理。

二、考试内容

第一节　癫痫

（一）定义

（二）病因

（三）临床发作类型

（四）诊断检查

（五）常见护理问题

（六）治疗原则和护理措施

第二节　化脓性脑膜炎

（一）病因

（二）流行病学

（三）发病机制

（四）临床表现

（五）并发症

（六）诊断检查

（七）常见护理问题

（八）治疗原则和护理措施

（九）预防

第三节　病毒性脑膜炎和脑炎

（一）病因

（二）流行病学

（三）发病机制

（四）临床表现

（五）诊断检查

（六）常见护理问题

（七）治疗原则和护理措施

（八）预防

第四节　急性感染性多发性神经根神经炎

（一）病理

（二）临床表现

（三）诊断检查

（四）常见护理问题

（五）治疗原则和护理措施

三、考核知识点

（一）癫痫

（二）化脓性脑膜炎

（三）病毒性脑膜炎和脑炎患儿的护理
（四）急性感染性多发性神经根神经炎

四、考核要求

（一）癫痫
识记：（1）定义；（2）临床发作类型。
应用：为癫痫患儿提供护理。
（二）化脓性脑膜炎
识记：（1）病因；（2）临床表现。
领会：发病机制和预防的意义。
应用：为化脓性脑膜炎患儿提供护理。
（三）病毒性脑膜炎和脑炎
识记：病因。
领会：发病机制和预防的意义。
应用：为病毒性脑膜炎和脑炎患儿提供护理。
（四）急性感染性多发性神经根神经炎
识记：（1）临床表现；（2）诊断检查。
领会：病理改变。
应用：为急性感染性多发性神经根神经炎患儿提供护理。

第十三章　结缔组织疾病患儿的护理

一、学习目的与要求

通过本章的学习，熟悉小儿结缔组织常见疾病如：幼年类风湿性关节炎、过敏性紫癜和川崎病的定义、病因、病理改变、临床表现、诊断检查和治疗原则。掌握幼年类风湿性关节炎、过敏性紫癜和川崎病患儿的护理措施，并为患儿提供护理。

二、考试内容

第一节　幼年类风湿性关节炎
（一）定义
（二）病因和病理改变
（三）临床表现
（四）诊断检查
（五）常见护理问题
（六）治疗原则和护理措施
第二节　过敏性紫癜
（一）定义
（二）病因及发病机制

（三）病理改变
（四）临床表现
（五）常见护理问题
（六）治疗原则和护理措施
第三节　川崎病
（一）定义
（二）病因和病理改变
（三）临床表现
（四）诊断检查
（五）常见护理问题
（六）治疗原则和护理措施

三、考核知识点

（一）幼年类风湿性关节炎
（二）过敏性紫癜
（三）川崎病

四、考核要求

（一）幼年类风湿性关节病
识记：（1）定义；（2）临床表现。
领会：病因和病理改变。
应用：（1）为幼年类风湿性关节病患儿提供护理；（2）熟悉常用于幼年类风湿性关节炎的药物。
（二）过敏性紫癜
识记：（1）定义；（2）临床表现。
领会：病因及发病机制，并用病理改变解释临床症状和体征。
应用：识别过敏性紫癜患儿的常见护理问题，为过敏性紫癜患儿提供护理。
（三）川崎病
识记：（1）定义；（2）临床表现。
应用：为川崎病患儿提供护理。

第十四章　内分泌系统疾病患儿的护理

一、学习目的与要求

通过本章的学习，熟悉内分泌系统常见疾病如：中枢性尿崩症、糖尿病和甲状腺机能减低症的定义、病因、临床表现、诊断检查、预后和治疗等问题，并能为所患上述疾病的患儿提供护理。

二、考试内容

第一节 中枢性尿崩症
（一）病因及发病机制
（二）临床表现
（三）诊断检查
（四）常见护理问题
（五）治疗原则和护理措施
第二节 儿童糖尿病
（一）病因及发病机制
（二）临床表现
（三）诊断检查
（四）常见护理问题
（五）治疗原则和护理措施
（六）并发症的防治
第三节 甲状腺功能减退症
（一）定义
（二）病因及发病机制
（三）临床表现
（四）诊断检查
（五）常见护理问题
（六）治疗原则和护理措施

三、考核知识点

（一）中枢性尿崩症
（二）儿童糖尿病
（三）甲状腺机能减低症

四、考核要求

（一）中枢性尿崩症
识记：临床表现。
领会：发病机制。
应用：掌握常用治疗的药物，为中枢性尿崩症患儿提供护理。
（二）儿童糖尿病
识记：（1）临床表现；（2）诊断检查；（3）并发症的防治。
领会：发病机制。
应用：（1）胰岛素的使用，（2）饮食指导；（3）能识别糖尿病患儿的常见护理问题，为患儿提供护理。
（三）甲状腺机能减低症

识记：（1）定义；（2）临床表现；（3）诊断检查。
领会：发病机制。
应用：掌握常用治疗的药物，为甲状腺机能减低症患儿提供护理。

第十五章　遗传代谢病和免疫缺陷病患儿的护理

一、学习目的与要求

通过本章的学习，熟悉儿科遗传代谢病和免疫缺陷病的定义。掌握 21 -三体综合征和先天性低丙种球蛋白血症的定义、发病机制、临床表现、诊断检查、预防、治疗和护理等内容。

二、考试内容

第一节　遗传代谢病概述
（一）遗传的物质基础
（二）遗传疾病的种类
（三）遗传疾病的遗传形式
（四）遗传性疾病的预防
第二节　21 -三体综合征
（一）病因及发病机制
（二）临床表现
（三）诊断检查
（四）治疗原则
（五）预防
（六）常见护理问题
（七）护理措施
第三节　免疫缺陷病概述
（一）小儿免疫系统发育和特点
非特异性免疫反应及特异性免疫反应的概念特点
（二）免疫缺陷病
种类、预防、治疗
（三）X 连锁无丙种球蛋白血症患儿的护理
临床表现、诊断检查、治疗、护理

三、考核知识点

（一）遗传代谢病概述
（二）21 -三体综合征
（三）免疫缺陷病概述

四、考核要求

（一）遗传代谢病概述

识记：（1）遗传；（2）遗传的物质基础；（3）遗传疾病的种类；（4）遗传形式。

领会：预防遗传性疾病的意义。

（二）21-三体综合征

识记：临床表现。

领会：预防的意义。

应用：为21-三体综合征患儿提供护理。

（三）免疫缺陷病概述

识记：（1）小儿免疫系统发育和特点；（2）免疫缺陷病的种类；（3）为X连锁无丙种球蛋白血症患儿提供护理。

领会：如何预防免疫缺陷病。

第十六章　急性传染病患儿的护理

一、学习目的与要求

通过本章的学习，熟悉传染病患儿的一般护理方法。掌握流行性腮腺炎、水痘、流行性脑脊髓膜炎和细菌性痢疾的流行病学、临床表现、并发症、诊断检查、预防和护理内容。

二、考试内容

第一节　一般护理

（一）常见护理问题

（二）护理措施

询问病史、协助确立病原、隔离、高热的处理、给予家属支持、卫生宣教、出院护理。

第二节　流行性腮腺炎

（一）临床表现

（二）并发症

（三）预防

（四）常见护理问题

（五）治疗原则和护理措施

第三节　水痘

（一）流行病学

（二）临床表现

（三）诊断检查

（四）并发症

（五）预防

（六）常见护理问题

(七) 治疗原则和护理措施
第四节　流行性脑脊髓膜炎
(一) 流行病学
(二) 临床表现
(三) 诊断检查
(四) 预防
(五) 常见护理问题
(六) 治疗原则和护理措施
第五节　细菌性痢疾
(一) 临床表现
(二) 诊断检查
(三) 预防
(四) 常见护理问题
(五) 治疗原则和护理措施

三、考核知识点

(一) 传染病患儿的一般护理
(二) 流行性腮腺炎
(三) 水痘
(四) 流行性脑脊髓膜炎
(五) 细菌性痢疾

四、考核要求

(一) 传染病患儿的一般护理
应用：识别传染病患儿的常见护理问题，为传染病患儿提供护理。
(二) 流行性腮腺炎
识记：(1) 临床表现；(2) 并发症。
应用：为流行性腮腺炎患儿提供护理。
(三) 水痘
识记：(1) 临床表现；(2) 并发症。
领会：流行病学。
应用：为水痘患儿提供护理。
(四) 流行性脑脊髓膜炎
识记：临床表现。
应用：为流行性脑脊髓膜炎患儿提供护理。
(五) 细菌性痢疾
识记：(1) 临床表现；(2) 诊断检查。
领会：预防的意义。
应用：(1) 治疗原则；(2) 为细菌性痢疾患儿提供护理。

第十七章　结核病患儿的护理

一、学习目的与要求

通过本章的学习，熟悉结核病的病因、发病机制、诊断检查、治疗和预防方法。掌握原发型肺结核、结核性脑膜炎的临床表现和治疗原则，并为原发型肺结核、结核性脑膜炎的患儿提供护理。

二、考试内容

第一节　概述
（一）病因
（二）发病机制
（三）诊断检查
（四）常见护理问题
（五）治疗原则和护理措施
（六）预防
第二节　原发型肺结核
（一）病理
（二）临床表现
（三）诊断检查
（四）常见护理问题
（五）治疗原则和常用药物
（六）护理措施
第三节　结核性脑膜炎
（一）病理
（二）临床表现
（三）诊断检查
（四）常见护理问题
（五）治疗原则和护理措施

三、考核知识点

（一）概述
（二）原发型肺结核
（三）结核性脑膜炎

四、考核要求

（一）概述
识记：（1）病因；（2）诊断检查。
领会：发病机制。

应用：(1) 为结核病患儿提供护理；(2) 常用药物。
(二) 原发型肺结核
识记：(1) 临床表现；(2) 诊断检查。
领会：病理。
应用：为原发型肺结核患儿提供护理。
(三) 结核性脑膜炎
识记：(1) 临床表现；(2) 诊断检查。
领会：病理。
应用：为结核性脑膜炎患儿提供护理。

第十八章　儿科重症监护单位患儿的护理

一、学习目的与要求

通过本章的学习，熟悉儿科重症监护单位常见疾病，如急性呼吸衰竭、感染性休克、急性颅内压升高和心搏呼吸骤停的定义、分型、病因、病理生理、临床表现、治疗和护理等内容，熟练掌握儿科重症监护单位的监护技术。

二、考试内容

第一节　儿科重症监护单位的监护技术
(一) 心血管系统的监护
(二) 呼吸系统的监护与治疗技术
(三) 神经系统的监护
(四) 体温监测
(五) 使用输液泵控制液体及药物输注速度
第二节　急性呼吸衰竭
(一) 定义
(二) 分型
(三) 病因
(四) 病理生理
(五) 临床表现
(六) 诊断检查
(七) 治疗原则及护理措施
第三节　感染性休克
(一) 定义
(二) 发病机制
(三) 临床表现
(四) 诊断检查
(五) 治疗原则和护理措施

第四节 急性颅内压升高
（一）定义
（二）病因
（三）发病机制
（四）临床表现
（五）诊断检查
（六）治疗原则和护理措施
第五节 心搏呼吸骤停
（一）定义
（二）病因
（三）病理生理
（四）诊断检查
（五）常见护理问题
（六）治疗原则和护理措施

三、考核知识点

（一）儿科重症监护单位的监护技术
（二）急性呼吸衰竭
（三）感染性休克
（四）急性颅内压升高
（五）心搏呼吸骤停

四、考核要求

（一）儿科重症监护单位的监护技术
识记：（1）平均动脉压的计算公式、中心静脉压的正常范围、颅内高压的诊断标准；（2）插管指征。
领会：发病机制。
应用：（1）为儿科重症患儿提供护理；（2）常用药物。
（二）急性呼吸衰竭
识记：（1）定义；（2）分型；（3）病因。
领会：病理生理。
应用：治疗原则和护理措施。
（三）感染性休克
识记：（1）定义；（2）临床表现。
领会：发病机制。
应用：治疗原则和护理措施。
（四）急性颅内压升高
识记：临床表现。
领会：发病机制。

应用：治疗原则和护理措施。

（五）心搏呼吸骤停

识记：定义。

领会：病理生理。

应用：抢救措施。

第十九章　急性中毒患儿的救治

一、学习目的与要求

通过本章的学习，了解常见中毒的原因和诊断检查方法。熟悉处理原则。掌握毒鼠药、有机磷农药中毒的临床表现和急救处理措施。

二、考试内容

第一节　概述

（一）原因

（二）诊断检查

（三）处理原则和护理措施

第二节　毒鼠药中毒

（一）毒物及中毒特点

（二）急救处理措施

第三节　有机磷农药中毒

（一）临床表现

（二）急救处理措施

三、考核知识点

（一）概述

（二）毒鼠药中毒

（三）有机磷农药中毒

四、考核要求

（一）概述

识记：（1）原因；（2）处理原则。

（二）毒鼠药中毒

识记：中毒特点。

应用：急救处理措施。

（三）有机磷农药中毒

识记：临床表现。

应用：急救处理措施。

Ⅲ 有关大纲的说明与考核实施要求

为了使大纲的规定在个人自学、社会助学和命题考试的过程中起到应有的作用，对有关问题作如下说明。

一、关于课程内容与考核目标

大纲是进行考试和学习的依据，教材是学习掌握课程知识的基本内容和范围，教材的内容是大纲所规定课程内容的具体化。大纲与教材的课程内容是基本一致的。本大纲的每一章节均在明确考试内容的基础上，列出了考核知识和考核要求，使自学应考者能明确考试内容和要求，有助于系统地学习掌握教材内容，准确地把握试题的知识层次和难易程度。

本大纲在考核目标中，要求考生学习和掌握的知识点内容都作为考核的内容，在考核目标中的识记、领会、应用三个层次是对应考者知识掌握的基本要求。三个能力层次是递进等级关系，各能力层次的含义是：

识记：要求应考者能够识别和记忆本课程中规定的有关知识点的内容（如：定义、病因、症状、化验检查等），并能够根据考核的不同要求，做出正确的表达、选择和判断。

领会：要求应考者能够领会和理解本课程中规定的知识点的内涵和外延，熟悉其内容要点和它们之间的区别与联系，并根据考核的不同要求，做出正确的解释、说明和论述。

应用：要求应考者能够运用本课程中规定的知识点，分析和解决应用问题。

二、自学教材

指定教材：《儿科护理学（专）》，全国高等教育自学考试指导委员会组编，陈京立主编，北京大学医学出版社，2007 年版。

三、自学方法指导

（1）本课程介绍了小儿自胎儿至青少年时期的生长发育、健康保健、常见病的防治原则和护理内容。应考者应在系统学习和掌握基本理论、基本知识和基本技能的基础上识记疾病的定义、病因、症状、化验检查，领会疾病的发病机制；熟悉应用治疗和护理措施，特别是常用药的名称、剂量、用法、作用及掌握各种疾病患儿的护理措施和方法。儿科护理学课程覆盖了小儿从健康到疾病这一动态变化过程，各章节之间既有联系又相对独立、自学者应在认真、全面系统地学习各章节的基础上，认识各章节的区别和联系，并有目的地进一步学习重点章节，切忌在没有全面学习教材的情况下孤立地去抓重点。

（2）儿科护理学是一门应用性学科，自学应考者应在学习和掌握基本理论、基本知识的同时，重视基本技能的训练，特别是对于不从事儿科护理专业的应考者，应在学习课程的过程中，主动寻求机会观摩或参与儿科护理实践，在实践中加深对知识的理解，提高分析和解决问题的能力。

四、对社会助学的要求

（1）本课程为4学分。

（2）在助学活动中，助学者应根据本大纲规定的考试内容和考核目标，认真学习和领会指定教材，对应考者进行有效的辅导，把握好助学的方向。

（3）助学者要正确引导应考者正确处理学习知识和提高能力的关系，使应考者能将知识同应用联系起来，把基本理论和知识转化为实际应用能力。

（4）助学者应指导应考者全面系统地学习教材，掌握全部考试内容和考核知识点，在此基础上突出重点内容，切忌盲目地猜题压题。

五、关于命题考试的若干规定

（1）本课程的命题考试，应根据大纲各章所规定的基本要求，确定知识点及知识点以下的知识细目、考试范围和考核要求。考试命题覆盖到章，并适当突出重点章节。

（2）本课程在试卷中对不同能力层次要求的分数比例大致为：识记占30%，领会占30%，应用占40%。

（3）合理安排试题的难易程度。试题的难度可分为易、较易、较难和难四个等级。每份试卷中不同难度试题的分数比例一般为2∶3∶3∶2。必须注意试题的难易度与能力层次不是一个概念，在各能力层次中都会存在不同难易度的试题，切勿混淆。

（4）本课程考试时间为150分钟。试卷采用的题型一般有：单项选择题、填空题、名词解释题、简答题、论述题、病历分析题等。各种题型的具体形式可参见本大纲附录。

附录　试题类型举例

一、单项选择题（下列四个备选答案中只有一个是正确的，请选出并将其代码写在题干后面的括号内，多选、错选均不得分）

1. 营养性缺铁性贫血主要病因是（　）

A. 先天储铁不足　　B. 铁摄入不足

C. 生长发育较快　　D. 铁丢失过多

2. 多在秋、冬季引起小儿腹泻发生的病因是（　　）

A. 轮状病毒　　B. 大肠杆菌

C. 肺炎　　D. 中耳炎

二、填空题

1. 水痘治疗应避免使用__________退热，因本药可能促进__________发生。

2. 急性肾小球肾炎患儿出现高血压脑病，临床以__________、__________、昏迷为主要表现。

三、名词解释题

1. 主动免疫

2. 青春期

四、简答题

1. 简述新生儿肺透明膜症的临床表现。

2. 简述肾病综合征患儿水肿护理要点。

五、论述题

1. 试述新生儿缺氧缺血性脑病的病因及治疗原则。

2. 试述肾病综合征患儿出院宣教内容。

六、病例分析题

1. 患儿 10 个月，发热 2 天，伴蛋花样大便 7～8 次/日，就诊。查体：T38℃，P120 次/分，体重 8 公斤，精神差，眼窝凹陷，口唇干，皮肤弹性差，心肺检查无异常，腹胀不明显，四肢肌张力稍差，尿量减少，大便化验：WBC＋，血清 Na：140mmol/L，K：3.5mmol/L，Cl：100mmol/L。请问：

（1）该患儿的临床诊断是什么？

（2）该患儿的护理问题有哪些？

（3）该患儿的护理措施是什么？

2. 患儿，男，8 个月，因发热、咳嗽 2 天，1 天来咳嗽加重，有痰伴气促而入院。查体：体温 38.7℃，呼吸 76 次/分，心率 180 次/分，两肺可闻及中小湿啰音，腹软，肝肋下 3cm。请问：

（1）该患儿的临床诊断是什么？

（2）该患儿的护理问题有哪些？

（3）该患儿的护理措施是什么？

后　记

《儿科护理学（专）自学考试大纲》是根据全国高等教育自学考试护理专业（专科）考试计划的要求，由医药学类专业委员会组织编写。2007 年 8 月全国考委医药学类专业委员会对本大纲组织审稿。

北京协和医科大学陈京立教授担任本大纲主编。中国医学科学院北京协和医院王丹华教授、罗云主管护师、李杨副教授、张欣讲师，北京大学护理学院洪黛玲教授、梁爽副主任医师、陈华讲师，西安交通大学护理学院蒋文慧副教授，北京儿童医院杨君华主管护师、刘霞、王泽娟、高海霞、倪平、高峰等也参加了部分编写工作，最后由陈京立教授统稿。

中国医学科学院北京协和医院魏珉教授主审，首都儿科研究所赵京教授、北京儿童医院徐润华教授参加审稿会，并提出了改进意见。

大纲编审人员付出了辛勤劳动，特此表示感谢。

全国高等教育自学考试指导委员会
医药学类专业委员会
2007 年 10 月